Tabitha Bühne

Ab morgen bin ich schön!

Mein wilder Weg vom Selbstzweifel zur Selbstannahme

fontis

Bibliografische Information der Deutschen Nationalbibliothek
Die Deutsche Nationalbibliothek verzeichnet diese Publikation in der Deutschen Nationalbibliografie; detaillierte bibliografische Daten sind im Internet über www.dnb.de abrufbar.

Umschlag: Spoon Design, Olaf Johannson, Langgöns
Umschlagfotos: © by Tabitha Bühne
Coverbild U1 und U4 fotografiert von: PicturePeople GmbH & Co. KG
Fotos Bildteil: © by Tabitha Bühne
Fotos Schuhberg, Schuhberg mit Lampe, «Daumen hoch»: Thea Kablau
Fotos Fitness: Michael Böhm
Satz: InnoSet AG, Justin Messmer, Basel
Druck: Finidr
Gedruckt in der Tschechischen Republik

ISBN 978-3-03848-173-7

MIX
Papier aus verantwortungsvollen Quellen
FSC® C014138
FSC
www.fsc.org

Inhalt

Intro: Achtung, fertig, los! 7

Teil 1: Mein wilder Weg 11

1 Ich bin nicht schön, und das ist auch gut so 20
2 Wenn deine Hülle nicht schön ist, mach einen Panzer daraus 39
3 Plötzlich Prinzessin! 56
4 Liebe und andere Horrorgeschichten 85
5 Mein Fitness-Kult 100
6 Am Ziel 119

Teil 2: Fit und fröhlich – so geht's! 133

7 Mein Selbst erkennen 137
8 Ziele setzen 148

9 Willenskraft stärken 155
10 Resilient werden 171
11 Stille suchen und Gott begegnen 175
12 Mitstreiter suchen 180
13 Diäten vergessen 184
14 Gewicht verlieren 194
15 Gesund ernähren 201
16 Gar nix essen 215
17 Sport treiben 226
18 Abwehr stärken 231
19 Schönmachen 236
20 Falten kriegen will gelernt sein.
Oder: Altern ist nichts für Feiglinge 243
21 Weise werden 248
22 Motivation spritzen 256
23 Charakterschwächen zu Muskeln machen 261
24 Stress reduzieren 264
25 Seele streicheln 275
26 Freude lernen 278

Abspann: Ein paar letzte Gedanken zur
«Frage des guten Geschmacks» 295

Danksagungen 299

Anhang: Einige Rezepte für mehr Gesundheit im Alltag 300

Die Autorin 312

Tabithas ganz persönliches Wochenplan-Beispiel 314

Von der Autorin bisher erschienen 316

Intro: Achtung, fertig, los!

Dieses Buch ist für alle, die sich schön finden und fröhlich sein wollen, ohne dabei den Verstand zu verlieren.

Wenn du mit deinem Körper, deinem Gemütszustand und deinem Seelenleben komplett zufrieden bist, dann brauchst du dieses Buch nicht und solltest es verschenken.

Wenn du gerne fröhlicher, schöner und gesünder wärst, aber es irgendwie nie richtig klappt, dann bist du in bester Gesellschaft.

Ich war zu dünn, ich war zu dick. Ich war zu muskulös und nicht fit genug. Ich war alles Mögliche, aber nie gut genug. Dachte ich. Egal, was die Waage sagte, sie zeigte immer Optimierungspotenzial. Ich habe gehungert, gekämpft und extremsten Sport betrieben. Ich habe so viele Jahre damit verbracht, auf den großen Durchbruch zu warten und endlich dieses Schild für mich zu finden, auf dem steht:

«Prädikat **wertvoll**. Bitte lieben!»

Das hier ist kein Buch, das dir einfache Rezepte, strikte Diäten oder abgedrehte Wundermittel verspricht. Es ist ein sehr persönlicher Ratgeber, in dem ich anhand meiner eigenen Erlebnisse alltagstaugliche Tipps gebe und Tricks verrate.

Das Buch beschreibt eine Reise und will dich mitnehmen, um dir vielleicht die eine oder andere Alternative, bessere Aussicht oder Abkürzung zu zeigen, damit es bei dir nicht so lange dauern muss wie bei mir. Zu viele von meinen inzwischen 37 Jahren habe ich mit dem falschen Ziel vergeudet, nach körperlicher Vollkommenheit zu streben. Um dann doch zu erkennen:

Perfektion ist nicht gut genug.

Ich bin weit davon entfernt, alles zu wissen und richtig zu machen. Ich habe meinen Körper jahrelang getrieben, bis ich endlich lernen durfte, ihn zu mögen, mich auf jeden neuen Tag zu freuen und dankbar das Beste aus dem zu machen, was ich bin und habe. Und das wünsche ich dir auch.

Mein Ziel ist es, dir dabei zu helfen, deine Lösungen zu finden. Dazu gehört es, deinen bisherigen Lebensstil zu verstehen, Prägungen und Muster aufzudecken und die Geschichten zu enträtseln, die du über dich, das Leben, deine Mitmenschen und Gott glaubst. Zu entdecken, warum du heute bist, wie du bist – und herauszufinden, welcher Mensch du ab morgen wirklich sein willst und werden kannst.

Dann werden wir auch die Wege finden, auf denen du gehen kannst: mutig, gesund und fröhlich.

Was du für diesen Weg brauchst, ist eine Portion Ehrlichkeit, Mut, Vertrauen und Humor.

Wenn du diese Reise mit mir gehen willst, lade ich dich herzlich dazu ein.

Auf geht's.

Das wird ein Spaß!

Auch wenn mir selbst beim Schreiben manchmal das Lachen vergangen ist.

Tabitha Bühne

Teil 1
Mein wilder Weg

Wie alles anfing …

Ich kam nicht besonders schön auf die Welt, denke ich noch heute, wenn ich Bilder aus meiner Kindheit sehe. Aber Schönheit hat immer eine anziehende Wirkung auf mich gehabt. Ich fand die Welt schön. Ich erkundete sie schielend, mit einer großen Brille und einem ständig zugeklebten Auge.

Meine Kindheit habe ich in guter Erinnerung. Es war herrlich, auf einer Lichtung in einem Waldgebiet im Sauerland aufzuwachsen, in einem Haus mit der Hausnummer 1. Eine Nummer 3 gab es nicht. Wir waren zusammen mit einem kleinen Nachbar-Hof die Einzigen weit und breit.

Nicht weit entfernt gab es einen riesigen See, den «Biggesee», und eine der größten und schönsten Tropfsteinhöhlen Deutschlands, die «Attahöhle». Die Karl-May-Festspiele von Elspe waren auch nicht weit. Ich bin heute noch dankbar dafür, dass meine Fantasie von Winnetou und Old Shatterhand geprägt wurde statt von den «Avengers» oder den «Transformers».

Als ich vierzehn Jahre alt war, wurde ich gemobbt. Ich war nicht gerade attraktiv mit schlechter Haut, langem Zopf, großer Brille und abgetragenen Jogginghosen. Außerdem war ich zu dünn. Mein Zuhause, das ich sehr liebte, war auch nicht gerade angesagt – kam ich doch «aus dem Wald», lebte mit sechs Geschwistern, meinen konservativen, bibeltreuen Eltern und einigen Hilfsbedürftigen im tiefsten Sauerland.

Damals dachte ich, dass alles besser wird, wenn ich erst mal achtzehn bin. Dass ich dann selbstbewusster, schöner und stärker bin – und mir mein Körper nicht dauernd Streiche spielt.

Ich wechselte die Schule und meine Identität: vom grauen Land-Mäuschen zur lebenslustigen Power-Barbie. Plötzlich war ich beliebt und bekam gute Noten. Aber ich mochte mich immer noch nicht.

«Wenn ich fünfundzwanzig bin, dann wird alles besser!», sagte ich mir. Dann weiß man, was man will und wer man ist. Dann hat man einen festen Freund und fühlt sich besser.

Ich versuchte mich als Model und als Schauspielerin, um so viel Bestätigung zu finden, bis ich mich selbst akzeptieren würde. Neben dem Studium verdiente ich mein Geld beim Radio, furchtbaren TV-Sendungen und als Messe-Hostess. Ich betreute Models aus verschiedensten Ecken der Erde, fand sie heulend und kotzend in Toiletten, trank mit ihnen um die Wette und spielte in Casinos auf Kosten reicher Männer. Dann wurde ich gefragt, ob ich nicht selbst ein Model werden wollte.

Mitte zwanzig bekam ich endlich einen festen Freund – den supersportlichen, schlauen Schönling, den ich immer haben wollte. Aber er schaffte es nicht, mich so zu lieben, dass ich es ihm glauben konnte.

Als ich fünfundzwanzig war, mochte ich meinen Körper immer noch nicht leiden. Also begann ich mit Extremsport, um mich stark zu fühlen. Es funktionierte. Triathlons, Ultra-Marathons und stundenlange Fitnesskurse gaben mir Freude und das Gefühl, jemand Besonderes und unzerstörbar zu sein. Aber es hielt nie lange.

«Dreißig – wenn ich erst mal dreißig bin, werde ich verheiratet sein und mir nicht mehr so viele Gedanken über meinen Körper machen und über das, was andere denken …»

Mit Mitte dreißig habe ich als Ernährungsberaterin, Lauf- und Fitnessexpertin vielen Menschen geholfen und so ziemlich alles ausprobiert, was schön und stark machen soll. Ich habe einen Mann gefunden, einen erfolgreichen Fernsehjournalisten, der mich liebt und für die attraktivste Frau der Welt hält (sagt er zumindest …). Ich bin durch exotische Länder gereist, den verrücktesten Schönheitsrezepten und Gesundheitstrends nachgegangen und habe drei Jahre in Indien gelebt. Aber ganz zufrieden und «im Reinen» mit mir war ich immer noch nicht.

Ich fasste endlich einen Entschluss:

Ich will nicht auch mit sechzig Jahren noch darauf warten, dass irgendwann alles besser wird, oder einer Jugend nachtrauern, die ich nie genossen habe.

Ich will meinen Körper mögen.

Ich will jeden Tag genießen.

Ich will nicht ständig darüber grübeln, was andere über mich denken.

Ich will das, was ich bin und habe, als Geschenk annehmen.

Ich will gesund, fit und fröhlich sein, aber nicht ständig auf der Suche nach Perfektion und Bestätigung.

Ich möchte schön sein, ohne dabei meinen Verstand zu verlieren.

Ich möchte ankommen. Mich endlich zu Hause fühlen in meiner Haut und in meinem Leben.

Und ich möchte Gott vertrauen, dass er mich wirklich kennt und liebt.

Bis ich zur «Fit-und-Fröhlich-Formel» kam, habe ich Unmengen an Zeit und Geld investiert, unzählige Diäten, Ratgeber und Trainingsmethoden ausprobiert und dokumentiert. Doch den Durchbruch erlebte ich durch eine Verkettung von unerwarteten Erlebnissen, die bis heute meinem Leben eine Richtschnur geben.

Ich möchte euch in diesem Buch mitnehmen – auf den wilden Weg zur «Fit-und-Fröhlich-Formel». Es war kein leichter Weg, aber er hat sich gelohnt.

So viel vorweg: Meine Schönheits-Odyssee ist immer noch nicht zu Ende. Manchmal fühle ich mich zurückversetzt in frühere Zeiten. Wenn ich mit mir und meinem Körper ganz und gar nicht zufrieden bin und überall nur Baustellen sehe.

Wie jetzt gerade:

Chaos am Kopf

Ich kann nicht einschlafen. Ich träume, dass ich mit einer Glatze aufwache. Nach dem Duschen liegen büschelweise Strähnen auf dem Boden. So geht es seit drei Wochen, und ich drehe langsam durch. Ich weiß, es gibt Schlimmeres als Haarausfall. Aber das darf einfach nicht wahr sein. Meine Haare waren bisher mein ganzer Stolz, um ehrlich zu sein: Sie waren das Einzige, was ich an meinem Körper zu hundert Prozent mochte. Jetzt verliere ich jeden Tag so viele Haare, dass mich Freunde darauf ansprechen, die Putzfrau sich über mehr Arbeit beschwert und ich neue Frisuren ausprobieren muss. Tatsächlich überlege ich, sie abzuschneiden, weil es zu weh tut, sie so dünn zu sehen.

Ich verstehe das nicht. Ich lebe seit über zwei Jahren in Indien und hatte bisher keine solchen Probleme. Ich weiß, dass ich damit nicht allein bin, viele Frauen in dieser smogreichen, ungesunden Stadt Delhi leiden darunter.

Komischerweise fing es genau dann an, als ich zusagte, dieses Buch zu schreiben.

Wie soll ich mit einer Glatze ein Buch über Gesundheit und Schönheit schreiben und Vorträge halten? Mich wird niemand ernst nehmen! Vor allem ich selbst nicht.

Ich will doch ein Vorbild sein, fit und fröhlich …

Mein Mann hat den Mut, oder auch den Knall, mich auf die Möglichkeit anzusprechen, dass es einen Sinn haben könnte, dass mir das gerade jetzt passiert.

Ich will das nicht hören. Der spinnt.

Wie soll ich mit Humor nehmen, was in mir die alte Angst auslöst: dass ich nicht gut genug bin?

Und warum in aller Welt ging das mit dem Haarausfall genau dann los, als ich dem Verlag zusagte, dieses Buch zu schreiben?

Nachts kann ich nicht schlafen. Es ist ein gruseliges Gefühl, als würde jemand mich am Schopf ziehen. Ich wasche meine Haare nur noch einmal die Woche. Markus versteht das alles nicht und hat nicht gerade die mitfühlendste Art. Er meint, kurze Haare würden mir auch stehen. Männer …

Gestern Mittag wollte er, um mich von dem Problem abzulenken, mit mir beim Essen ein Kinderhörspiel hören. Leider ging das komplett nach hinten los. Zugegeben, vom Titel her (irgendwas mit Ufos) hätten wir beide nicht ahnen können, dass es bei dieser TKKG-Folge um Haar-Diebe geht, die Mädchen und Frauen überfallen, um ihnen die Haare abzuschneiden und zu stehlen. So durfte ich mir minutenlange Gespräche anhören – über die schönen langen Haare und dass sie jetzt einfach fort sind, und was für eine Gemeinheit, ja, was für ein Verbrechen das sei, und so weiter und so fort. Markus musste lachen, weil es wirklich skurril war. Ich fand es dagegen gar nicht lustig.

Zwei Monate später treibt es mich fast in den Wahnsinn. Ich tue doch schon alles, was ich kann: Ich esse gemahlene Eierschalen, Biotin, Eisen, Bierhefe und flüssige Kieselsäure. Ich habe meine Haare mit Bier gewaschen und mit Mineralwasser. Ein Bluttest hat nichts gezeigt. Der Arzt meinte, ich sei vielleicht gestresst.

Ich weiß, dass es meine Schwachstelle trifft. Ich mag Kontrolle. Und ich will, nein, ich MUSS die Dinge verstehen. Nichts mehr unter Kontrolle zu haben, das macht Angst. Ich kann die Ursachen nicht finden. Es zwingt mich zurück in die Ecke, wo ich mich vor Gott und den Menschen verstecke und fest davon überzeugt bin, dass mich keiner versteht.

Wenn es hart auf hart kommt, bin ich allein.

War schon immer so.

«Es sind nur die Haare», meint Markus. «Was sollen die sagen, die Krebs kriegen, oder Parkinson, oder die ihre Liebsten verlieren?» Ich weiß. Es sind nur Haare. Aber sie bedeuten viel für mich.

Verliere ich sie, weil ich meine Mähne für selbstverständlich nahm? Muss ich irgendwas lernen? Mehr Mitgefühl vielleicht oder Demut – dass ich mir nicht einbilde, ich hätte die Lösung für alle Probleme der Welt gefunden? Was, wenn es gar keinen Sinn hat und ich mir nur verzweifelt einen Sinn suche?

All diese Gedanken erscheinen mir widersinnig.

Vertrauen und Loslassen war noch nie meine Stärke.

Ich esse eine ganze Packung Schokonüsse. Weil es jetzt ja eh egal ist. Dann werde ich halt fett und hässlich. Und dieses blöde Buch kann mich mal!

Und während ich eine Zucker-Bombe nach der anderen in meinen Mund stecke, flüstert die alte Stimme in mein Herz, diese fiese, verhasste Stimme: «Du bist niemand. Du bist wertlos und schwach. Du warst schon immer dumm und hässlich ... Du bist auch Gott egal. Er kümmert sich nicht darum. Er hat wirklich Wichtigeres im Sinn als deine Haare.»

1

Ich bin nicht schön, und das ist auch gut so

Die ersten zwölf Jahre unseres Lebens prägen uns besonders. Auch das, was wir über uns selber glauben. Sie prägen unser Gehirn, unseren Lebensstil und so vieles mehr. Natürlich hat unsere Familie ganz besonderen Einfluss auf unsere Entwicklung, genau wie die Umwelt, die Kultur, die Umstände, in denen wir aufwachsen. Interessant zu beobachten ist, dass viele Menschen sich sehr mit ihren ersten Lebensjahren auseinandersetzen und vor allem die ersten drei Jahre genauer unter die Lupe nehmen. Dabei fängt unsere Prägung schon lange vor dem Tag an, an dem wir das Licht der Welt erblicken.

Mama ist schuld!

Wusstest du, dass du vielleicht schon im Bauch deiner Mutter süchtig geworden bist? Nein, ich rede nicht von Alkohol und

Nikotin, sondern von Zucker! Als ich las, dass wir schon vor unserer Geburt unseren Geschmack entwickeln, musste ich lachen – denn das wäre wohl die einfachste Begründung dafür, dass ich über Jahrzehnte jeden Tag mindestens eine Tüte Gummibären und eine Tafel Schokolade brauchte, um irgendwie klarzukommen. Kein Wunder, dass Süßigkeiten eine ungeheure Macht auf mich ausübten!

Nun weiß ich gar nicht, ob meine Mutti überdurchschnittlich viel Zucker zu sich genommen hat während der Schwangerschaft. Aber Fakt ist: Die vorgeburtliche Zeit hat großen Einfluss. Nicht nur auf unseren Geschmack – auch auf die spätere Entwicklung unserer Persönlichkeit.

Im Gehirn verfestigen sich schon im Mutterleib sogenannte Trampelpfade. Wer zum Beispiel im Mutterleib schon viel Stress erlebt, der bildet auch mehr Rezeptoren für die entsprechenden Hormone Cortisol und Adrenalin und wird stressempfindlicher. Wer dagegen während der Schwangerschaft viel Geborgenheit erlebt und Ruhe, am besten mit entspannender klassischer Musik oder Meeresrauschen, Vogelzwitschern und ähnlichen Tönen, soll sensible Antennen für «Gute-Laune-Hormone» (Oxytocin und Serotonin) entwickeln und sie auch dann noch produzieren, wenn es drumherum mal chaotisch und stressig wird.

Flapsig formuliert: Wir kriegen vor der Geburt schon einen ordentlichen Hormoncocktail ab, der die Landkarte unseres Gehirns, unseren Geschmack und den Umgang mit Stress in gewisse Bahnen lenkt.

Bis zum Teenageralter sind die Strukturen im Gehirn dann im Großen und Ganzen festgelegt, und unsere Persönlichkeit ist «ausgebildet». Allerdings haben wir immer noch die Möglichkeit, unser Gehirn zu beeinflussen – durch neue Erfahrungen. So werden zwar keine alten Verbindungen aufgelöst, aber neue Nervenverbindungen geschaffen, und wir können bis ins hohe Alter «neue Trampelpfade» benutzen. Je öfter wir sie nutzen, desto stärker werden sie.

Forschungen sollen zeigen, dass wir zu 50 Prozent von unseren Genen und zu 30 Prozent von unserer Umwelt geprägt werden, ganze 20 Prozent liegen aber in unserer eigenen Hand – wir bestimmen also auch selbst mit, wie wir uns entwickeln. Und das hängt stark davon ab, was wir essen und wie wir leben, was wir mit unserer Zeit tun – mit welchen Menschen wir sie teilen und mit welchen Hobbys wir sie verbringen. Kurz gesagt: Womit wir unsere Seele und unseren Körper füttern und welche Entscheidungen wir im Alltag treffen.

Wir können also unseren Müttern nicht wirklich die Verantwortung für unsere Probleme geben. So ein Mist, wäre einfacher gewesen …

Schön ist es, auf der Welt zu sein

Ich kann meine Probleme wirklich schlecht auf meine Kindheit zurückführen. Auch wenn ich wie jedes Kind auch traurige Erlebnisse hatte. Aber meine Kindheit ist eine Zeit, die ich heute noch manches Mal vermisse: diese Unbeschwertheit und Lebensfreude, sich in kleinsten Wundern zu verlieren und ständig staunen zu können. Und frei davon zu sein, was «sich sorgen» heißt.

Als sechstes Kind und Nachzögling kam ich auf eine Welt,

die aus einem zum Freizeithaus umgebauten Bauernhof, jeder Menge ulkiger Gesellen und viel Natur bestand. Meine Eltern waren höchst unkonventionelle Aussteiger, die das bürgerliche Leben eintauschten gegen einen verlassenen Bauernhof und eine Reihe von Pflegekindern aufnahmen, die keiner mehr haben wollte – dazu ehemalige Drogenabhängige, entlassene Sträflinge, die einen Neuanfang starten wollten, und verlorene Seelen, die einfach nicht mehr wussten, wohin mit sich und ihrem verkorksten Leben.

Meine Eltern waren keine gegenkulturellen Hippies, sondern leidenschaftliche Jesus-Fans, die in ihrer Nächstenliebe so konsequent waren, dass sie sogar in ihrer eigenen frommen Gemeinschaft Probleme bekamen. Sie waren echte Spätsechziger, hatten 1969 geheiratet und ihre Rettungsmission begonnen. Ich kam dreizehn Jahre später, eine Nachzüglerin, das vorletzte von insgesamt sieben Kindern.

Mein älterer Bruder Hannes war fünf Jahre alt, als ich seinen Platz in der Familie einnahm. Als Nesthäkchen, von denen man allgemein annimmt, sie würden besonders verwöhnt.

Von wegen. Ich sorgte von Anfang an für Stress. Jedenfalls bei meiner Mutter. Sie erlebte meine Geburt als extrem anstrengend und glaubte, «ihr letztes Stündlein habe geschlagen», wie sie mir später erzählte. Mein Herz dagegen schlug von Anfang an ganz wunderbar, ich war gesund und munter.

Ich bewundere meine Eltern. Sie haben unglaublich viel geleistet. Ihr Lebenswerk – einen Zufluchtsort für Verstoßene zu schaffen, nebenbei noch sieben Kinder aufzuziehen und einen Buchvertrieb aufzubauen – muss enorm viel Kraft gekostet haben.

Ich habe keine Ahnung, wie meine Mama all das «wuppte».

Um sie ein wenig zu entlasten, übernahm meine älteste Schwester Tine einige Mutteraufgaben. Sie sang mir beim Duschen Lieder vor, damit ich überhaupt duschen wollte. Ähnlich verhielt es sich mit dem Zähneputzen – ohne Tines Geschichten hätte ich wohl kaum noch einen Zahn im Mund. Aber dank ihrer lustigen Geschichten über Bakterien mit witzigen Namen tat ich dann doch, was nötig war. Sie förderte meine Kreativität, das Basteln, das Malen, das Naturerleben.

Ich werde das Gefühl nie vergessen, wie wir vom Baum aus in einen gewaltigen zusammengesammelten Blätterhaufen sprangen. Es roch so herrlich, dieses Laub. Und ich war leicht. Das Leben war leicht. Und sonntags kuschelte ich mich während des Gottesdienstes in den Schoß meiner Mutter, damals der sicherste Platz der Welt.

Manche Menschen kommen schon als Prinzessin zur Welt. Sie sind einfach wahnsinnig süß oder unglaublich hübsch. Ich war nicht besonders hübsch. Aber ich war besonders. Oder wie es mein Vater über mich zu sagen pflegte: Ich war ein «Unikat».

Was das genau heißt, weiß ich bis heute nicht. So wie Obelix in den Zaubertrank fiel, muss auch ich in irgendeiner Weise in ein Fass mit zu viel Fantasie gefallen sein. Meine Umgebung war ein Abenteuerspielplatz. Der Wald wechselte die Welten. Es gab so viel zu spielen und zu erfinden, und glücklicherweise hatte ich von klein auf eine große Begeisterungsfähigkeit, so dass die Kinder aus der entfernteren «Nachbarschaft» gerne mit mir spielten.

Ehrlich gesagt hatte ich aber auch einen ganz schön starken Willen, man könnte auch sagen: einen Dickkopf. Ich fing zwar sehr früh an zu lesen und zu schreiben, leider hatten meine

Wortschöpfungen aber wenig mit der deutschen Sprache und Rechtschreibung gemeinsam, was mir später in der Schule noch Probleme bereiten sollte.

Da ich schielte, hatte ich als kleines Kind über einen langen Zeitraum ein Auge mit einem großflächigen Pflaster zugeklebt, und darüber trug ich eine ziemlich große Brille. «Ach, Tabitha, ich erinnere mich an dich! Aber damals warst du so klein, sahst aus wie ein Pirat und trugst eine riesige Brille!» Diesen Satz höre ich auch heute noch hin und wieder. Ich scheine mit meiner Optik ordentlich Eindruck hinterlassen zu haben …

Die Sache mit dem zugeklebten Auge funktionierte irgendwie nicht, ich musste an dem Auge operiert werden. Ich kann mich nicht mehr an vieles erinnern, was mit diesem Krankenhausaufenthalt verbunden war, außer dass der Arzt etwas von der Biene Maja erzählte und dass es gleich pieksen würde, und dass meine Schwester Tine gefühlt Tag und Nacht an meinem Bett saß und mir stundenlang aus Büchern vorlas. Ich konnte nicht genug von guten Geschichten bekommen und wäre sehr gern noch länger im Krankenhaus geblieben, nur um weiter in diesen Fantasiewelten verbringen zu können.

Wir wuchsen weitgehend ohne Fernsehen auf, wofür ich heute extrem dankbar bin. Ab und zu gab es einen Film – Dick und Doof, Charlie Chaplin oder andere alte Schätze. Noch heute ist es so, dass diese Filme viel bei mir auslösen. Es stimmt wohl, was man sagt: dass Dinge, die wir als Kinder liebten, uns oft auch «im Alter» noch Freude machen.

Eigentlich war ich überhaupt nicht schüchtern – aber mein Zuhause zu verlassen und in die Grundschule zu gehen war eine wahnsinnige Überwindung. Ich erinnere mich gut an den ersten Schultag, weil ich viel Angst vor all den Kindern hatte. In vier Jahren erlebte ich drei Klassenlehrer und immer wieder interessante Einträge in den Zeugnissen: «Tabitha ist manchmal in Gedanken und nicht gerade schnell im Rechnen. Allerdings schreibt sie wunderbare Geschichten, auf die ich mich immer wieder sehr freue …»

Der Ernst des Lebens

Einer meiner besten Freunde neben meinem kleinen Bruder, der zwei Jahre nach mir auch noch das Licht dieser wunderbaren Welt erblickte, war Ernst. Ein ehemaliger Alkoholiker, dem es unheimlichen Spaß bereitete, uns Kindern mit seinem Gebiss Angst einzujagen. Ernst war mit seinem dominanten roten Zinken ganz sicher alles andere als schön.

Aber das ist mir nie aufgefallen. Ich hatte ihn gern. Er war lustig und hatte Zeit für uns. Ernst ließ mich auf seinem buckeligen Rücken sitzen und konnte wiehern wie ein Pferd, galoppierte wie ein solches um unser Haus herum, bis er völlig außer Atem war, und es war ihm völlig wurscht, wie das wohl aussah. Er zählte, wie viele Runden ich um eine Tischtennisplatte laufen oder seilspringen konnte. Und er spielte mir zum Geburtstag auf unverwechselbare Weise singend «Da steht ein Pferd auf dem Flur» auf dem Klavier vor.

Ich nahm als Kind nicht wahr, dass in seinem Gehirn durch den vielen Alkohol einiges in Unordnung geraten war. Ab und an wurde er von seiner Vergangenheit eingeholt, dann konnte er sehr unruhig werden. Ernst war schräg, und vieles, was er tat und sagte, war absurd. Zum Beispiel, dass er allen Ernstes meinen Vater beschuldigte, seine Unterhosen zu stehlen. Ernst hatte auch die seltsame Angewohnheit, morgens zum Bauernhof zu spazieren, um sich ein frisch gelegtes Ei zu holen und es roh zu essen. Er hielt das für die beste Medizin.

Ich mochte Ernst. Vielleicht, weil er einfach sehr unterhaltsam und lustig war – trotz seines harten Schicksals. Seine Sucht hatte ihm alles genommen, auch die Familie. Ernst rauchte wie ein Schlot. Ich versuchte vergeblich, ihm mit Pferdehaaren die Zigaretten mieszumachen. Er lachte nur darüber und meinte, es würde recht gut schmecken mit dieser besonderen Note.

Ernst war mir ein guter, treuer Freund. Und als Kind kümmerte mich nicht, wie er aussah und was andere über ihn dachten.

Ich frage mich mitunter, wann der Moment kam, an dem ich ihn mit den Augen der Anderen zu sehen begann. Wie sie über ihn tuschelten. Und ich es nicht sehen wollte. Ich wünsche mir diesen kindlichen Blick heute zurück: Menschen wieder so zu sehen, wie ich als Kind Ernst sehen konnte. Nicht so sehr auf die Schale zu achten, sondern in ihnen etwas Schönes zu sehen. Ich glaube, das kann man üben. In jedem Menschen etwas Liebenswertes suchen zu wollen, mit einem neugierigen und wohlwollenden Blick.

Wer bin ich?

Bis zwei Jahre nach der Geburt soll sich unser Ich-Bewusstsein entwickeln, die zentrale Schaltstelle unserer Persönlichkeit.

Auch wie wir die Welt sehen, entwickelt sich ziemlich früh.

Und unser erster Spiegel sind die Menschen, mit denen wir aufwachsen – durch ihre Reaktionen und Verhaltensweisen formt sich unser Blick auf uns, unsere Umwelt und Gott. Und recht bald werden uns Eigenschaften zugeschrieben. Manche Kinder hören schon früh und wiederholt: Du bist so süß. Oder: Du bist lieb! Du bist der Schlauste. Du bist böse. Du bist dumm. Du bist laut. Du bist anstrengend. Du bist die Schönste. Du bist außergewöhnlich! Du bist …

Es gibt viele Zuschreibungen. Die Frage ist, ob wir uns mit diesen Zuschreibungen identifizieren oder nicht.

Oftmals passieren Zuschreibungen nur, weil die Eltern sich etwas so sehr wünschen und erwarten: etwa einen sportlichen Sohn, weil der Vater selbst ein Sportler war. Oder die Mutter wollte immer eine Schönheitskönigin sein, und sie bekam nie die Möglichkeit – also tut sie alles, damit ihre Vierjährige eine erfolgreiche Beauty Queen wird. Wer weiß, was wir alles an Erwartungen an uns übernommen haben oder was wir auf unsere Kinder projizieren – und uns dessen vielleicht gar nicht bewusst sind.

Vereinnahmungen und Abgrenzungen passieren schnell. Ich wollte zum Beispiel besonders sein und anders sein als meine beiden großen Schwestern. Eigentlich anders als alle meine sechs Geschwister. Es ist nur nicht leicht, «seine Rolle» zu finden, wenn schon fünf Kinder vor dir da waren und einer noch nach dir kommt.

Mein kleiner Bruder war Segen und Schleifstein – heute ist er einer der wichtigsten Menschen meines Lebens. Kaum zu glauben, dass wir uns so gut verstehen, denn als Kinder waren wir ständig «im Krieg». Er wollte mich beim Spiel «Risiko» immer komplett vernichten, egal, wie sein eigentlicher Auftrag lautete. Ich habe ihm die Haare versaut und ihm vorher versprochen, dass ich ihm die coolste Frisur aller Zeiten schneide. Später habe ich ihn sogar mal überfahren, ohne es zu wollen. Ich glaube, ich hatte noch nicht lange den Führerschein, als das geschah. Es passierte auf dem Parkplatz, nach dem Gottesdienst wollte ich besonders schnell und cool mit dem Passat unserer Eltern rausfahren und sah nicht, dass mein Bruder hinter meinem Auto stand ... Zum Glück war er recht robust und hat sich dabei nicht verletzt. Mein Fahrstil war seitdem in aller Munde ... Mein Bruder hat es mir zum Glück nicht nachgetragen. Aber ich glaube, so richtig geheuer ist es ihm bis heute nicht, wenn ich am Steuer sitze.

Wir haben gestritten, gekämpft und uns gegen die Großen verschworen. Wir haben gelernt, Probleme zu haben und sie zu lösen. Vergebung und Zusammenhalt, wenn es drauf ankommt. Wir waren die Kleinen, unsere älteren Geschwister waren uns in vielen Bereichen überlegen, aber wir maßen uns trotzdem immer mit ihnen, vor allem beim Fußball und Volleyball gaben wir alles. «Weicheier» wollten wir nie sein, und vor allem unsere älteren Brüder Hannes und Dani waren uns ein Vorbild im sportlichen Kampfgeist und Durchhaltevermögen.

Hannes hat mich neben dem Ballsport später auch fürs Radfahren begeistert, und er hat mir gezeigt, wie man trotz mancher Lebensstürme stark und mutig bleibt. Dani verdanke ich mein erstes Triathlon-Erlebnis – und dass ich trotz miserabler Noten in Französisch und Mathe doch nicht «sitzen geblieben» bin; seine Nachhilfestunden auf den letzten Drücker waren erfolgreich ...

Unser ältester Bruder Micha, den ich immer noch für einen

der schlausten Menschen dieser Welt halte, war ein ganz ruhiger, nicht so fußballverrückter Bastler und Erfinder. Ich schlich mich furchtbar gerne in sein Zimmer und sah ihm zu, wie er wieder irgendein neues Konstrukt baute. Aber meine Lieblingsbeschäftigung war, mich an seinen Computer zu setzen und planlos auf der Tastatur herumzutippen.

In Michas Zimmer wohnte auch ein Streifenhörnchen, und das versteckte sich mit Vorliebe an Orten, wo man es nicht entdecken konnte. Von daher war Michas Zimmer immer einen Besuch wert. Er ist elf Jahre älter als ich und erschien mir damals als Kind so ganz anders als ich selbst: introvertiert, klug und geduldig. Auch wenn wir alle sehr verschieden waren, verbrachten wir immer wieder Zeit miteinander. Das ist bis heute so. Solch ein Bund schweißt auf unsichtbare Weise zusammen.

Es gibt, meiner Erfahrung nach, nichts Schöneres und Besseres als Geschwister, um eine gesunde Identität zu entwickeln. Vor allem, wenn sie einen anderen Charakter haben – dann lässt sich so unglaublich viel lernen, und man kann ganz anders aufs Leben vorbereitet werden, wenn man sich denn darauf einlässt.

Aber zurück zur Abgrenzung. Die gehört zur Identitätsbildung dazu und ist unumgänglich. Wir leben schon als kleine Menschen in einem ständigen Widerspruch: wollen einerseits dazugehören und andererseits wir selbst sein, uns abgrenzen. Aber nur anders als die anderen sein zu wollen, bringt einem noch nicht viel für einen gesunden Selbstwert. Mich machte es eher unzufrieden und übellaunig. Statt ständig auf die anderen zu schauen und *nicht wie sie* sein zu wollen, ist es viel sinnvoller, sich darauf zu fokussieren, wer man selbst sein will und sein kann. Was allerdings auch alles andere als einfach ist.

Und dann gibt es noch das Wenn-dann-Denken. Viele Menschen verbringen ihr halbes Leben im Konjunktiv. «Wenn ich erst volljährig bin» oder «Wenn ich erst mal verheiratet bin» – das sind bei vielen Mädchen und Frauen (und auch bei Männern) immer wieder die treibenden Gedanken. Mit dieser Denkweise machen wir uns komplett abhängig von unseren Umständen und von anderen Menschen. Wir leben nicht jetzt, wir verschieben unser Leben auf einen späteren Zeitpunkt.

Genauso wenig hilfreich sind ständige Vergleiche mit anderen. Immer darauf zu schauen, was andere haben oder sind und was wir noch nicht haben oder sind. Das macht garantiert unglücklich. Auch hier liegt der Maßstab immer außen, wir verlieren dabei mehr, als wir gewinnen.

Wir lernen ein Leben lang die Balance zwischen Dazugehören und dem «Wir-selbst-Sein». Im Kindergarten, in der Schule, im Job, in der Familie, in Freundschaften und in der Partnerschaft.

Muss ich immer dazugehören, oder muss ich mich ständig abgrenzen? Wo fällt es mir schwer? Wo lasse ich viel Energie liegen, nur um entweder endlich «dabei zu sein» oder «mich davon zu lösen»?

Es ist nicht einfach, herauszufinden, wer man ist, was man kann, was für ein gelingendes Leben wirklich wichtig ist – und wo der eigene Platz in dieser großen Welt sein könnte.

Bei mir fing das Drama erst so richtig an, als ich aufs Gymnasium kam.

In der neuen Schule erlebte ich eine Art Kulturschock. Nicht nur, weil ich plötzlich alleine war und niemanden mehr kannte.

Ich war in dem Glauben aufgewachsen, dass das Innere eines Menschen zählt und dass Klamotten unwichtig sind. Meine Eltern waren in ihrer Ablehnung von Schönheits-Standards und Konsumvorschriften noch viel konsequenter als die Hippies. In der christlichen Gemeinschaft, zu der wir gehörten, konnte von Körperkult keine Rede sein. Schließlich war die Bibel da ganz eindeutig:

«Eine schöne Frau ohne Anstand ist wie eine Sau mit einem Ring durch die Nase», heißt es im «Buch der Sprüche». Und: «Anmut kann täuschen, und Schönheit vergeht.» Der Apostel Petrus hatte den Frauen eingeschärft: «Nicht äußerer Schmuck wie kunstvolle Frisuren, goldene Ketten oder teure Kleidung soll euch auszeichnen.» Und der Apostel Paulus schlug in dieselbe Kerbe: «Eure Schönheit soll von innen kommen. Ein freundliches und ausgeglichenes Wesen ist euer unvergänglicher Schmuck.»

Und so lief ich auch herum. Naja, bis auf die Stelle mit dem ausgeglichenen Wesen.

Ich hatte schlechte Haut, war sehr dünn und trug eine riesige Brille. Meine langen Haare trug ich als Zopf, und ich kämmte sie eher selten. Ich kam am liebsten in Jogginghosen und T-Shirts zur Schule und weiß noch, wie mich eines Tages eine Mitschülerin fragte, ob meine Eltern sehr arm seien. Ich ging auf ein privates Gymnasium mit bilingualem Zweig, und die meisten meiner Mitschüler kamen aus eher wohlhabenden Familien.

Ich war im Gegensatz zu meinen älteren Geschwistern weder fleißig noch besonders konzentriert. Stattdessen war ich überfordert mit allem, wusste plötzlich nicht mehr, wer ich bin und was ich kann. Und ich war unglaublich faul. Die einzigen Fächer, auf die ich mich freute, waren Sport, Kunst und Religion. Die Freude am Schreiben verlor ich völlig, in Deutsch hatte ich nur schlechte Noten, noch schlimmer waren Mathe, Chemie und Physik.

Da ich größtenteils mit Jungs aufgewachsen bin, habe ich viel Fußball gespielt und die meiste Zeit in der Natur verbracht. Ich war weit davon entfernt, erwachsen werden zu wollen. Das hat die Teenagerjahre nicht einfacher gemacht. Im Gegensatz zu allen anderen wollte ich eigentlich nicht erwachsen werden.

Ich war sehr dünn und konnte essen, was ich wollte. Die Berge an Süßigkeiten, die ich in einer Stunde allein vertilgen konnte, hätte jemand anderes wohl in einer Woche zu sich genommen. Ein Tag ohne Süßigkeiten war einfach kein guter Tag.

Abseits der Schule war die Welt in Ordnung. Meine Freundinnen wohnten weiter weg und gingen zu einer anderen Schule. Aber wir trafen uns am Wochenende. Wir übernachteten auf einem Matratzenhaufen auf dem Dachboden, sahen die Sterne und planten unser Leben wie ein großes Abenteuer. Und ich war gut darin, meine schulischen Probleme und die nicht gemachten Hausaufgaben erfolgreich zu verbergen.

Der Tag, an dem meine halbwegs heile Welt aus den Fugen geriet, kam völlig unerwartet. Und mit einem riesigen Schock.

Ein Mädchen, mit dem ich mich gerade erst befreundet hatte, wurde ermordet.

Marie war noch nicht einmal ein Teenager, gerade mal elf Jahre alt. Sie war auf dem Fahrrad unterwegs, wollte sich ein Eis kaufen, wurde in einem Waldstück von einem Mann angegriffen. Er wollte Marie vergewaltigen, sie schrie um Hilfe. Um sie zum Schweigen zu bringen, erschlug er sie mit einer Flasche. Man fand sie mit zertrümmertem Schädel in einer Scheune.

Als ich davon erfuhr, änderte sich alles.

Ich wusste plötzlich, dass nichts sicher ist. Dass Gott Dinge zulässt, die furchtbar sind. «Gott hat alle Kinder lieb», sangen wir sonntags im Kindergottesdienst. Warum war er dann nicht eingeschritten?

Ich weinte, redete aber nicht über meine Fragen. Ich begann mich vor dem Leben zu fürchten. Meine bis dahin intakte Welt bekam Risse. Ich war von nun an überzeugt: «Männer sind gefährlich. Mädchen sind schwach. Und ich bin nie sicher. Ich muss auf mich selbst aufpassen. Wenn es hart auf hart kommt, bin ich allein. Und: Weinen ist schlecht.»

Das waren Annahmen, die sich in den folgenden Jahren immer tiefer in mich eingruben. Leider lernte ich nicht, wie man mit extremen Gefühlen umgeht. In meiner Familie war niemand so emotional wie ich. Rückblickend gesehen würde ich mir das attestieren, was Fachleute «Hypersensibilität» nennen. Es war daher ganz sicher nicht einfach, mit mir umzugehen. Ich wiederum interpretierte das als Ablehnung.

Als Reaktion darauf legte ich mir einen ziemlich effektiven und stacheligen Schutzpanzer zu. Und ich begann mich abzuhärten, mir emotionale Robustheit anzutrainieren. Es gab einen kleinen unheimlichen Wald ganz in der Nähe. Ich zwang mich immer wieder, alleine dort hindurch zu spazieren, um stärker zu werden und meine Angst in den Griff zu kriegen. Nach außen simulierte ich Stärke, reagierte schnell aggressiv, um nicht zu zeigen, wie es in mir wirklich aussah. Aber ich galt auch als originell. Immerhin.

Zuhause kam ich nach wie vor recht gut klar.

Das änderte sich, sobald ich auf dem Fahrrad die Wiesen und Wälder «meiner Welt» verließ und in den Schulbus stieg. Denn dort begann der tägliche Horrortrip, und ich schlüpfte in eine andere Rolle. Ich machte mich unsichtbar.

Schuld waren Timo und Raffael.

Timo ging in eine Parallelklasse. Wir hatten einige Fächer zusammen, und ich fürchtete mich jedes Mal davor, im selben Raum mit ihm zu sitzen. Er starrte mich an, tuschelte seinem Nachbarn etwas ins Ohr, und dann lachte einer nach dem anderen, dem es zugeflüstert wurde. Bis mich alle anglotzten und loskicherten. Die Lehrerin rief zur Ordnung auf, aber ich konnte mich nicht mehr konzentrieren.

Was war so lustig an mir? Eine Mitschülerin klärte mich auf. Es waren meine langen zotteligen Haare und meine billige Sportjacke, die mich zum Gespött der Klasse machten. Anders als heute stand das Thema «Schul-Mobbing» noch nicht auf der Tagesordnung. Ich hatte keine Ahnung, warum ausgerechnet ich so gehässig behandelt wurde. Ich hatte doch niemandem etwas getan.

Nicht mal mit guten Noten konnte ich gegenhalten, konnte meinen Selbstwert also nicht mit Erfolg stabilisieren. Spitze war ich nur in den Fächern, für die man nicht lernen musste: Sport und Kunst. In den anderen Fächern war ich allenfalls Durchschnitt – in Mathe, Physik, Französisch und Chemie sah es ganz düster aus. Mein Physiklehrer meinte eines Tages, er sei verwundert, dass ich nicht genauso intelligent sei wie all meine Geschwister … Nicht gerade motivierend. Ich tröstete mich mit Unmengen an Süßigkeiten.

Noch schlimmer als die Schule war jedoch der Weg dorthin. Eine Dreiviertelstunde dauerte die Fahrt. Für mich jedes Mal eine schreckliche Ewigkeit. Denn im Bus wartete Rafael, ein dunkelhäutiger Junge mit krausen Haaren, dicker Brille und einem runden Gesicht. Er liebte es, sich hinter mich zu setzen und mir die übelsten Beleidigungen und Obszönitäten ins Ohr zu flüstern. Manchmal sagte er sie auch so laut, dass es Mitfahrer auf den Nachbarsitzen hören konnten. Aber meist flüsterte er oder sprach leise.

Reiner Psychoterror.

Aber ich wehrte mich nicht. Ich wusste nicht, was ich tun sollte. In der Kirche hatte ich gelernt, bei Angriffen die andere Wange hinzuhalten, meine Feinde zu lieben und ihnen zu vergeben. Es war, als würde ich in diesen Momenten einfrieren, als würde sämtliche Kontrolle über meinen Körper verschwinden. Ich hoffte nur, dass es bald aufhören würde. Am schmerzhaftesten war aber, dass niemand eingriff. Dass niemand Rafael konfrontierte und mich erlöste. Nie zuvor hatte ich mich so allein gefühlt.

Ich sagte niemandem etwas davon. Ich verdrängte. Und darin war ich wirklich gut. Ich hatte nie gelernt, über meine Gefühle zu sprechen. Und ich hatte – obwohl ich meine Familie sehr liebte und gute Freunde hatte – niemanden, dem ich mich hätte offenbaren wollen. Es war wohl eine Mischung aus Stolz und Scham. Und keiner ahnte, dass das Mädchen mit der großen Klappe zur ängstlichen grauen Maus mutierte, sobald es den Bus bestieg.

«Geh weg, du Freak!»

Wenn du meinen Mann Markus heute siehst, kämst du nie auf die Idee, dass er als Kind eher klein und schmächtig war und so heftig an der Hautkrankheit Neurodermitis litt, dass er fast ein Jahr seines Lebens in verschiedenen Hautkliniken verbrachte.

Dabei hat dieses Ekzem seine Kindheit und Jugend tief geprägt. Seine Eltern verzweifelten, denn sie wussten ihm nicht zu helfen. In ihrer Not probierten sie alles: Diäten, Teersalben, Kortison-Cremes, Tabletten, Meersalzbäder, Bestrahlungen. Immerhin setzten sie nicht den angeblich todsicheren Therapievorschlag einer Verwandten um, die juckenden Hautstellen morgens mit Urin zu bestreichen.

Um sich selbst vor nächtlichen Kratzattacken zu schützen, ließ Markus sich vor dem Einschlafen mit Mullbinden die Hände fesseln. Morgens waren die Binden abgerissen und der halbe Körper wundgeschürft. Das machte seine Schulzeit nicht gerade einfach. Einige Mitschüler beschimpften ihn als «aussätzig» und riefen: «Geh weg, du bist eklig, du Freak …»

An manchen Tagen ging Markus mit seinen vielen Verbänden wie eine Mumie durch die Welt.

Doch wenn du ihn heute als Erwachsenen siehst, erinnert nichts daran, dass er bis in die Studentenzeit von dieser schweren Hautkrankheit geplagt war. Obwohl er jahrelang mit starken Wirkstoffen behandelt wurde, ist er in die Höhe geschossen, ist topfit und hat viele Marathons absolviert. Und obwohl er jahrelang davon ausging, wegen seines Ekzems nur ein «Radiogesicht» zu haben, ist er beim Fernsehen gelandet und regelmäßig vor der Kamera.

Wenn Markus über seine Kindheit redet, kommen keine

Worte der Bitterkeit oder Verletzung zum Vorschein, sondern große Zufriedenheit.

Woran liegt es, dass der eine an solchen Erfahrungen noch lange zu knabbern hat und ein anderer sie als Chance sieht und daran gewachsen ist?

Als ich Markus diese Frage stellte, sagte er: «Ich habe das Beste draus gemacht und die Zeit genutzt, um viel zu lesen und schlau zu werden. Ich konnte nicht der Klassenschönste sein, also wurde ich stattdessen Klassenbester, und in meiner Freizeit hatte ich Zeit, viel zu lesen, weil andere Dinge für mich gar nicht möglich waren.»

Er hat in Los Angeles studiert, einen Doktortitel erworben, ist durch die ganze Welt gereist und ist der belesenste Mann, den ich kenne. In seinem Kopf steckt eine riesige Bibliothek, sein Wissen übersteigt komplett jede Vorstellung. Aber wenn er eine einfache, unbeschadete Kindheit gehabt hätte, wäre er nicht dort, wo er jetzt ist. Das ist das ganze Geheimnis: Nicht das, was uns geschieht, ist entscheidend. Sondern das, was wir daraus machen.

Auch ich fand Wege, die inneren und äußeren Krisen zu überwinden. Und diese Strategien hatten mit Schönheit zunächst nicht viel zu tun.

2

Wenn deine Hülle nicht schön ist, mach einen Panzer daraus

Wir Menschen sind soziale Wesen. Wir wollen nichts so sehr wie gemocht werden. Einsamkeit empfinden wir als Qual, soziale Ablehnung als seelische Folter. Schönheit wiederum ist ein Instrument, soziale Akzeptanz zu erreichen. Was hätte ich als Teenager darum gegeben, mich mit einem blendenden Äußeren in die Schlacht um Beliebtheit zu werfen.

Ging aber nicht.

Also verfiel ich auf andere Methoden. Der Mord an meiner Freundin hatte mich schwer verunsichert, das Mobbing durch meinen Bus-Peiniger Rafael mich tief verletzt, und auch sonst gab es genügend Anlässe und Gründe, an mir selbst zu zweifeln.

Neben den Hunnen und den Horden von Dschingis-Khan sind Teenager die grausamste Menschenspezies überhaupt. Heute nutzen sie die sogenannten «sozialen» Netzwerke, um sich Gemeinheiten mitzuteilen. Zu meiner Zeit sagte man sie sich ins Gesicht.

Einige der verletzenden Worte haben sich tief in mein Gedächtnis gebrannt. Ich erinnere mich genau an die Stimme eines Jungen, der beim Hockeyspielen fast eine volle Halbzeit lang aus voller Kehle sang: «Tabitha hat eine Pickelfresse.» Ich habe den Sound bis heute im Ohr. Damals ließ ich mir nichts anmerken.

Ein anderes Mal sagte mir mein Fußballtrainer, ich hätte einen «ganz schön dicken Arsch» bekommen. In der heutigen «MeToo»-Ära wäre er damit vermutlich seinen Job losgeworden. Damals nahm ich den Spruch noch nicht einmal als Beleidigung wahr, sondern als neutrale Sachinformation.

Ich weiß nicht, warum Menschen so etwas zu anderen sagen. Unbedachte Kommentare können so viel anrichten. Ich habe eine gute Freundin, die nach einem Kommentar über ihr Gewicht eine schwere Essstörung entwickelte. Worte können, wenn wir ihnen nichts entgegenzusetzen haben und sie unsere wunden Punkte treffen, so viel zerstören.

Mich verfolgte der «Dick-Arsch»-Spruch sogar in die Kirche. Ich bildete mir ein, sogar den frommen Brüdern und Schwestern würde mein Körperbau unangenehm auffallen. Damals hätte ich mir nicht im Traum ausgemalt, dass ein paar Jahre später Tausende von Frauen sich ihre Hinterteile zu horrenden Summen künstlich aufpolstern lassen würden. Für sie wäre der abfällige Kommentar meines Trainers wahrscheinlich ein Riesenkompliment.

Allem Gerede über Selbstgenügsamkeit und «Empowerment» (Selbststärkung) zum Trotz: Wir alle sind abhängig von anderen, von ihren Werturteilen, von ihrer Wertschätzung. Keiner ist eine Insel, alle sind Teil eines großen Kontinents, auf dem leider auch einige Menschenfresser unterwegs sind, zumindest in verbaler Hinsicht.

Die Frage ist, wie wir uns vor seelischen Verletzungen schützen können und wie wir dafür sorgen, dass Wunden, die uns zugefügt wurden, verheilen.

In meiner Pubertät ging es für mich nicht darum zu glänzen. Ich wollte überleben, so unauffällig wie möglich. Dabei habe ich viel über mich gelernt. Oder lernen müssen.

Wie wir mit Schmerz, Niederlagen und Ablehnung umgehen, sagt nämlich viel über unseren Charakter aus.

Nach traumatisierenden Erfahrungen entwickeln wir Überlebensstrategien. Manche blasen ihr Ego auf, drehen sich nur noch um sich selbst. Andere verlieren sich in einem anderen Menschen, opfern sich auf. Wieder andere kompensieren ihre Probleme mit Redeergüssen. Eine weitere Gruppe flüchtet sich in Kraftsport, pumpt und schwitzt, um stärker zu werden. Und schließlich gibt es die Flucht in Drogen und in andere Süchte.

Wichtig ist, die eigenen Krisenbewältigungs-Taktiken zu kennen und sich mit den Auswirkungen auf das Leben, auf Freundschaften, Beziehungen und zwischenmenschliche Interaktionen in der Schule, an der Uni und im Job auseinanderzusetzen.

Ich habe die folgenden Taktiken durchprobiert oder bei Freunden erlebt:

Taktik Nummer 1: Totstellen

Es gibt Käfer, die sich auf den Rücken schmeißen und sich totstellen, wenn es gefährlich wird. Bei ihnen ist es eine äußerst effektive Methode. Sie sehen dadurch wenig appetitlich aus und werden nicht so schnell gefressen.

Diese Strategie war meine Spezialität, ich hatte den Schwarzen Gürtel im «So tun, als wäre ich gar nicht da». Über Jahre hinweg habe ich sie bei Rafael, meinem ganz persönlichen Mr. Mobbing, praktiziert. Er laberte mich mit Gehässigkeiten voll, ich hielt die Luft an, starrte aus dem Fenster. Ich hätte auch einen späteren Bus nehmen können, was ich auch manchmal tat, aber meist nahm ich seine Beleidigungen einfach nur kommentarlos in Kauf.

Statt meine Wut vor Ort herauszulassen, suchte ich mir ein anderes Ventil: Leute, die mir nicht gefährlich sein würden. Sprich: meine eigene Familie. Sie bekamen die tonnenschwere Wut, die ich in mir trug, kiloweise ab. Statt ihnen die Ursache meiner negativen Gefühle mitzuteilen, ließ ich sie nur die Folgen meiner Ängste spüren. Vielleicht aus Furcht, mich noch verletzbarer zu machen. Was, wenn sie mir selbst die Schuld für meine Außenseiterrolle geben würden? Das einzustecken, dafür hätte ich einfach nicht die Kraft gehabt.

Ich wollte nicht, dass sie oder meine Freunde von dieser «anderen Welt» erfuhren, in der ich nicht die kreative, beliebte und impulsive Sportskanone war, sondern eine schwache, unsichere graue Maus in ständigem Totstellmodus. Ich konnte es mir ja selbst nicht mal erklären.

Taktik Nummer 2: Zurückschlagen

Was Frau nicht umbringt, macht sie härter. Ich schwor mir: Rafael sollte der Letzte sein, der mich kleinkriegte.

In den Jahren danach steckte ich nicht mehr ein. Wenn man mich angriff, und sei es nur durch Worte, dann haute ich sofort zurück. Buchstäblich. Das führte in meiner Studentenzeit dazu, dass ich in der Disco einem zudringlichen Sprücheklopfer die Nase fast zertrümmert hätte. Nicht mit Absicht. Es war ein Anti-Rafael-Reflex.

Ich wollte einfach nie wieder in diese Situation kommen, wo ich alles mit mir machen lasse. Mir sollte gar nichts mehr Angst machen. Schon gar nicht irgendein Kerl.

Mit dem Abstand einiger Jahre kann ich nun sagen: Worte haben nicht allein die Macht, zu zerstören, sondern auch zu heilen: sich selbst genauso wie andere. Bei mir hat es lange gedauert, bis ich gelernt habe, meine Gefühle konstruktiv, nichtaggressiv zu kommunizieren. Aus eigener Erfahrung weiß ich: Es ist möglich und überaus hilfreich, zu sagen, wie sich das anfühlt, was gerade passiert. Ehrliches Feedback zu geben, aber auch den eigenen Eindruck zu hinterfragen. Oft ist das, was wir als Verletzung interpretieren, gar nicht böse gemeint. Aber solche Gespräche sind mitunter anstrengend und riskant. Wer legt schon gern seinen Schutzpanzer ab, wenn die Furcht bleibt, dass der andere verbal drauflosballert?

Taktik Nummer 3: Selbstzerstörung

Immer mehr Jugendliche, das beweisen aktuelle Statistiken, verletzen sich absichtlich selbst.

Zum Glück hat mich das Ritzen nie gereizt.

Ich suchte zwar meine körperlichen Grenzen im Sport und wollte mich im Wettbewerb intensiv spüren, aber Gott sei Dank hatte ich nie das Bedürfnis, mich selbst zu verletzen.

Bei Verena war das anders. Sie war taff, beliebt, lebenslustig und ultra-lässig. Dachte ich. Doch irgendwann stand sie zitternd und bleich vor meiner Haustür. Wir gingen spazieren, und sie erzählte mir ihre Geschichte – von einem sexuellen Übergriff durch einen Mann. Sie war wie paralysiert gewesen, hatte sich nicht gewehrt, schämte sich immer noch furchtbar deswegen und redete mit niemandem darüber.

Sie kam aus einer heilen Familie und hatte viele Freundinnen, aber kam sich vor wie ein Zombie, der den Kontakt zum Leben verloren hat. Da war ein tiefer Schmerz in ihrer Seele. Das Einzige, was gegen diese Gefühle der Ohnmacht und Angst helfe, so sagte sie, sei: sich vollzufressen oder sich zu ritzen. So fühle sie sich selbst wieder und könne den Schmerz, der in ihr drin sei, irgendwie kurzzeitig rauslassen.

Sie zeigte mir die Narben, und ich erschrak. Erst da fiel mir auf, dass ich sie noch nie in T-Shirts und kurzen Blusen gesehen hatte. Selbst im Sommer trug sie nur langärmlige Kleidung.

Verena litt enorm unter den Narben, konnte aber auch nicht davon lassen, die alten Wunden immer wieder aufzureißen. Aber sie hatte es geschafft, sich mir gegenüber zu öffnen. Ihr Weg der Heilung begann mit dieser Aussprache.

Eine andere Freundin, Mia, war Leistungssportlerin. Sie tanzte Ballett, war wunderschön und im Gegensatz zu mir eine Musterschülerin. Sie war auch eine Perfektionistin, fürchtete nichts so sehr wie Misserfolg. Auch sie begann sich zu ritzen. Die Folgen waren schrecklich. Mia musste mit dem Ballett aufhören, versagte zunehmend in der Schule und zog sich völlig zurück.

Ich wünschte, sie hätte sich früher geöffnet und mit mir oder einer anderen Vertrauensperson geredet. Ich bin mir sicher: Sie wäre ernst genommen und nicht ignoriert worden.

Sie hätte gemerkt, dass sie geliebt und wertvoll ist. Für Mia war es sehr schwer, hilflos zu sein, keine Kontrolle zu haben.

Oft verlagern wir Probleme auf die körperliche Ebene: mit Hungern, Fressattacken oder Ritzen.

Diese Form der Selbstverletzung kann verschiedene Ursachen haben. Häufig empfinden die Betroffenen es als einzigen Ausweg, um sich «Luft zu verschaffen» – sie suchen verzweifelt ein Ventil. Bei manchen steckt ein Trauma dahinter, wie bei Verena. Mobbing, belastende Situationen in der Familie, Trennungen und Streit können Auslöser sein. Angstzustände werden übermächtig. Manche wollen sich selbst bestrafen, sind wütend auf sich selbst, andere fühlen zu hohen Druck in ihrem Leben und suchen Entlastung. Manche wollen einfach nur Aufmerksamkeit.

Und es werden immer mehr. Es gibt Schätzungen, wonach sich fast eine Million Mädchen und junge Frauen in Deutschland regelmäßig selbstverletzen. Wir alle, auch wenn wir selbst nicht betroffen sind, sollten an dieser Stelle aufmerksam sein. Immer wieder überhören wir die stummen Schreie von Menschen in unserem Umfeld. Vor allem, wenn sie böse gucken und eiskalt wirken. Ich weiß, wovon ich rede. Ich war eine Meisterin im «Lass mich ja in Ruhe, oder ich hau dir eine!»-Blick – und sehnte mich doch gleichzeitig danach, erkannt und in den Arm genommen zu werden.

Taktik Nummer 4: Ablenkung

Wer keine Energie aus sozialer Akzeptanz oder gar Bewunderung ziehen kann, braucht andere Tankstellen.

Für mich waren es der Sport und die Kunst.

Mit Papier und Stift stillte ich meine Sehnsucht und verarbeitete meinen Frust. Es gibt kaum eine bessere Art, Erlebnisse zu verdauen, als sie sich von der Seele zu schreiben und aus dem Schmerz oder dem Mangel etwas Schönes zu zaubern. Ich glaube, dass unsere Fantasie ein großes Geschenk ist, vor allem in der Kindheit und Jugend.

Mit 14 Jahren begann ich, meinen ersten Roman zu schreiben. Es ging, was denn sonst?, um das Erwachsenwerden, um wahre Freundschaft und böse Jungs. Ich habe den Roman nie veröffentlicht. Es ging mir schließlich nicht um ein Publikum, sondern darum, Kopf und Herz zu sortieren. Erst durch das Schreiben – mit der Hand und auf Papier, nicht auf der Computertastatur – bekam ich Klarheit in meine Gedanken und Gefühle, konnte sie besser einsortieren und verarbeiten.

Was zählte, war aber nicht nur auf dem Papier, sondern auf dem Platz.

Wenn ich die Kunst dafür brauchte, mich geistig auszutoben, war der Sport unerlässlich, um körperlich Dampf abzulassen und Erfolgserlebnisse zu erzielen.

Ich verbinde – im Gegensatz zu vielen Menschen – Sport nur mit schönen Erinnerungen. Der Bolzplatz um die Ecke, die Turnhalle in der Schule, die Laufwege im Sauerland – das waren meine Oasen. Hier konnte ich all meine Wut rauslassen, ohne jemandem wehzutun, holte mir meine Würde zurück und baute mein Selbstbewusstsein wieder auf; hier konnte ich mich abreagieren und auftanken. Wenn ich mich bewegen oder kreativ sein konnte, war die Welt in Ordnung. Darin finde ich bis heute unentbehrliche Kraftquellen.

Natürlich gibt es auch viele andere persönliche Auftankstellen. Meine Freundin Jessica konnte dank ihrer Liebe zur Musik die Alkoholsucht ihres Vaters aushalten. Er soff jeden Tag, so dass die Bierflaschen in der ganzen Wohnung verteilt waren. Es stank, und es gab dicke Luft. Er hatte regelmäßig extreme Wutanfälle. Jessica spielte Klavier. So wunderschön, dass es fast wehtat, ihr zuzuhören. Sie hatten keine Musikinstrumente zu Hause, aber ein Nachbar stellte ihr sein Piano zur Verfügung.

Die Kombination von Sport und Musik ist sehr kraftvoll. Eine Freundin erzählte mir vor wenigen Tagen am Telefon, dass sie ziemlich sicher sei, dass ihre drei Söhne ohne Fußball und regelmäßiges Klavierspielen «die Pubertät nicht so gut überstanden hätten».

Ich erlaube mir eine kleine «Zwischen-Predigt»:

Es mag in deinem Leben so manches eng, dunkel und unangenehm sein, aber je nachdem, was du draus machst, kann etwas Schönes draus entstehen. Tu dir nicht mehr weh. Verachte dich nicht. Sieh den Schmerz als einen Impuls, nimm ihn als Motivator und mach was Schönes daraus. Ob Malen, Musik, Sport, Schreiben – es gibt unzählige Möglichkeiten, alles rauszulassen und umzuformen.

Du hast ein Talent bekommen, das dir helfen wird, mit Gefühlen umzugehen. Das haben wir alle. Jeder bekommt es mit auf den Lebensweg, es gehört zum Menschsein ganz einfach dazu, weil wir eine Seele haben und uns nach Schönheit, Sinnhaftigkeit und Erlösung sehnen. Vielleicht ist das auch der Grund, warum wir von Schmetterlingen begeistert sind – sie erinnern uns daran, dass Verwandlung schmerzhaft und einsam sein kann, aber dass es ohne sie auch meist keine Schönheit und Tiefe gibt.

Male, schreibe, laufe, boxe oder singe dich durch die schweren Zeiten hindurch. Aber verlier' dich nicht in einer Scheinwelt. Es ist ein schmaler Grat zwischen Ablenkung und Flucht.

Taktik Nummer 5: Umdenken

Auch ich habe eine große Narbe. Aber nicht vom Ritzen, sondern von einer Sportverletzung. Sie sieht nicht schön aus, aber ich habe gelernt, sie cool zu finden, so wie ich immer besser darin werde, Schwierigkeiten nicht zu beklagen, sondern als Herausforderung zu sehen.

Meine Narbe ist so um die zwanzig Zentimeter lang. Sie bedeckt fast meinen ganzen linken Unterarm. Wird sie entdeckt, sorgt sie für sorgenvolles Nachfragen oder einen schockierten Blick. Sie erinnert mich nicht an ein paar Schmerz- und Schreckensmomente, sondern daran, dass ich eine Kämpferin bin – und ein bisschen irre dazu.

Es passierte bei einem Wettrennen mit meinem großen Bruder Hannes. Einmal in meinem Leben wollte ich schneller sein als er. Jeder, der Hannes kennt, weiß, dass das ein Ding der Unmöglichkeit ist. Statt vor dem Ziel zu bremsen, sprintete ich bis zum Ende – und raste mit voller Wucht durch die gläserne Wohnzimmertür unseres Ferienbungalows in Holland.

Ich sehe mich selbst im Wohnzimmer sitzen, voll von Glasscherben und Blut, aber laut rufend: «Ich habe gewonnen!» Fragt man meine Geschwister, so erinnern sie sich nur an die kaputte Scheibe und die lange Narbe an meinem Unterarm.

Ich hingegen erinnere mich an mein Triumphgefühl. Vielleicht ist das auch nur meine Einbildung. Wahrscheinlich habe ich geheult, schließlich war mein kompletter Arm aufgeschlitzt.

Wir fuhren zum Notarzt, der mich irritiert untersuchte. Dass ein zierliches Mädchen durch ein dickes Glasfenster hindurch rennt, war doch eher ungewöhnlich. Mein Arm wurde zusammengetackert. Die Narbe blieb. Zunächst hat mich die Narbe abgestoßen, als Verunstaltung, als zusätzlicher Makel. Die Geschichte, die sie mir erzählte, war nicht die einer Kämpferin und Siegernatur, sondern die einer Versehrten.

Mit der Zeit kamen noch weitere Narben hinzu: am Knie, am Hals – weitere Punktabzüge bei der Schönheitsnote.

Aber inzwischen ist bei mir etwas passiert: Ich sehe die Narben nicht mehr als Makel. Sie sind ein Teil von mir, erinnern mich daran, dass ich verwundbar bin und doch heilen kann. Besonders viel Spaß macht mir aber meine lange Narbe am Arm. Ich trage sie wie eine Trophäe nach einem harten Kampf.

Wenn meine Nichten und Neffen fragen, was mir da passiert ist, mache ich mir einen Spaß daraus und erzähle ihnen vom Kampf mit einem großen Hai – schmücke die Geschichte unheimlich aus und sehe die großen ungläubigen Kinderaugen. Natürlich erfahren sie am Ende auch die wahre Geschichte. Und dann warne ich sie davor, nicht zu ehrgeizig zu sein in ihrem Leben. Verlieren ist manchmal gar nicht so schlimm. Auch wenn es gegen den großen Bruder ist …

Aber ich greife weit voraus. Diese Fähigkeit, aus Zitronen Limonade zu machen und trotz Frust fit und fröhlich zu sein, werde ich noch ausführlicher beschreiben.

Den folgenden Leitsatz kannst du dir aber durchaus jetzt schon mal merken:

Was uns nicht umbringt, macht uns schlauer.
Hoffentlich zumindest.

Meist wachsen wir an Herausforderungen und erkennen anschließend, dass wir sie größer gemacht haben, als sie eigentlich waren.

Ich habe gelegentlich darüber nachgedacht, was ich tun würde, falls ich meinem Schulbus-Quälgeist noch einmal begegnen sollte. Oder noch besser: Wenn ich die Zeit zurückdrehen könnte. Wenn ich mich dann wehren, mich an ihm rächen, ihn rhetorisch fertigmachen könnte. Wenn ich meine gute Kinderstube für einen Moment vergessen und ihm meinen Ellenbogen in die Visage rammen könnte …

Aber immer, wenn diese Gedanken kommen, sage ich mir, dass es viel schlimmer hätte sein können. Er hat mich mit Worten verletzt, ja – und das tat weh. Aber es gibt doch viel schrecklichere Dinge, die Menschen einem antun können. Im Quervergleich war ich doch besser dran als viele andere. Im Grund ist es doch Jammern auf hohem Niveau. Viel mehr als alle Rachefantasien half es mir, mir sein Leben vorzustellen:

Wahrscheinlich war er selbst sehr unglücklich und hat viel Ablehnung erlebt, womöglich auch wegen seiner Hautfarbe, so dass er seine Schmerzen und Wunden auf andere abladen musste. Eben auf mich, die ich in der sozialen Hierarchie auch nicht weiter oben war. Es lag wahrscheinlich gar nicht an mir – er hatte ein Problem und nicht gelernt, es anders zu lösen, als sich ein Opfer zu suchen und es zu «quälen».

Im Grunde tut er mir heute leid.

Meine Erfahrungen haben mir auch in puncto Empathie geholfen. Und in mir wuchs ein starkes Gerechtigkeitsgefühl:

Wenn ich merkte, dass jemand zu Unrecht schlecht behandelt, gehänselt oder in irgendeiner Art erniedrigt wurde, dann griff ich ein. Ich habe es mir damals auf die Fahnen geschrieben, für die Schwachen stark zu sein.

Und das ist noch heute so. Ich weiß, wie es ist, wenn man nirgendwo so richtig hinpasst, kleingemacht wird und sich nie sicher fühlt. Und deshalb will ich dieses Gefühl anderen ersparen. Das Mitgefühl gilt nicht nur den Menschen, sondern auch den Tieren. Meine armen Eltern habe ich immer wieder überredet, alle möglichen Viecher bei uns aufzunehmen, die sonst beim Metzger, im Fluss oder sonst wo gelandet wären. Ob sie es dann wirklich gut hatten bei mir, wage ich zu bezweifeln. Aber ich hatte sie lieb und wollte sie beschützen.

Wenn du selbst Ungerechtigkeit oder Mobbing erfahren hast, dann tue es keinem anderen an. Du weißt, wie weh es tut. «Was du nicht willst, dass man dir tu', das füg' auch keinem anderen zu …» Ich bin meinen Eltern dankbar, dass sie mir in jungen Jahren beigebracht haben, Hass nicht mit Hass zu beantworten. Ich wünschte nur, ich hätte mit ihnen über das geredet, was mich belastete. Und mit ihnen über Lösungsmöglichkeiten nachgedacht.

Häufig tragen wir sowohl Verletzungen als auch eigene Schuld viel zu lange mit uns herum. Wir blockieren damit unser inneres Wachstum. Ich kenne viele Menschen, die im Herzen immer noch dreizehn Jahre alt sind, weil sie die Vergangenheit einfach nicht loslässt.

Ich selbst habe mein Paket an negativen Gefühlen und Erfahrungen auch lange mit mir herumgeschleppt.

Auch wenn ich gelernt habe, es besser zu verpacken. Nicht mehr nur mit einem Panzer, sondern mit einer schönen Fassade.

Die Außenseiterrolle und die Opfer-Erfahrung ließ in mir den übermächtigen Wunsch danach wachsen, beliebt zu sein. Schließlich hatte ich die Beleidigungen für bare und wahre Münze genommen: Ich war hässlich. Ich war dumm. Ich war nicht gut genug.

Höchste Zeit, dagegen aktiv vorzugehen.

Taktik Nummer 6: Aufbrezeln

Ich glaube, ich war fünfzehn, als ich meinem Tagebuch den folgenden Eintrag anvertraut habe:

«Wenn ich erst mal schön bin, werden mich alle mögen – und ich mich selber auch. Und wenn ich mich endlich selber mag, wird das Leben einfach sein. Und dann wird auch dieses Loch verschwinden, dieses nagende Zweifeln an allem.»

Mit der Hänselei und dem Vergleich mit anderen Mädchen, die in der Schule beliebt und begehrt waren, stieg in mir ein Wunsch nach Schönheit auf. Ich redete mit niemandem darüber. Spielte weiter Fußball und Volleyball und lief neben meinem Pony im Wald herum. Polly war ein ziemlich asoziales Geschöpf und warf mich regelmäßig ab. Polly hatte es auch schwer. Ich hatte ihn vor dem Metzger gerettet und vielleicht auch vor dem Mobbing seiner Artgenossen, er war halb blind und mit seinem Hängebauch nicht sehr attraktiv, dazu hatte ich ihm – Polly war männlich – auch noch einen Mädchennamen gegeben. Er hatte echt Probleme, genau wie ich. Wir beide waren weder hübsch noch nett, aber wir passten als Team gut zusammen.

Was Polly dazu dachte, weiß ich nicht. Aber zumindest ich beschloss, mich nun zu ändern.

Tief in mir reifte die Überzeugung: Nur Schönheit macht das Leben schön und einfach. Wenn ich attraktiv wäre, so sagte ich mir, dann wäre alles anders. Es wäre leichter.

Später habe ich mich zuweilen gefragt, warum ich so sicher war, dass mir Schönheit zum Glück fehlte. Es schien mir aufgrund der Medien und der Erfahrungen in der Schule völlig einleuchtend, dass mit Schönheit auch Beliebtheit und damit Erfolg und Freude sowie ein gutes Selbstbewusstsein und persönliche Erfüllung verbunden waren. Das Komische ist, dass ich gleichzeitig überhaupt nichts von all dem sah, was ich konkret hatte: die Sportlichkeit, die Kreativität, die vielen guten Freunde und dass mir ständig spontan gute Ideen einfielen. Ich sah nur das, was mir zu fehlen schien.

Ich führte all meine Probleme, die Hänseleien und die Unsicherheit nur auf meine äußerliche Optik zurück, meinen Look, mein Aussehen.

Wo dein Schatz ist, da wird auch dein Herz sein. Steht in der Bibel. Ich glaube, das bezieht sich auch auf das, was wir unbedingt sein und haben wollen. Wenn das Herz etwas will, dann kann der Verstand wenig dagegen tun.

Ich startete meine Schönheitsoffensive.

Heute wünschte ich mir, ich hätte in jener Zeit meine Energien anders genutzt. Aber wenn ich mal etwas will, dann verbeiße ich mich darin. «Das hat Vor- und Hinterteile», wie meine Mutter zu sagen pflegt. Jedenfalls stand für mich fest:

Ich muss schön und beliebt sein. Unbedingt. Koste es, was es wolle.

Ich mache keine halben Sachen. War noch nie mein Ding. Wenn, dann richtig.

In Wirklichkeit steckte hinter dem Wunsch nach Schönheit noch etwas anderes: Ich wollte endlich gut genug sein. Ich wollte eine Daseinsberechtigung. Ich wollte schön sein, um mich sicher zu fühlen – ich wollte einfach nur «in Ordnung sein».

Ich bin damit nicht allein – damals wie heute.

Kürzlich habe ich gelesen, dass wir Deutschen Europameister sind. Keiner gibt so viel Geld für die Schönheitspflege aus wie wir: für Cremes, Puder, Schminke. Auch Männer legen immer mehr Wert auf ihr Erscheinungsbild. Junge Mädchen finden Wimperntusche unerlässlicher als Zahnpasta oder Deo.

Hinter dem Kosmetik-Boom scheint mir ein anderer Wunsch als nur der nach Schönheit zu stecken: Wir fühlen uns überfordert, haben in unserem Leben kaum noch etwas im Griff und können uns zumindest mit der Körperpflege ein bisschen Kontrolle verschaffen.

In Umfragen sagen Jugendliche, dass sie vor allem nach Sicherheit und Stabilität suchen. Aber die finden sie nirgends mehr. Die Trennung der Eltern führt zu Unsicherheit, die Pubertät ist ohnehin schon eine «schwierige Kiste» mit dem gefühlten Kontrollverlust über den Körper, und dann wächst auch die Furcht, in einer zunehmend instabilen Welt mit Terror und Wirtschaftskrisen zu leben. Wir wissen nicht mehr, was wir glauben können, glauben wollen. Die Folge davon: Wir glauben nicht mehr viel.

Und was sind unsere Waffen gegen die Angst?

Make-up-Produkte!

Sie wirken als Seelenpflaster. Nach dem Motto: Wenn wir schon so vieles nicht beeinflussen können, dann wollen wir wenigstens unsere Fehler überschminken und die Fassade schön halten. Optisch Haltung bewahren.

Viele Käufer von Kosmetika haben nur den Anspruch, nicht unangenehm aufzufallen. Wir sind getrieben von der Angst, nicht sicher zu sein. Nicht gut genug. Oder nicht passend.

Das Dumme ist, dass die Angst vor dem Kontrollverlust nicht einfach verschwindet, wenn wir erwachsen werden. Sie wechselt nur die Form. Leistungsdruck im Job und in den Freizeitaktivitäten, der Spagat zwischen Arbeit und Familie, Krankheitsfälle, Beziehungsprobleme und andere zwischenmenschliche Konflikte führen zu neuen oder weiteren Sorgen.

Auch ich, das ist mir rückblickend klar, wollte vor allem die Kontrolle über mein Leben gewinnen. Ich war bis zur zehnten Klasse ein ängstlicher Mensch, auch wenn ich es nicht zeigte. Ich sehnte mich nach Stärke, nach Unabhängigkeit, nach Unverletzbarkeit – und damit: nach Freiheit und Glück. Diesen inneren Zustand glaubte ich aber nur erreichen zu können, indem ich mein Aussehen, mein Outfit und mein Auftreten veränderte. Ich schaltete um von Defensive auf Offensive.

Denn die Pubertät brachte mir nicht nur Probleme – sondern auch neue Waffen.

3

Plötzlich Prinzessin!

«Hab ich was vergessen?» Das fragte ich mich, als ich einen Pfiff hörte. Ich drehte mich um. Drei Jungs glotzten mich an. Was wollten die?

Sie grinsten. Nicht spöttisch, sondern anerkennend. Sie fanden offensichtlich etwas an mir. Konnte es sein, dass sie mich hübsch fanden?

Sogar im Bus erntete ich für meine langen Haare inzwischen anhimmelnde Blicke. Eine ganz neue Erfahrung.

Ich nutzte sie.

Mit 16 Jahren machte ich den großen Relaunch.

Tabitha 2.0.

Zu Hilfe kam mir neben der Biologie auch ein Schulwechsel. Rafael saß künftig nicht mehr im selben Bus. Neue Umgebung, neue Chance. Ich wechselte meine Identität, zumindest äußerlich.

Ich änderte meinen Kleidungsstil, färbte meine langen Haare

wasserstoffblond, schminkte mich. Was mich daran am meisten verblüffte:

Es funktionierte.

Wenn ich schon mein Leben nicht kontrollieren konnte, dann wenigstens männliche Blicke.

Meine gesteigerte Beliebtheit wirkte sich auch auf meinen schulischen Fleiß aus. Meine Noten wurden richtig gut. Mir saß zwar immer noch die Angst vor Ablehnung im Nacken. Aber ich ließ mir nichts anmerken.

Es ist vielleicht etwas ungewöhnlich, dass der Bruch zwischen Kindheit und Erwachsenenzeit in meinem Fall recht dramatisch war. Innerlich klammerte ich mich an meine Kindheit, äußerlich versuchte ich, mich anzupassen.

Ich kann mich noch an meinen ersten Besuch bei meiner Frauenärztin erinnern. Sie fand mich übertrieben verkrampft, irgendwas würde mit mir nicht stimmen. Sie riet mir, so schnell wie möglich einen Freund zu suchen, damit ich «normal werden» würde.

Ich ging ziemlich verwirrt aus der Praxis. Der alte «Glaubenssatz»: *Mit dir stimmt was nicht,* er geisterte wieder durch meinen Kopf.

Aber ich redete natürlich mit niemandem darüber. Und obwohl ich vom Kopf her wusste, dass die Ärztin dummes Zeug geredet hatte, wurde ich den Gedanken nicht mehr los: Es stimmte was nicht mit mir. Ich musste einen Freund finden, um «normal» zu werden. Ich musste bei meiner «Coolness»-Offensive noch ein paar Schippen drauflegen.

Vorerst hielt meine Erfolgssträhne an. Als eine der zwei Klassenbesten ging ich von der Schule – und dann für ein paar Monate ins Ausland. Inzwischen war mein Selbstbewusstsein so weit gestärkt, dass ich mir eine Medienkarriere zutraute. Ich studierte folglich Medienwissenschaften. Nebenher arbeitete ich als Hostess, stand mir bei Messen die hochhackigen Schuhe in den Bauch und tat vor allem eins: versuchen, möglichst hübsch auszusehen.

Als Schauspielerin trat ich nun bei kleinen Fernsehproduktionen auf. Und irgendwann meldete sich eine Organisation bei mir, deren Name mir zunächst nichts sagte: «MGO». Musste ich die kennen? Beim genaueren Hingucken schon: «Miss Germany Organisation.» Ein Freund hatte mich dort ins Gespräch gebracht. Nicht als Kandidatin für den Wettbewerb, aber immerhin.

Hinter den Kulissen von «Miss Germany»

Der Anrufer von der «MGO» hatte gehört, dass ich Englisch, Spanisch und ein bisschen Französisch sprechen konnte und Erfahrungen mit großen Veranstaltungen hatte. Ob ich mir vorstellen könnte, als Model-Betreuerin und Assistentin einzuspringen. Die «MGO» veranstaltete den jährlichen Wettbewerb, in dem die schönste Frau Deutschlands gekürt wird, aber auch sonst viele Wettbewerbe.

Ich erinnere mich noch gut an den Tag, als ich zum ersten Mal zwischen lauter international erfolgreichen Models stand. Und vor uns ein impulsiver «Detlef» – der Entdecker von Verona Feldbusch (heute: Pooth), wie man mir zuflüsterte. Zu mir war er immer nett, aber er konnte auch die ganze Mannschaft zusammenbrüllen.

Meine Begegnungen mit den Models werde ich nie vergessen. Ich fand eine von ihnen kotzend auf dem Klo. Eine andere kriegte Heulkrämpfe auf ihrem Hotelzimmer und wollte nicht mehr herauskommen. Andere erzählten mir ihre ganze, oft ziemlich traurige Lebensgeschichte.

Für mich war die Zeit bei der MGO ein Crashkurs in Sachen Entertainment-Industrie. Und am Ende war ich zutiefst desillusioniert.

Einmal fuhren wir in ein großes Casino. Dort warteten einige Geschäftsleute auf uns. Wir waren da, um mit ihnen Roulette zu spielen und uns mit ihnen zu unterhalten. Als sexy Dekoration. Ich habe die Männer beobachtet und die Models – die Macht der Inszenierung und der Schönheit war faszinierend und abstoßend zugleich. Doch in mir fühlte ich trotz aller moralischen Warnsignale eine Neugier, andere zu manipulieren und gerade reiche Männer an der Nase herumzuführen. Meine Prägung war allerdings stärker: Ich wies alle Zudringlichkeiten zurück, machte klar, dass ich nicht zu haben war. Und außerdem gehörte ich eigentlich gar nicht dazu, war ja nur Assistentin. Der Rangunterschied wurmte mich. Da war es wieder: dieses Gefühl, nicht dazuzugehören, irgendwie makelbehaftet zu sein.

Ich erinnere mich an unsere Ankunft bei einer großen Show. Als wir aus dem Bus stiegen, stand eine Gruppe von Geschäftsleuten vor dem Veranstaltungshotel. Einer der Männer zeigte auf mich und fragte Detlef: «Welches Land vertritt die?» Detlef grinste: «Kein Land. Sie hält die Mädchen auf Trab.» Mir hat dieser Moment sehr gutgetan. Plötzlich gab es diese kleine Hoffnung, doch dazugehören zu können. Doch schön zu sein. Schön genug.

Ein paar Tage später klingelte das Telefon. «Tabitha? Hey,

schön, dich zu hören. Sag mal, die amtierende Miss Germany fällt aus – hättest du Lust, sie bei einem internationalen Wettbewerb in Costa Rica zu vertreten?»

Ich war baff. Stolz und Angst erfüllten jeden Zentimeter meines Körpers. Gestern noch die schlaksige Göre mit den Zottelhaaren, jetzt eine Schönheitsprinzessin. Das Aschenputtel hatte sich zur Goldmarie weiterentwickelt, das hässliche Entlein zum Schwan.

Ob ich Lust hatte?

Und wie!

Aber auch Angst.

Ich wusste, dass es Probleme geben würde. Zuhause. Ich kannte das von früheren Veranstaltungen.

Modeln, das war in meiner Familie gerade mal eine Stufe über der Prostitution, der Laufsteg ein beschleunigter Highway to Hell. Da half es mir auch nicht, dass eine der biblischen Heldinnen – die spätere Königin Esther – durch den Sieg in einem Schönheitswettbewerb ihr ganzes Volk gerettet hatte.

Äußere Schönheit wurde aus Sicht meiner Eltern chronisch überbewertet. Sie hielten es ganz mit dem christlichen Dichter Matthias Claudius, der im 18. Jahrhundert in einer «Predigt an die Mädchen» geschrieben hatte: «Ein Ding, das an sich keinen Wert hat, das nur kurz währet, das im Haus nicht sonderlich nützt und nicht eigentlich Liebe macht: So ein Ding ist die Schönheit. Mehr ist sie nicht.»

Ich weiß noch, wie ich in meinem «Kinderzimmer» stand und meinen Koffer für ein Bikini-Shooting in Oslo packte. Ich trug einen kurzen Rock, zugegeben: einen sehr kurzen Rock –, und mein Vater kam ins Zimmer. Er hatte Tränen in den Augen und sah mich mit einer Mischung aus Verzweiflung und Unverständnis an. Ich redete – wie immer, wenn ich mich nicht verstanden oder angegriffen fühlte – sehr hart mit ihm. Er verstand mich einfach nicht, und ich würde mir meine Chancen von ihm jetzt ganz sicher nicht kaputtmachen lassen, basta.

«Wenn du das machst, wenn du als Model arbeitest, dann kann ich nicht mehr predigen», sagte er, und ich fühlte einen dicken Kloß in meinem Hals.

Ich sagte ihm, dass das nicht mein Problem sei.

Ich weiß nur noch, wie enttäuscht er und meine Mutter waren. Sie waren nicht stolz auf mich. Im Gegenteil. Sie waren völlig enttäuscht und traurig. Ich habe meine Eltern immer geliebt, und zu wissen, dass ich ihnen mit diesem Schritt mehr als wehtat, war unglaublich schwer. Aber ich wusste, dass das meine Chance war, und ich wollte nicht Rücksicht nehmen. Ich wollte leben. Ich wollte ein spannendes Leben, ich wollte bewundert werden, gesehen, begehrt. Und so flog ich mit gemischten Gefühlen nach Oslo.

Händchenhalten in Norwegen

Mein größtes Problem war, dass ich im tiefsten Inneren überzeugt davon war, dass ich eigentlich nicht gut genug für all das war, was da auf mich zukam. Dass ich ja eigentlich kein richtiges Model war; und dass es schon noch alle merken würden, dass ich beim genaueren Hinschauen nicht hübsch genug war.

Als ich in Oslo am Flughafen erwartet wurde, holte mich der Chef einer großen Modelagentur ab. Er musterte mich. Ich fühlte mich unwohl. Er merkte es, so sagte ich zu mir selbst: «Er sieht, dass ich eigentlich kein echtes Model bin.»

Mit 1.72 Metern war ich eine der Kleinsten. Und ich fühlte große Verlegenheit.

Ich hatte keine richtige Model-Mappe wie die anderen Mädchen, die alle so selbstbewusst und erfahren wirkten. Aber ich hatte eine große Stärke: Ich war gut darin, Menschen für mich zu begeistern, Freundschaften zu knüpfen. Und so schaffte ich es sehr schnell und einfach, bei einem Abendessen mit hochrangigen Persönlichkeiten einige Freunde zu finden. Darunter auch ein männliches Model namens Rick. Er war hochgewachsen, extrem muskulös und sogar ganz nett. Was ihn aus meiner Sicht vor allem auszeichnete: Er mochte mich. Wir unterhielten uns, lachten viel.

«You are gorgeous!», sagte er mir.

Ich verstand das Wort nicht, kannte es nicht.

«What does that mean – gorgeous?»

«Oh, you don't know? It's a little frog!»

Ich, ein kleiner Frosch? Hatte er da nicht was verwechselt, war ich nicht eher die Prinzessin? Nun war ich komplett irritiert. Später fand ich dann heraus, dass das Wort «gorgeous» *herrlich* oder auch *wunderschön* bedeutet. Das versöhnte mich dann.

Rick war wie ein Freund und Bruder für mich. Und ich war dankbar, dass er da war – ohne ihn hätte ich mich verloren gefühlt.

Ich wurde gerufen. Der Agenturleiter wollte mich unbedingt einigen älteren Herren vorstellen. Ich wurde gebeten, ihnen Gesellschaft zu leisten, und wir verbrachten einige Stunden damit, uns über skandinavische Philosophie und andere Themen zu unterhalten, von denen ich keine Ahnung hatte. Ich machte schöne Miene zum schrägen Spiel.

Später flüsterte mir der Agenturchef ins Ohr: «Wie machst du das nur? Du bist erst einen Tag hier und hast schon zwei meiner kritischsten Freunde auf deine Seite gebracht, sie lieben dich!»

Aber ich sah darin kein Kompliment. Ich hörte: «Komisch, du siehst ja nicht aus wie ein Topmodel, aber wie schaffst du es, trotzdem Menschen für dich zu begeistern?» Mir ging es wie dem Gretchen im Faust: «Bin weder Fräulein, weder schön, kann ungeleitet nach Hause gehn.» Und das stand für mich fest: Auf jeden Fall wollte ich unbegleitet in mein Hotelzimmer gehen.

Aber es kam anders. Anwesend war auch einer der reichsten norwegischen Männer. Er lud mich und einige andere Gäste in seine riesige Villa ein. Ich staunte nicht schlecht über dieses gewaltige Haus, in dem man sich verlaufen konnte. Mittendrin war ein riesiger Pool, Glaswände standen drum herum, und draußen konnte man wegen der Dunkelheit nur erahnen, wie aufwändig und schön der Garten war – eher ein Park, mit den kleinen Bächen und Teichen und dem Fjord ganz in der Nähe. Außerdem ein großer Golfplatz, der ihm gehörte.

Der Multimillionär hieß Carl. Er fand offenbar, dass ich eine gute Zuhörerin sei. Er erzählte mir aus seinem Leben. Von den großen Geschäftserfolgen und den romantischen Katastrophen. Mit seiner Arbeitswut scheffelte er Geld – vergraulte aber gleich zwei Ehefrauen. Carl war einige Jahre älter als mein desolater Kindheitsfreund Ernst. Der eine hatte eine Villa, der andere gar kein eigenes Dach über dem Kopf. Und doch erschien Ernst mir in der Retrospektive um ein Vielfaches glücklicher. In meinen Eltern hatte er Menschen, die ihn mochten, ohne dass sie dafür eine Gegenleistung erwarteten.

Carl kannte das nicht. Er hatte nie erlebt, was es heißt, wirklich geliebt zu sein.

Die anderen Gäste verabschiedeten sich allmählich. Carl bat mich, zu bleiben und bei ihm zu übernachten. Ich sagte ihm, dass ich das auf keinen Fall tun würde, ich wäre nicht eine von diesen Frauen. Carl lachte. «Nein, das habe ich sofort gemerkt, dass du nicht so eine bist!», meinte er. «Ich will nicht, dass du mit mir schläfst. Ich will einfach nur, dass du da bist und meine Hand hältst, ich werde dich nicht anfassen, das schwöre ich.»

Und so kam es dazu, dass ich bei Carl blieb, einem einsamen alten reichen Mann, und seine Hand festhielt, bis er eingeschlafen war. Dann spazierte ich ruhelos durch das riesige Anwesen, bis der Morgen kam. Ich sah aus den großen Glasfenstern, wie schön Carl es hier hatte. Wie viel er sich für Geld hatte leisten können. Aber er tat mir auch unendlich leid.

Natürlich gab es bei den Mädels und auch in der Agentur Getratsche. Es hieß, dass ich mir einen reichen Geschäftsmann geangelt hätte. Rick war der Einzige, der die Gerüchte nicht befeuerte. Er kannte seinen kleinen Frosch zu gut.

Wir trafen uns am nächsten Tag bei einem Fotoshooting. Ich verpasste meinen Flieger. Rick half mir, organisierte einen anderen Flug und bezahlte sowohl den neuen Flug als auch mein Hotelzimmer. Das heißt: Weil das Hotel ausgebucht war, landeten wir beide im selben Zimmer.

Ich bekam Angst. Vielleicht war er doch nicht der Mann, für den ich ihn hielt. Was, wenn er mehr von mir wollte? Und was, wenn er mein «Nein» nicht so einfach akzeptieren würde? Auch wenn ich zu dieser Zeit nicht genau wusste, was meine moralischen Prinzipien waren, wirkte die fromme Erziehung nach: Sex wollte ich nur haben mit dem Mann, den ich auch heiraten würde.

Rick erwies sich als echter Gentleman. Wir redeten, schliefen ein, und am nächsten Morgen brachte er mich zum Flughafen. Ich bin ihm bis heute dankbar. Er hat mein Männerbild korrigiert. Trotz meines grandiosen Vaters und meiner tollen Brüder hielt ich es eher mit dem «Ärzte»-Song: «Männer sind Schweine ...» Zumindest, wenn es um «das Eine» ging.

Es wäre sicherlich schlauer gewesen, erst gar nicht in solch eine Situation zu geraten. Ich kenne so viele Geschichten, wo es ganz anders ausgegangen ist als in meiner. Naivität kann einem wirklich das Leben versauen.

Wieder mal nicht gut genug

Zurück zum «Model des Jahres»-Wettbewerb in Costa Rica, einer Spar-Version des «Miss World»-Spektakels, aber aus meiner Sicht der Gipfel aller meiner Model-Träume. Oslo war dafür so etwas wie eine Aufwärmübung gewesen. Jetzt wurde es ernst.

Ich versuchte, mich auf den Model-Contest vorzubereiten, aber es war schwer. Erstens, weil ich einfach zu gerne esse. Zweitens, weil ich eigentlich wusste, dass ich nicht die Richtige dafür war. Statt mich damit auseinanderzusetzen, warum ich das alles überhaupt wollte und mich doch so sehr dagegen wehrte, stimmte ich einem Beitrag des WDR zu. Sie wollten eine Geschichte über mich drehen, interviewten mich, begleiteten mich zum Fitnessstudio und in meiner Freizeit.

Meinem Ego tat das gut. Wenn ich es schon ins Fernsehen

schaffte, dann musste doch was dran sein an mir und meinem Aussehen.

Auch die Lokalzeitung in meiner Heimatstadt brachte einen ganzseitigen Vorbericht. Ich wurde als «Shootingstar» gefeiert, als 22-jähriges «Multitalent», das zudem noch völlig bodenständig geblieben war. Im Interview distanzierte ich mich sogar von dem Modelbetrieb: «Alles ist total auf Äußerlichkeiten fixiert, davon will ich mich nicht abhängig machen.»

Machte ich leider doch. Denn im Flugzeug nach San José, der Hauptstadt von Costa Rica, meldete sich unentwegt der Dauerkritiker in mir, kanzelte mich als Nachrückerin und «Zweite Wahl» ab.

Im Gepäck hatte ich neue Kleider, die ich mir von meinem Ersparten gekauft hatte. Für teure Gucci- und Versace-Klamotten fehlte mir allerdings das Geld. Und meine Eltern waren auch durch den positiven Zeitungsbericht nicht umgestimmt worden und hatten mir ihr Missfallen mit auf den Weg gegeben.

Ich weiß noch genau, wie erleichtert ich war, als die Assistentin mich der Agenturleiterin in Costa Rica vorstellte und diese meinte: «Was ein Glück, alle Mädels sind super hübsch – das wird eine fantastische Woche!» Doch das Gefühl hielt nicht lange. Ich verglich mich mit meinen Konkurrentinnen. Sie kamen aus aller Welt, Japan, Slowenien, Tschechien … die schönsten Frauen vieler Länder. Sie hatten weit mehr Erfahrung im Modelgeschäft als ich.

Wir mussten uns den Flug und die Teilnahme regelrecht verdienen, mussten im Vorfeld bei Sponsoren-Veranstaltungen auftreten. Besonders schrecklich war für mich ein Sportwagen-Event, bei dem wir mit sehr engen und kurzen Kleidern draußen auf Podesten stehen mussten. Wir wurden angestarrt, und ich fühlte mich schrecklich unwohl.

Ich muss dermaßen angenervt ausgesehen haben, dass die Agenturleiterin ihre Assistentin zu mir schickte und mich bat, ins Hotelzimmer zu gehen, meine schlechte Laune sei geschäftsschädigend. Ich war froh, stopfte mir eine Tafel Schokolade rein und sah mir einen alten Film an.

Ich bekam Laufsteg-Training. Stundenlang. Da ich im Gegensatz zu den anderen Mädels kaum Erfahrung auf dem «Catwalk» hatte, war ich sehr unsicher. Ich hatte jahrelang Fußball gespielt und lief eher wie ein Bauer als wie eine Prinzessin. Es dauerte mehrere Tage und brauchte viele Anläufe, bis es halbwegs gelang.

Am nächsten Tag, es stand wieder mal ein Bikini-Shooting auf dem Plan, fand ich Wege, mich zu drücken. Zum Glück mochten mich die Veranstalter. Aber einige der Auftraggeber fanden mich einfach nur furchtbar, weil ich so ein Drama draus machte, mich auszuziehen. In Unterwäsche zu posieren war für mich aber wirklich ein Ding der Unmöglichkeit. Nicht nur, weil ich so erzogen war, dass man so etwas einfach nicht tut. Ich hatte auch eine panische Angst davor, dass ich nicht schön genug dafür war.

Um uns bei Laune zu halten, gab es ein Rahmenprogramm. Wir fuhren auf einer Yacht aufs Meer hinaus, besuchten eine Schildkröteninsel, dinierten in edlen Restaurants. Mein ganz persönlicher Höhepunkt, im wahrsten Sinne des Wortes, war ein Bungee-Sprung von einer zweihundert Meter hohen Brücke.

Der war allerdings nicht Teil des Model-Programms. Am Vorabend hatte ich bei einer Veranstaltung den Inhaber einer Sport- und Erlebnis-Firma kennen gelernt, und als er mir anbot, am nächsten Morgen kostenfrei Bungee zu springen, sagte ich, ohne groß nachzudenken, sofort: «Na klar!»

Kaum stand ich oben, bereute ich meine Entscheidung. Ich hatte mir selbst beweisen wollen, wie furchtlos ich war. Jetzt zitterten meine Knie. Aus dem türkisfarbenen Wasser tief unter uns ragten einige Felsen heraus. Wir standen auf einer Brücke mitten im Urwald. Mir wurde das Bungee-Seil umgebunden. Ich wankte auf die Absprungrampe. «Denk dran, spring so weit du kannst nach vorne!», hörte ich den Betreiber des Betriebs sagen.

Ich brauchte gefühlte Stunden, bis ich mich überwinden konnte, den entscheidenden Schritt nach vorne zu machen. Es fühlte sich an, als würde ich sterben. Ich breitete meine Arme aus, dachte an alles, was ich gerne noch in Ordnung bringen würde, und betete, dass ich noch die Chance kriegen würde, mit meinen Eltern über einige Dinge zu reden.

Dann tat ich es. Nach einer halben Schrecksekunde fühlte ich, wie ich von Kopf bis Fuß von Glückshormonen überschwemmt wurde.

Die Furcht, die ich vor dem Sprung empfunden hatte, war nichts im Vergleich zu der Angst, die ich unmittelbar vor dem Wettbewerb empfand. Als Vertreterin von Deutschland musste ich mein Bestes geben. Als wir fertig geschminkt und frisiert waren und auf den Beginn der Veranstaltung warteten, setzten sich zwei Musiker zu mir – beide hatten später noch ihren Auftritt nach unserer Show. Wir redeten über Sport. Ich erzählte, dass ich jahrelang Fußball gespielt hatte. «Das sieht man», sagte der eine, «ich habe deine Oberschenkel gesehen!»

Er hätte auch sagen können: «Deine Beine sind extrem fett.» Seine Bemerkung sorgte dafür, dass ich Blei in den Beinen hatte, als ich vor die Bühne stolzierte. Ich landete ganz sicher auf einer der schlechtesten Platzierungen. Die Preise wurden von anderen eingeheimst. Und ich war froh, als das Spektakel vorüber war.

Am Abend waren wir zu einer Party eingeladen. Ich spülte einen Cocktail nach dem anderen hinunter. Ich fühlte mich wie eine Popsängerin, die beim Eurovision Song Contest für Deutschland null Punkte erzielt hatte. Dabei lebte ich doch eigentlich meinen Traum, hatte das erreicht, was ich mir als Fünfzehnjährige geschworen hatte. Ich war schön, aber eben nicht gut genug und definitiv nicht fröhlich.

Einer der Barkeeper stach mir sofort ins Auge. Zunächst war es vermutlich sein unbeschreiblich verschmitztes Lächeln, das mich anzog, zusammen mit seinem Humor und den warmen braunen Augen. Außerdem war er ziemlich gut trainiert.

Wir redeten über Sport, und damit kannte ich mich besser aus als alle meine Konkurrentinnen. Der Mix aus Alkohol und der Aufmerksamkeit dieses Mannes hinter dem Tresen hob meine Stimmung. Um mich herum standen ein Dutzend Top-Models, aber dieser Typ, der ein bisschen aussah wie Enrique Iglesias, beachtete nur mich. Ich merkte nicht, wie angetrunken ich irgendwann war und dass die Mädels mit der Zeit allesamt verschwunden waren. Der Barkeeper machte den Laden dicht und nahm mich in seinem Sportwagen mit.

Inzwischen hatte ich herausgefunden, dass ihm der Club gehörte. Wir unterhielten uns, lachten, fuhren viel zu schnell die Serpentinen hinauf zu einem bewachten Wohnviertel. Wir erreichten sein Penthouse. Er erzählte mir von seinem reichen Vater und dass er es leid war, immer nur als der privilegierte Sohn zu gelten. Im riesigen Wohnzimmer saßen zwei Kumpels von ihm und rauchten Joints. Sie lachten und begrüßten mich mit einem seltsamen Grinsen. Wir gingen in sein Schlafzimmer. Erst als ich auf seinem Bett lag, meldete sich mein Verstand.

«Ich will das nicht, ich bin nicht so eine …», lallte ich. Er hatte sein Hemd ausgezogen, fing an, mich zu küssen.

«No, please, no!», rief ich, jetzt lauter.

Er schmiss sich neben mich auf seinen Rücken und lachte laut und ein wenig frustriert. «Du bist mir eine», sagte er. Wir lagen da, stumm, und sahen uns nur an. Er zog sich sein Shirt wieder an. «Komm, ich fahr dich in dein Hotel.»

Seine Freunde sahen uns irritiert nach, als wir wieder durch das Wohnzimmer marschierten. Eine so schnelle Nummer hatten sie nicht erwartet. «Weißt du eigentlich, dass du das erste Mädchen bist, das auf meinem Bett liegt und dann auf die Idee kommt, dass sie das nicht will?», fragte er mich, als wir in den Fahrstuhl einstiegen.

Ich nahm das als Kompliment: Wenn schon nicht die Schönste, dann wenigstens die Eigensinnigste. Trotz aller meiner Selbstzweifel war ich offenbar doch selbstbewusster, als ich es von mir erwartet hatte.

Ich wurde beim Frühstück im Hotel feixend von der Agenturchefin begrüßt. «Endlich hatte Tabitha auch mal Spaß», sagte sie und klatschte mir aufmunternd auf den Po. Mit ihren blond gefärbten Haaren, den aufgespritzten Lippen und ihren riesigen Brüsten stand sie vor mir und wartete scheinbar auf eine lustige Geschichte. Ich schwieg. Sie hätte mir doch eh nicht geglaubt.

Ich weiß, dass diese Geschichte ganz anders hätte ausgehen können. Man könnte sagen, dass ich Glück gehabt habe oder bewahrt worden bin. Jedenfalls würde ich das heute nicht mehr so machen. Es kann ganz schnell gehen, dass man an weniger gute Kerle gerät und dann Gewalt erlebt oder nicht mehr aus der heiklen Lage herauskommt.

Das Modeln half mir, kleine Rollen beim Fernsehen und auch in Filmen zu bekommen. Und ich bekam immer wieder interessante Aufträge, manchmal gab es aber auch unangenehme Erlebnisse. So wurde ich beispielsweise von einer Firma, die Luxusyachten verkaufte, zu einem Vorstellungsgespräch eingeladen. Ich dachte, es ginge um eine Rolle in einem Werbefilm oder dass sie mich als Messehostess buchen wollten.

Die beiden Firmenchefs trugen teure Anzüge und begutachteten mich von Kopf bis Fuß. Sie stellten mir Fragen, die mich eher an psychologische Tests erinnerten. Dann kamen sie auf das eigentliche Thema zu sprechen: Sie bauten nicht nur Yachten, sondern Traumwelten für reiche Kunden. Und ich sollte darin eine Rolle spielen, als Begleiterin und auch als Liebhaberin, nach einem bereits ausgearbeiteten Drehbuch. Ich sollte eine neue Identität bekommen, eine Wohnung, dazu ein äußerst üppiges Honorar.

Allmählich wurde mir klar, was sie aus mir machen wollten: eine Luxus-Kurtisane für den ganz dicken Geldbeutel. Ich lehnte natürlich ab.

Oftmals war allerdings ich selbst diejenige, die eine Abfuhr bekam. Das ist das Schwierige am Modeln und am Schauspieler-Job: die vielen Absagen, die vielen erfolglosen Vorsprechtermine. Einmal wurde ich für eine Shampoo-Werbung in Betracht gezogen, ich kam in die engste Auswahl – aber da ich «zu viele Sommersprossen» hatte, entschied man sich für die andere Kandidatin. Und wieder ging mein Selbstwert k. o.

Immer wieder tauchte eine unsichtbare Schranke auf, die ich selbst verspürte und die bestimmt auch von meinen Gegenübern aus der Industrie wahrgenommen wurde. Ich war einfach nicht bereit, gewisse Grenzen zu übertreten. Ich habe meine Prägung schlicht nicht abschütteln können, meine Werte waren mir immer wertvoller und wichtiger als der große Durchbruch. Es war, als wenn ich nur in jene Welt reinschnuppern, aber nicht wirklich dort zu Hause sein wollte. Und das merkte man beim Casting und im Gespräch sehr schnell.

Wer weiß: Wäre ich zehn Jahre später zur Welt gekommen, vielleicht wäre ich dann bei Heidi Klums «Germany's Next Top Model» gelandet. Ich wäre dann sicher in einer der frühesten Runden ausgeschieden – vor den hämischen Blicken von Millionen von Zuschauern. Insofern bin ich noch glimpflich davongekommen. Ich war zwar eine Rampensau, aber gleichzeitig scheu und vorsichtig.

Komische Kombi, ich weiß …

Bevor ich die nächste Etappe meiner Suche nach Schönheit schildere, hinter der sich ja eigentlich die Sehnsucht nach echter Lebensfreude verbarg, schweife ich ab und werde grundsätzlich.

Was ist eigentlich schön?

Vor allem ist Schönheit eins: relativ.

Als Jugendliche wurde ich wegen meiner Mähne gehänselt. Heute sind meine Haare etwas, für das ich öfter bewundert oder beneidet werde. Meine helle Haut, die in Deutschland vor allem im Sommer viele Male für Unverständnis sorgte, war sehr gefragt, als ich in Indien lebte. Nur neun Stunden Flug liegen zwischen zwei völlig unterschiedlichen Schönheitsidealen. Ist das nicht verrückt? In Indien findest du an jeder Ecke, in jedem Laden und in fast jeder TV-Werbepause den Hinweis auf Bleichmittel für die Haut. Weiße Haut ist das, was so viele Asiaten wollen – sie geben Unmengen an Geld dafür aus. Blässe um jeden Preis.

Als ich in Süd-Indien zum ersten Mal den Strand besuchte, wunderte mich schon, dass nur Ausländer tagsüber am Strand abhängen. Meine Freundin Raghini lachte, als ich sie später am Abend nach dem Grund fragte. «Na, wir wollen auf keinen Fall dunkler werden! Dunkle Haut ist nicht schön!» Für sie und die meisten Inder ist es völlig unverständlich, dass man sich absichtlich in die Sonne legt, um mehr Farbe zu bekommen.

Tatsächlich las ich kurze Zeit später von einem indischen Forscherteam, das seinen Landsleuten eine Besessenheit bezüglich heller Hautfarbe vorwarf. Helle Haut wird in Indien vielerorts mit Attraktivität, Wohlstand und gesellschaftlichem Ansehen verknüpft. Außerdem hängt es in gewisser Weise auch mit dem Kastensystem zusammen – denn je höher die Kaste, so die vorherrschende Meinung, desto heller die Haut …

Auch von meinen indischen Freundinnen haben einige nachgeholfen – mit Spritzen und Cremes aller Art. Einige bekamen davon Ekzeme, Akne und komische dunkle Flecken. Aufgehört haben sie leider trotzdem nicht, und das, obwohl viele der Produkte gesundheitsgefährdend sind. Besonders tragisch wird es, wenn werdende Mütter alles Mögliche schlucken, um möglicherweise auf die Hautfarbe des ungeborenen Kindes Einfluss zu nehmen.

In Nigeria sollen achtzig Prozent der Bevölkerung täglich Bleichmittel für die Haut nutzen. Helle Haut soll vor allem den Frauen Schönheit und damit auch Wohlstand und einen guten Partner bringen.

Während in Asien, Afrika und im Mittleren Osten helle Haut angesagt ist und zu diesem Zweck großzügig Bleichmittel auf die Haut geschmiert werden, auch an Stellen, wo man es definitiv auf gar keinen Fall tun sollte, gibt es in Europa viele Mädchen und junge Frauen, die unbedingt braune Haut haben wollen, sich stundenlang im Solarium bestrahlen lassen, Bräunungscreme auftragen und die Haut sogar mit Injektionen malträtieren – trotz des erhöhten Krebsrisikos.

Viele Menschen, die ich verehre und bewundere, sind optisch nicht perfekt. Und ich würde sie nicht *mehr* lieben, wenn sie dünner, symmetrischer oder glatter wären. Viele große Künstler, Philosophen und Erfinder haben oft erst durch Defizite im äußerlichen Erscheinungsbild die Entschlossenheit gefunden, ihren Ideen zum Durchbruch zu verhelfen. Herausragend schöne Menschen kennen oftmals nicht das Ringen um das Wahre, Gute und Schöne – und die Befriedigung, die sich einstellt, wenn man durch Leistung über sich hinauswächst.

Naturgegebene Schönheit ist ein Geschenk, kein Verdienst, und sollte deshalb zur Dankbarkeit führen. Aber zu Stolz? Nein, stolz darauf kann Mann oder Frau nicht sein.

Es ist interessant, dass viele Menschen, die eine außergewöhnliche Ausstrahlung haben und einem sofort sympathisch sind, in vielen Fällen gar nicht so perfekt aussehen.

Ich muss zum Beispiel an meinen Cousin Andreas denken. Leider ist er viel zu früh gestorben. Er war ein großartiger Mensch, lebensfroh, gesellig und eine treue Seele. Er war da, wenn man ihn brauchte. Und er liebte reichliches Essen und ein kühles Bier dazu. Andi war ein schöner Mensch, auch wenn er nicht den gängigen Idealen entsprach. Man musste ihn einfach mögen und schön finden, auf eine ganz andere Art und Weise.

Er strahlte etwas aus. Er nahm sich selbst nicht so furchtbar ernst. Und er hatte viel Liebe in seinem Herzen für Gott und die Menschen. Solche Typen brauchen wir weit mehr als Topmodels. Wir brauchen Menschen, die nicht so sehr darauf achten, wie sie auf andere wirken, und nicht möglichst perfekt und aalglatt rüberkommen wollen; Menschen, die nicht ständig mit sich selbst beschäftigt sind. Gütige, lebensfrohe, mit Gott vertraute Menschen.

Ich wünschte mir nur, Andreas hätte aus gesundheitlichen Gründen mehr auf seinen Körper geachtet. Hätte er neben seiner Fröhlichkeit mehr Fitness-Bewusstsein an den Tag gelegt, würde er vielleicht heute noch leben.

Heldinnen mit verbrannten Gesichtern

Der Taj Mahal ist das bekannteste indische Bauwerk, und jeden Tag strömen Massen dorthin, um ihn in seiner Schönheit zu bestaunen. Ich habe nicht weit entfernt in der Hauptstadt Delhi gelebt und war öfter dort.

Viel mehr als der wirklich schöne Touristenmagnet hat mich allerdings ein Café fasziniert. Die Mitarbeiterinnen nennen sich «Sheroes», also weibliche Helden, und um Heldinnen handelt es sich ganz eindeutig. Denn die «Sheroes» haben aus ihrem brutalen Schicksal das Beste gemacht. Sie tragen Spuren grausamer Gewalt in ihren Gesichtern und auf ihren Körpern. Aber wenn sie lachen, dann hüpft einem das Herz. Und man entdeckt eine ganz andere Art von Schönheit in den optisch entstellten Menschen.

Rukaiya erzählte mir, dass sie gerade mal vierzehn Jahre alt war, als ihr ein Heiratsantrag gemacht wurde. Sie sagte «Nein» und wurde daraufhin mit Säure beworfen.

Shabnam wehrte sich gegen die Belästigungen ihres Chefs – der sich mit einer Säureattacke rächte.

Eine andere junge Frau wurde nachts im Schlaf von ihrer eigenen neidischen Stiefmutter mit Säure bespritzt.

Und wieder eine andere versuchte, ihre eigene Mutter vor Übergriffen zu schützen, und wurde mit einem Säure-Angriff dafür bestraft.

Opfer von einer solchen Attacke zu werden, muss furchtbar sein. Es muss unbeschreibliche Schmerzen verursachen, die Säure frisst sich durch das Fleisch, und nichts bringt Erleichterung. Meistens ist kein Spezialist in der Nähe, und manche Versuche mit Cremes, Wasser oder Schlamm machen es nur noch schlimmer. So bleiben das Gesicht oder auch der gesamte Körper für den Rest des Lebens entstellt.

Bei einigen ist auch die Sehfähigkeit eingeschränkt, die Ohren sind verknorpelt, und Narben überlaufen den ganzen Körper. Ziel der Täter ist es, diese Frauen zu vernichten, ohne sie zu töten. Man brandmarkt sie, stempelt sie buchstäblich zu Außenseiterinnen. In vielen Fällen werden die Opfer von den eigenen Familien und in der Gesellschaft verachtet. Nicht alle finden Zuflucht in Einrichtungen wie dem «Sheroes»-Café, in dem sie im Kontakt mit verständnisvollen Besuchern ihre Geschichten erzählen und ihre Würde zurückgewinnen können.

Mir hat der Restaurantbesuch meine eigene Undankbarkeit vor Augen geführt. Ich kam mir lächerlich vor mit meinen

Minimal-Problemen, meinen paar Narben, Falten, Röllchen. Aber mir kam auch ein anderer Gedanke in den Sinn: Schönheit ist fragil, provisorisch, zeitlich limitiert, ständig gefährdet. Sie kann mir innerhalb von Sekunden genommen werden. Durch einen Angriff oder durch ein Unglück. Ihre Halbwertszeit ist ohnehin gering. Denn die Uhr ist ein unnachgiebiger Gegner.

Umso tröstlicher ist die Erkenntnis, dass Glück und die Erfahrung von Liebe nicht von Äußerlichkeiten abhängen. Eines der schönsten Beispiele dafür ist der angeblich hässlichste Mensch der Welt.

Der Elefantenmann

Die Geschichte von Joseph Merrick wurde bereits verfilmt. Sie ist wirklich passiert. Der Engländer Joseph Merrick, der gegen Ende des 19. Jahrhunderts lebte, galt als Monstrosität. Dabei kam er nicht entstellt auf die Welt, die Missbildungen wuchsen sich erst im Alter von fünf Jahren aus. Seine Mutter hatte ihn lieb, starb aber früh an einer Lungenentzündung, und damit begann eine Leidenszeit für den Jungen, der später bekannt wurde als der «Elefantenmann», «The Elephant Man».

Von seinem Vater verstoßen, begann er eine Arbeit in einer Zigarrenfabrik namens *Freeman's Cigar Manufacturers,* was aber nicht lang gut ging, da seine rechte Hand zu schwer und unförmig geworden war. So gelangte er in die Hände eines sadistischen Geschäftsmanns, der ihn als «Monster» auf Jahrmärkten zur Schau stellte, ihn quälte und wie ein Tier behandelte. Der «Elefantenmensch» wurde dazu gezwungen, nur mit einem Umhang bedeckt vor Schaulustigen zu hocken. Sobald sie genügend Geld bezahlt hatten, wurde die Bedeckung entfernt, und man sah den Mann in all seiner Entstellung. Die Polizei stoppte die Show schließlich als sittenwidrig.

Der Schausteller verschleppte Merrick daraufhin nach Belgien, brachte die makabre Show dort zur Aufführung, verprügelte den Elefantenmensch regelmäßig und ließ ihn schließlich mittellos zurück.

Der 24-jährige Merrick kämpfte sich nach London durch, wurde unterwegs mehrfach überfallen und gequält, erreichte aber ein Krankenhaus. Ein barmherziger Arzt, der Chirurg Frederick Treves, sorgte dafür, dass er eine sichere Unterkunft bekam. Die beiden freundeten sich an. Der Arzt erkannte, dass hinter Merricks abstoßendem Äußeren ein sensibler, intelligenter, warmherziger Mensch steckte.

Der Vorsitzende des Krankenhauses schrieb, um Spendengelder für den mittellosen Kranken aufzutreiben, einen Bittbrief an die Leser der «New York Times». Er schilderte, wie Merrick «arm, schwach und krank» in seinem Krankenhaus angekommen sei:

«Eigentlich hätte er bei uns nicht bleiben können, aber alle anderen Häuser und Organisationen wollten ihn nicht aufnehmen. Er sei eine zu große Zumutung für die Menschen und eine zu heftige Belastung für das Personal. Außerdem könne er nichts tun, um sich Geld zu verdienen.»

Mit deutlicher Rührung berichtete der Krankenhauschef über das einzige Besitzstück von Merrick, ein Bild seiner verstorbenen Mutter: «Er zeigte es immer wieder voller Stolz und Liebe, um zu beweisen, dass sie eine völlig gesunde und schöne Frau gewesen war.»

Der Brief löste eine Welle der Hilfsbereitschaft aus. Berührt hat mich ein Aspekt in der Briefkorrespondenz, der weder aus dem Film «Der Elefantenmann» noch aus den vielen Berichten über sein Leben hervorgeht: Die Ärzte und Krankenpfleger, die Merrick ein menschenwürdiges Leben ermöglichten, waren überzeugte Christen. Sie unterrichteten ihn, besuchten ihn, luden ihn zu ihren Andachten ein. Zum ersten Mal seit dem Tod seiner Mutter lernte Merrick, dass auch er liebenswert und willkommen war. Aufgrund seiner Krankheit lebte er nicht mehr lange. In einer seiner letzten Unterhaltungen bedankte er sich bei seinen Wohltätern – und ausdrücklich auch bei Gott – dafür, dass er an diesen Ort geführt worden war.

Ich habe von dem Elefantenmann mehr über Schönheit und Akzeptanz gelernt als von allen Moderedakteuren, Hairstylisten und Kosmetikern zusammen.

Vorsicht: Schönheit!

Schönheit ist nicht nur zerbrechlich, sie ist auch riskant. Davon gibt es in der Bibel unzählige Geschichten, allen voran die von der Nichte des Königs Herodes, die angeblich Salome hieß. Dem König verdrehte sie mit ihrem erotischen Tanz den Kopf, um anschließend das Haupt von Johannes dem Täufer zu fordern.

Ich will nicht wissen, wie viele Männer schon ruiniert oder vernichtet worden sind, weil ein hübsches Mädchen enormen Einfluss auf sie hatte. Aber da gibt es auch die Geschichte von Königin Esther, die mit ihrer Schönheit ihr Volk vor der Vernichtung rettete.

Die Frage muss also lauten: Wofür wird die Schönheit eingesetzt? Warum wollen wir schön sein? Und ist sie alles, was für uns zählt?

Ich habe den Eindruck, dass Attraktivität, wenn sie mit Selbstbezogenheit gekoppelt ist, weit mehr Probleme schafft, als dass sie Probleme lösen würde. Solche Schönheiten manipulieren ihre Umwelt, setzen ihr Aussehen als Waffe ein, als «Aufmerksamkeitssauger». Hingegen können attraktive Menschen, die sich für andere einsetzen, viel Gutes bewirken. Und schließlich ist unser Sinn für Symmetrie und Wohlproportioniertheit nicht eingebildet, sondern gottgegeben – und Schönheit deshalb ein Geschenk für die Sinne. Schöne Menschen, vor allem, wenn sie auch innerlich leuchten, verschönern die Welt.

Und dann gibt es noch die Unglücklichen, die nicht so sehr durch Schönheit auffallen, sondern eher durch die zwanghafte Suche danach. Sie vergeuden ihre eigene Energie und die ihrer Umwelt, sind in einer Selbstoptimierungshölle eingesperrt.

Die Schönheitsfalle

Unlängst las ich einen Artikel, der mich extrem schockierte: «Mutter von drei Kindern bezahlt den Wunsch nach einem ‹brasilianischen Hintern› mit ihrem Leben.»

Die 28-Jährige ließ sich für über dreitausend Euro am Allerwertesten operieren und starb kurz nach dem Eingriff. Das Skurrile und Schreckliche an dieser Sache ist, dass sie sich für diesen Eingriff entschied, obwohl ihre Cousine bei einer ähnlichen Operation fast ums Leben gekommen war. Sie wusste demnach um die Gefahren, aber die Sehnsucht nach einem Knackpo war größer.

Viele Stars und Möchtegern-Sternchen tappen in die Schönheits-Falle. Und wenn man in die Körperrenovierung bereits Unsummen investiert hat, hört man damit so schnell nicht wieder auf. Der Körper als Geldgrab. Die Schönheitschirurgie als Sucht. Erst sind es die Lippen, dann die Brüste und der Bauch, und irgendwann passen die Arme nicht mehr dazu. Über Schönheit kann man streiten, aber spätestens wenn aus dem Willen zum Gutaussehen ein Zwang wird, ist natürlich Schluss mit lustig.

Ich kenne Frauen, die haben sich die Brüste vergrößern lassen, und auch welche, die sie verkleinern ließen. Übrigens steigt auch der Anteil der Männer, die was machen lassen. So erzählte mir kürzlich ein Arzt aus Bayern, dass beim männlichen Geschlecht Wadenimplantate stark im Kommen sind. Vor allem vorm Oktoberfest. Sich stramme Waden anzutrainieren ist eben nicht mal so mit links zu erledigen …

Was mich betrifft, so habe ich im Laufe meines Lebens einige Narben gesammelt, aber die kamen von Sportunfällen. Ich habe mich nie aus kosmetischen Gründen unter das Skalpell begeben. Auch wenn es durchaus Momente gab, wo ich mich gerne unters Messer gelegt hätte, nur um mich endlich normaler oder besser zu fühlen.

Ich kann schon verstehen, dass es einen hohen Leidensdruck bedeuten kann, wenn man etwas an seinem Körper nicht mag. Aber heute bin ich froh, dass ich es nicht gemacht habe. Die Menschen, die mir lieb und teuer sind, mögen mich so, wie ich bin. Und ich kenne mich gut genug, um zu wissen, dass eine Operation mich nicht glücklicher machen würde.

Ich weiß noch, wie ich mir während eines Endspiels bei einem Fußballturnier die Nase brach. Ich hatte einen Ellenbogencheck abbekommen und lief blutend über den Platz. Wir gewannen, und ich bekam den Pokal. Danach ging es ins Krankenhaus. Die Nase musste gerichtet werden. Der Arzt sah mich an. An den Wänden hingen Auszeichnungen für gelungene Schönheitsoperationen und für erfolgreiche Weiterbildungen. Es tat schrecklich weh.

«Wir müssen operieren, sonst kriegst du nie wieder Luft», meinte er.

«Okay, aber wenn Sie schon mal dabei sind, können Sie meine Nase nicht gleich noch etwas schöner machen?», fragte ich ihn – halb im Spaß, halb im Ernst.

Der Arzt schüttelte bestimmt seinen Kopf und nahm sich die Brille von der Nase. «Auf gar keinen Fall. Die Nase ist einwandfrei, nur gerade etwas aus der Bahn geworfen.»

Als mir ein paar Tage später die Tamponaden gezogen wurden, hatte ich das Gefühl, man sauge mir damit auch die Hirnmasse aus dem Kopf, so extrem war der Schmerz.

«Du hast eine schöne Nase!», sagte der Doktor.

Ich schüttelte lachend den Kopf, aber doch etwas vorsichtiger als sonst.

«Doch, du hast eine Charakternase!»

Was für ein Kompliment. Ich dachte an sämtliche Charakternasen, die mir einfielen, und schaute ihn etwas missmutig an.

«Ich habe schon viele Nasen operiert. Nicht, weil sie gebrochen waren und wieder geradegerückt werden mussten, sondern weil sie zu groß oder zu kantig oder zu lang waren», erklärte der Arzt und prüfte noch einmal sein Ergebnis. «Lass dir nie die Nase operieren, weil sie dir nicht gefällt oder dir irgendwer einredet, dass sie zu groß sei. Ich kann sie echt nicht mehr sehen, all diese kleinen Nasen, die nichts mehr aussagen. Langweilig sind sie, und man schaut in diese Gesichter, die alle gleich aussehen, und fragt sich, wer in aller Welt so etwas reizvoll findet.»

Ich verließ das Krankenhaus mit einer befreiten, unperfekten, aber wertgeschätzten Nase. Und nahm mir vor, dem Mann zu glauben, der mit Sicherheit genug Nasen gesehen und bearbeitet hatte, um solch ein Urteil zu fällen. Von diesem Tag an habe ich meine Nase doch recht liebgewonnen.

Noch immer hört man ab und zu den Satz: «Wer schön sein will, muss leiden.» Und viele Menschen nehmen das ganz wörtlich, lassen sich Rippen entfernen und sogar ihre Beine brechen, um sie dank ärztlicher Operationskunst länger werden zu lassen. Manche Brustimplantate machen den Vorbau zu schwer, so dass die behandelte Frau beinahe vornüberfällt.

Eine Baustelle war auch das Gesicht der Frau, die von vielen für die anziehendste der Welt gehalten wurde: Marilyn Monroe. Sie ließ sich vor ihrem großen Durchbruch die Nase «machen» und sich ein Stück zugeschnittenen Rinderknorpels ins Kinn operieren.

Brustimplantate soll es schon am Ende des 19. Jahrhunderts gegeben haben, man benutzte damals aber noch kein Silikon, sondern Elfenbein und Paraffin. Von der Schauspielerin Marlene Dietrich heißt es, sie habe sich schon im Alter von dreißig Jahren den «Hollywood-Lift» verpassen lassen. Dabei wurde die Gesichtshaut straff nach hinten gezogen und dann im Haaransatz mit Tape oder Klebestreifen und anderen Hilfsmitteln befestigt. So wirkte das Gesicht jünger, solange das Konstrukt nicht riss.

Auf die Gefahr hin, reaktionär und großmütterlich zu klingen: Gott hat uns den Körper gegeben, damit wir uns daran freuen, ihn sorgfältig pflegen, ihn fit halten und ihn einsetzen. Der Apostel Paulus bezeichnet unseren Körper als einen Tempel. Wir sollten keine Räuberhöhle daraus machen, sagt er. Das heißt für mich: Ich will ihn weder vergötzen noch verramschen, weder zerstören noch vergammeln lassen.

Was ich nach all meinen Erfahrungen definitiv gelernt habe, ist diese eine Sache: Wenn du nicht glaubst, dass du schön genug bist, wirst du nie schön sein. Egal, ob du als Model arbeitest, einen tollen Freund findest oder es dir ständig jemand bei Instagram schreibt, du wirst nicht an diesen Punkt kommen, wo du dich selber magst. Du bist ein Fass ohne Boden. Es gibt nie genug Anerkennung, und dein Glück hat die Lebensdauer einer Eintagsfliege.

Ich jedenfalls war auch nach meiner kurzen Model-Karriere noch lange nicht mit mir zufrieden.

Eine neue Strategie musste her.

4

Liebe und andere Horrorgeschichten

Fanatismus ist die Verdoppelung der Anstrengungen, wenn man das Ziel vergessen hat. Ich war nie so fanatisch ins Modeln vernarrt, dass ich darüber vergessen hätte, was ich damit erreichen wollte. Nämlich dasselbe, was alle Menschen wollen: Anerkennung, positive Resonanz und vielleicht sogar die große Liebe.

Mir wurde ziemlich schnell klar, dass der Weg dahin nicht über den Laufsteg führte, und in Hochglanz-Modezeitschriften hätte ich es ohnehin nicht geschafft. Dafür hatte ich nicht die idealen 90–60–90-Maße, und ganz nach vorne bringt einen im Schönheitsgeschäft auch eine unkonventionelle Ausstrahlung nicht. «Du bist … interessant», ist in diesem Metier meist eher eine Beleidigung.

Ich verlegte mich mehr und mehr auf die Schauspielerei.

In andere Rollen zu schlüpfen hatte mir schon immer Spaß gemacht, und es war für mich deutlich leichter, jemand anderes zu sein als ich selbst. Gleichzeitig faszinierte mich auch das, was hinter der Kamera passiert. In meinem Studiengang wählte ich deshalb den Schwerpunkt «Drehbuch». Ich verfasste Skripte und arbeitete als Regisseurin.

Für eine christliche Produktionsfirma drehte ich einen Spielfilm. Das Thema war nicht sonderlich weit hergeholt. Es ging um eine junge hübsche Frau, die sich nach Liebe sehnt, sich aus Verzweiflung umbringt und damit in ihrem Umfeld Bestürzung auslöst: «Wie konnte die nur? Die hatte doch alles!» Ihre Freundinnen treffen deshalb einen Entschluss: Sie beschließen, glücklich zu werden, spätestens mit dreißig Jahren.

Klingt vertraut, oder? Klingt nach mir. Okay, nicht wirklich. Suizidal war ich in dieser Zeit kein bisschen. Ich wollte schließlich Karriere machen.

Leider blieb der erhoffte Erfolg aus. Der Spielfilm mit dem Titel «Watchface» war nicht gerade «Deutscher Filmpreis»-verdächtig. Er bekam noch nicht einmal einen Verleiher.

Auch als Schauspielerin gelang mir nicht der Durchbruch. Ich hatte ein paar Auftritte in Nachmittags-Serien und spielte meistens labile Schönheiten, die zicken und fauchen. Ich war die Durchgeknallte vom Dienst.

Schließlich bekam ich ein verlockendes Angebot: eine Hauptrolle im Pilotfilm einer neuen Fernsehserie auf Sat1: «KTI: Beweise lügen nicht.» Ich spielte die Tochter eines getöteten Ehepaars, die unter Mordverdacht gerät. Ich weiß nicht, ob es an mir lag, aber das «Kriminaltechnologische Institut» machte anschließend nicht weiter. Es blieb bei dem Pilotfilm, der Sender beendete die Serie. Ein Kritiker mäkelte an meiner Schauspielleistung herum. Ich hätte es doch besser beim Modeln belassen sollen, ich sei völlig talentfrei. Das saß.

Meine Freunde lachten darüber, sie fanden es lustig. Doch für mich brach eine Welt zusammen. Der Totalverriss quälte mich wochenlang. In mir sang ein Chor den Klassiker, der mir so vertraut war: «Du bist nicht gut genug, du bist schlecht und wirst es nie schaffen.»

Heutzutage hätte ich mich über die Kritik vermutlich mit meinen vielen Facebook-Likes und meinen vielen Instagram-Followern hinweggetröstet. Aber das gab es damals noch nicht.

Ich vertraute dem Negativkommentar. Ich war nicht resilient genug, um da gegenzuhalten. Und so verabschiedete ich mich vom Fernsehgeschäft, bevor es eigentlich erst so richtig losgegangen wäre mit meiner «TV-Karriere».

Gruselprogramm

Dann eben Kino. Und zwar von der Sorte, bei der ich zuhause mit der Fernschaltung schnell weiterzappe. Horrorfilme waren damals in Mode, Zombies, Serienkiller und alle möglichen XXL-Sadisten groß im Geschäft. Ätzend – aber mich reizte das Genre irgendwie. Schließlich ging es um Angst, um die Überwindung des Bösen, um abgründige Männer. Vielleicht würde ich etwas fürs Leben lernen. Außerdem liebte ich True-Crime-Geschichten, vor allem Serienkiller faszinierten mich irgendwie, genau wie Profiler und Kriminologen. Ich schrieb das Drehbuch und ließ mich vom Regisseur überreden, auch gleich noch die Hauptrolle zu spielen.

Der Film hieß «Fear», Angst. Er handelte von einer hübschen Psychologiestudentin, die äußerlich mit sich im Reinen ist, aber schwere Kindheitstraumata mit sich herumschleppt.

Mit ihrer Freundesclique unternimmt sie eine Reise, die sich als Trip ins Grauen herausstellt. Ein Serienmörder bringt die jungen Leute nacheinander um. Am Ende ist nur die Studentin übrig. Das Gute behielt die Oberhand.

Aber nur im Film.

Das ganze Team hatte viel in diesen Horrorfilm investiert, ich arbeitete fast ein Jahr daran. Wir hatten fast alle Szenen abgedreht. Doch dann gab es Probleme mit der Finanzierung. Die Filmcrew begann zu streiten. Es drohte eine Meuterei, weil wir alle dringend etwas verdienen mussten.

Ich redete auf den Regisseur ein, er fühlte sich von mir verraten. Ein Schauspieler sagte mir, der Regisseur habe sich in mich verliebt und sei außerdem schwer krank. «Fear» sollte sein letztes Projekt, sein Lebenswerk sein. Kurze Zeit später verschwand der Regisseur mit einem Gewehr in den Wald. Er wollte sich erschießen. Zum Glück überlegte er es sich anders. Seine Verzweiflung ließ er dafür am Drehmaterial aus. Er zerstörte alles. Wir Schauspieler bekamen keinen müden Euro und standen auch sonst mit leeren Händen da.

Für mich schien es in jenen Wochen, als hätte sich die ganze Welt gegen mich verschworen. Alles, was ich anfasste, verwandelte sich in Dreck.

Ich war pleite, psychisch am Boden und schämte mich. Ich fuhr nach Hause zu meinen Eltern und brach zusammen. Ich schloss mich ein und fing an zu malen. Grotesk gruselige Bilder. Mich übermannte das Gefühl, mich selbst verloren zu haben. Ich hatte Angst. Der Titel des Films wurde zum Titel meines Lebens.

In dieser Phase schenkte Gott mir ein Bild vor meinem geistigen Auge. Ich weiß, es klingt jetzt etwas schräg. Aber ich sah mich selbst zwischen zwei Türen. Ich musste mich entscheiden: für ein Leben in einem sonnigen Garten – oder für eine Existenz in einem kalten dunklen Kellerraum. Ich stand zwischen den Welten meiner Seele.

Es gibt diese Momente im Leben, wo man spürt, dass an diesem Punkt der Weg in die eine oder in die andere Richtung verlaufen und die Entscheidung viel verändern wird – auf diese oder auf jene Weise. Es ist nicht leicht, diesen Schritt zu machen und sich von alten Träumen zu verabschieden.

Ich war aber seelisch so zerstört und körperlich so ausgebrannt, dass ich keinen anderen Weg mehr sah als den zu Gott und in seine Arme. Ich kann mich noch heute an mein kurioses Gebet erinnern: «Jesus, ich will ja glauben, dass du mich liebst, dass du mit deinem Tod am Kreuz all meine Verfehlungen bezahlt hast und mich befreien kannst von allem, was mein Herz bedrückt. Du bist auferstanden, du schenkst ewiges Leben, und ich will mit dir leben, dir vertrauen und ohne dich fortan nicht einen Schritt mehr tun. Du bist die Liebe und die Wahrheit, und beides brauche ich so sehr.»

Und dann fügte ich einen Satz hinzu, der mich rückblickend schmunzeln lässt: «Aber bitte, lieber Gott, schenk doch, dass mein Leben nicht langweilig wird.»

Genau davor hatte ich ganz offenkundig Angst. Ich kannte die fromme Theorie, dass Christsein zu einem erfüllten Leben führt. Die Praxis, die ich in all den Jahren zuvor wahrgenommen hatte, unterschied sich davon aber dramatisch. Da gab es zu viele Frauen, bei denen ich den Eindruck hatte, sie hätten ihre Individualität für den Glauben geopfert. Doch davon ließ ich mich jetzt nicht abhalten. Ich beschloss, darauf zu vertrauen, dass Gott mein Bestes wollte.

Und tatsächlich: Er schenkte mir Erfahrungen, die exotischer und spannender nicht hätten sein können.[1] Es wurde also schon bald ein Leben wie im Film – aber weniger wie in einem Horrorfilm als vielmehr wie in einer romantischen Abenteuerkomödie.

Mein Glaubensentschluss blieb zunächst sehr privat. Denn in der freikirchlichen Szene, in der ich aufgewachsen war, fühlte ich mich immer noch fremd. Dort wurden meine Erlebnisse in der Glitzerwelt eher argwöhnisch registriert und manchmal auch abschätzig kommentiert.

Ich kann mich noch gut an eine christliche Talk-Veranstaltung erinnern. Ich sollte von meinen Erfahrungen im Model-Geschäft erzählen und von meinem Glauben reden. Ich hatte Angst, fürchtete negative Reaktionen. Und die bekam ich auch.

Ich fuhr mit meinem alten Audi auf den Parkplatz und stellte mich der Herausforderung. Es lief zunächst alles gut, ich wurde sehr freundlich begrüßt, und die Veranstaltung lief positiv – bis ich hinterher zu meinem Auto ging und ein paar fromme Jugendliche riefen: «Na, wenn die so erfolgreich als Model wäre, hätte die aber ein anderes Auto!»

Dieser Satz hat mich getroffen, in meinem Stolz und meinem Selbstwertgefühl. Ich habe nie das Bedürfnis nach Statussymbolen gehabt, das hatten mir meine konsumkritischen Eltern aberzogen. Aber ich setzte dem Spruch keine innere Erwiderung entgegen wie: «Die armen Knirpse. Was für eine Einstellung: Zeig mir dein Auto, und ich sage dir, wer du bist.

[1] In meinem Buch «Mit Sari auf Safari», Fontis-Verlag, Basel, habe ich vor zwei Jahren einige davon geschildert.

Wie jämmerlich.» Nein, ich fühlte mich wieder in meiner negativen Selbsteinschätzung bestätigt.

Ich holte mir eine große Packung Eiscreme, löffelte sie aus und fühlte mich mies. Ich hatte eigentlich einen tollen Abend erlebt und für zwei Stunden das Gefühl, Jugendliche zu ermutigen und eine gute Sache zu tun. Aber ein einziger Satz reichte, um in mir wieder diesen alten Glaubenssatz zu aktivieren: «Du bist nie gut genug, Tabitha …!»

Ich hatte nur einen ersten Anfang mit Gott gemacht, war aber noch weit entfernt davon, meine Lebensfreude von seiner Liebe abzuleiten. Ich war nach wie vor süchtig nach Wertschätzung.

Mit dem Wort «Wertschätzung» habe ich ohnehin meine Probleme. Als könnte jemand anderes unseren Wert einschätzen, ihn bestimmen und ihn dann uns und der breiten Öffentlichkeit mitteilen. Unser Wert sollte ja nicht fremdbestimmt sein, schon gar nicht durch Menschen, die uns nicht kennen. Das ist eben gerade der Haken an der Sache, wenn man ein Prominenter, ein aus der Masse Herausstechender ist: dass man nur aus der Distanz bewundert wird.

Auf dem Parkplatz nach der Talkrunde wurde mir klar, dass mein Herz alles andere als erwachsen war. Ich glaubte noch immer die Sätze, die mich schon als Teenager geprägt und mir die Lebenslust geraubt hatten.

Liebesleid

Ich hatte mein Studium schleifen lassen, stattdessen Urlaubssemester genommen, um mich auf das Model- und das Film-Geschäft zu konzentrieren. Ich war gescheitert.

Mit lädiertem Selbstvertrauen kehrte ich auf den Campus der Siegener Universität zurück. Nicht als Fremde, sondern noch schlimmer – als: «Kennst du die? Die wollte doch mal groß hinaus, guck sie dir jetzt an …» Zumindest dachte ich, dass meine Kommilitonen so über mich tuschelten.

Einige wussten Bescheid, hatten es irgendwo gehört oder gelesen, dass ich als Model und Schauspielerin unterwegs gewesen war, und machten mir den Einstieg an der Uni nicht leicht. «Ich finde die gar nicht so hübsch. Die hat doch keine gute Haut», hörte ich eine Studentin lästern. Sie wusste nicht, dass ich direkt hinter ihr stand.

Später wurden wir gute Freundinnen, aber ich habe diesen Kommentar nicht vergessen, wie immer, wenn ich kritisiert wurde. Nur bei Komplimenten habe ich ein extremes Kurzzeitgedächtnis. Das ist aber gar nicht so ungewöhnlich. Fast alle Menschen gewichten das Negative stärker als das Positive. «Negativitäts-Vorurteil» heißt das im Fachjargon.

Doch ich hatte auch Erfolgserlebnisse. Ich gewann bei einem «Casting». Diesmal ging es nicht um die Rolle in einem Film, sondern darum, in die angesagteste Wohngemeinschaft der Universität aufgenommen zu werden. Immerhin hier bekam ich den Zuschlag. Um mich herum wurden künftig die wildesten Studentenpartys gefeiert. Aber ich hielt mich abseits. Ich wollte mir und allen beweisen, dass ich, wenn schon nicht besonders schön, so doch wenigstens einigermaßen schlau und erfolgreich bin.

Ich rackerte mich ab, arbeitete nebenbei im Fitnessstudio der Uni und war zuständig für die studentische Laufmannschaft. Meine Noten waren gut, und meine Diplomarbeit machte mir mehr Freude als jedes Drehbuch. Das Thema hatte ich mir selbst ausgesucht: «Das Spiegel-Motiv im Film». Schönheit, Selbstverliebtheit, Selbst-Bespiegelung – damit kannte ich mich aus.

Mit meinem Abschlusszeugnis, das alle meine Erwartungen übertraf, konnte ich befreit durchstarten.

Wenn da nicht die Liebe gewesen wäre.

Danach hatte ich mich die ganze Zeit gesehnt. Beglückende Erfahrungen in diesem Bereich hatte ich noch keine gesammelt. Vor einigen Jahren hatte ich mich in einen Fußballspieler verliebt – einen aus der Abteilung: außen heiß, innen hohl, zumindest emotional. Ein kalter Kerl, der Spaß statt Bindung wollte. Wir machten Schluss, bevor wir angefangen hatten. Er verstand nicht, warum ich so verletzt war. Ich verstand nicht, wie er so oberflächlich leben konnte. Ich kam mir austauschbar vor. Dabei wollte ich doch «die Eine» sein.

Ich war allerdings umgeben von jungen Frauen, die auch instinktsicher danebengriffen. Einige meiner besten Freundinnen verramschten sich selbst an notorische Fremdgänger und unverbesserliche Choleriker.

Mein eigenes Beuteschema habe ich erst später erkannt. Ich war nicht auf der Suche nach einem echten Gegenüber, sondern nach einer männlichen Trophäe. Meine Ansprüche waren extrem hoch, auch deshalb blieb ich so lange alleine. Ich wollte jemanden, der stark, schön und schlau ist. Quasi den perfekten Mann. In seinem Wert wollte ich meinen eigenen spiegeln. Schließlich sollte seine Entscheidung für mich die Bestätigung sein, dass ich keine graue Maus mehr war.

Leider zwang mich die Suche nach Mr. Perfect dazu, wieder in eine Rolle zu schlüpfen, meine Fehler zu kaschieren, meine Unsicherheiten zu verleugnen. Um den Spitzenmann zu angeln, den ich mir wünschte, musste der Köder extrem lecker sein.

Also arbeitete ich an meinem Aussehen.

Brutal hart.

Hungern für Kontrolle

Es gab eine Zeit, da war ich so dünn, dass einige Knochen und die Rippen stark aus meinem Körper hervorstachen. Ich fühlte mich aber großartig. Leicht. In Kontrolle. Ich war schneller denn je und stellte beim Laufen meine persönlichen Bestzeiten auf.

Ich hungerte und fühlte mich stark. Wenn ich dann doch mal etwas mehr aß, als ich eigentlich wollte, hasste ich mich anschließend selbst. Der einzige Moment, über den ich mich freuen konnte, war, wenn die Waage eine weitere Reduktion anzeigte. Die Waage zeigte mir nicht nur mein Gewicht. Sie nannte mir sozusagen meinen Tageswert. Meinen Lebenswert. Sie hatte mehr Macht als jedes Wort, jeder Blick.

Warum war ich so hart zu mir selbst?

Die Liebe, wieder mal.

Denn inzwischen glaubte ich fest, den Mann fürs Leben gefunden zu haben. Ein Doktorand, der nebenbei Hochleistungssport trieb und aussah, als würde er die Hauptrolle in einer Kino-Action-Serie spielen. Genau mein Typ eben. Und einen christlichen Hintergrund hatte er auch, seine Eltern gehörten zur selben Denomination wie meine eigenen. Ein himmlisches Match. Wir hatten uns bei einem Triathlon kennen gelernt. Perfekter Start.

Leider suchte mein vermeintlicher Traummann auch nach der perfekten Frau und ließ mich das, auch wenn wir längst fest zusammen waren, unentwegt spüren.

Gemeinsam im Park zu sitzen, ins Freibad zu gehen oder abends auszugehen, war nie mit Spaß verbunden, aber immer mit Sorge. Ich war im ständigen Vergleich mit anderen. Ich war nie gut genug. Mein Freund hat es nicht so formuliert, aber ich durchschaute ihn.

Einmal ließ er den Kater aus dem Sack. So kam es mir jedenfalls vor. Als wir zu einer Hochzeit eingeladen waren, sagte er mir nach der Zeremonie im Standesamt, dass ich die Schönste gewesen sei. Nur: die eine mit den blonden Locken und dem kurzen blauen Kleid wäre auch ganz hübsch gewesen.

Wahrscheinlich hat er gar nicht gewusst, was er mit solchen Worten anrichtet. Sie trafen einen alten Nerv. Als wir abends bei den Feierlichkeiten ankamen, brannte in mir das gewaltige Verlangen, zu zeigen, dass ich besser bin, schöner und schlauer als die Studentin im kurzen blauen Kleid. Ich wollte mich rächen und mir gleichzeitig etwas beweisen. Die «Andere» war hübsch, keine Frage, und sogar sympathisch. Das hinderte mich nicht daran, ihren Freund anzuflirten.

Ich wartete darauf, dass sie auf die Toilette ging. Dann startete ich meine Attacke. Ihr Freund erzählte mir von seinem Philosophie-Studium und davon, dass ihm bei seiner Freundin der Tiefgang fehlen würde. Bei mir wäre das anders. Er brabbelte weiter, textete mich mit Schmeicheleien über meine Augen und meine angebliche Energie zu. Seine Freundin sah uns, aber hielt Abstand. Ich hatte mein Ziel erreicht.

Ich ließ die beiden wieder sitzen und genoss meinen Triumph. Doch auf der Heimfahrt fühlte ich mich schäbig. Natürlich war ich nicht fremdgegangen, es war ja nichts passiert. Aber ich hatte einen Keil zwischen zwei Verliebte getrieben. So weit war es mit meiner Sucht nach Bestätigung also gekommen. Hatte ich denn gar keine Fortschritte gemacht? Immer noch reichten Blicke, kleine Gesten oder ein paar dumme Sätze, um mich komplett zu verunsichern.

In einer Beziehung zu stecken, die einem keine Sicherheit, keine echte Liebe gibt und in der alles rein körperlich ist, führt irgendwann in den seelischen Super-GAU, den größten anzunehmenden Psycho-Unfall.

Ich hatte einen extrem vorzeigbaren Freund, aber gleichzeitig auch das Gefühl, nichts mehr in meiner Hand zu haben. Ich war reizbar, schlief schlecht, war manisch auf meine Fitness fixiert. Die Waage war der einzige Ort, bei dem ich mich selbst einschätzen und nach objektiven Größen und Einheiten bewerten konnte. Dort bekam ich ein Ergebnis, das ich steuern konnte. Und damit etwas mehr Kontrolle und Sicherheit.

Doch mein Immunsystem wurde schwach. Ich begann entweder wild drauflos zu futtern oder zu fasten. Balance gab es nicht. Die Ernährung wurde zum Psychodrama. Mein geistiger Kosmos schrumpfte zusammen auf die Begriffe Sport, Küche und Kalorien. Ich stopfte mich voll, um mir die Pfunde dann wieder abzuhungern.

Am größten war die Gier nach Süßem. In meinem mentalen Belohnungssystem belegte Schokolade den vordersten Platz, sie war mein Trostpflaster. Gleichzeitig mein Todfeind, weil sie mich dicker machte.

Bis heute ist Schokolade die Hassliebe meines Lebens.

Ich aß nie, um meinen Körper mit dem zu versorgen, was er braucht, um all seine wertvollen Prozesse zu meinem Wohlergehen ausführen zu können. Ich aß nur, um Löcher in meiner Seele zu stopfen.

Eine gesunde Ernährungsbalance zu finden kann eine große Herausforderung sein, gerade auch für Leute, deren Gesundheit eigentlich ihr bedeutungsvollstes Kapital ist. Ich kenne viele Sportbegeisterte, die eine Essstörung haben. Man sieht es ihnen nicht so schnell an, sie kompensieren gut. Spätestens wenn eine Verletzung kommt oder die Zeit des Leistungssports zu Ende geht, dreht sich das Blatt, kommt der wahre Kern zum Vorschein. Dann wackeln die vermeintlich Starken.

Ich jedenfalls war von innerer Stabilität weit entfernt, trotz eines vorzeigbaren Partners und einigem Erfolg. Ich hatte so viel Sicherheit in meinem Herzen wie bei meinen ersten Gehversuchen auf 15-Zentimeter-Pfennigabsätzen.

Aus der Hoffnung, irgendwann mich selbst annehmen zu können und glücklich zu sein, wurde eine andere Angst geboren: die Angst, auf dem einzigen Gebiet geschlagen zu werden, auf dem ich Anerkennung bekam. Ich wurde neidisch auf Frauen, die mich optisch ausstachen.

Dabei war es ja nur eine Frage der Zeit. Vor allem weibliche Schönheit ist seit der Urgeschichte an eine Eigenschaft gebunden, die *per definitionem* vorübergehend ist: Jugend. Laut gesellschaftlichem Konsens können Männer den Verlust ihrer jugendlichen Attraktivität mit Geld, Einfluss und Stärke kompensieren. Für Frauen ist das schwieriger, spätestens nach den Wechseljahren. Models und Schauspielerinnen sind spätestens jenseits der Vierzig kaum noch «marktfähig».

Mein Kartenhaus, das ich mir auf der Basis meines Aussehens aufgebaut hatte, brach bereits zusammen, als ich gerade mal dreißig war. Die Liebesbeziehung meines Lebens entwickelte sich zur Psychohölle. Was eben passiert, wenn zwei Menschen zusammen sind, die einander zur Selbstbestätigung brauchen und sich ihren inneren Abgründen nie wirklich gestellt haben. Die sich aussaugen, anstatt sich mit Freude zu füllen.

Schmerzhaftere Zeiten habe ich nie zuvor und auch nicht danach erlebt. Mir kam es vor, als wäre mein Herz völlig außer Rand und Band und würde irgendwann einfach zu schlagen aufhören. Als es zu Ende ging und wir uns für immer trennten, war ich sicher, nie wieder lieben und vertrauen zu können.

Und obwohl mich diese Beziehung bis ans Ende meiner seelischen Kräfte gebracht und mein Ex-Freund mich auf verschiedene Weise tief verletzt hatte, konnte ich ihn lange nicht loslassen. Ich habe drei Jahre gebraucht, um wieder Boden unter den Füßen zu finden.

Was mir half, den Schmerz allmählich abzutöten, war vor allem jede Menge Sport. Außerdem stürzte ich mich in die Arbeit, lenkte mich mit Freunden ab, betete mehr als je zuvor. Das Übliche halt.

Mein Appell an Frauen, die in ähnlichen destruktiven, halbgaren Beziehungen stecken wie ich damals, besteht aus zwei Worten:

Mach Schluss!

Du wirst so lange keinen Frieden und erst recht keine Fröhlichkeit finden, solange du glaubst, dir Zuneigung verdienen zu müssen. Liebe als Tauschgeschäft ist keine, und Zärtlichkeit als Belohnung für Sex-Appeal wird nie deine Seele streicheln können.

Suche dir einen Partner, bei dem du dich nicht verstellen

musst, den du respektieren und achten kannst, zu dem du aufschauen kannst und der dich auch dann schön findet, wenn du kein Make-up trägst oder in Schlabberklamotten rumläufst.

Ich habe ihn inzwischen gefunden.

Aber vorher verabschiedete ich mich von der Romantik und schlüpfte wieder in die Garderobe, die mir schon als Kind Unannehmlichkeiten vom Leib gehalten hat: den Panzer der (vermeintlichen) Stärke. Und diesmal stand er mir richtig gut.

5

Mein Fitness-Kult

Tschüss, lieber Glamour! Hallo, lieber Schweiß!

Nach den Pleiten in der Glitzerwelt und dem Liebes-Aus brauchte ich Erfolgserlebnisse, Glücksmomente.

Also rannte ich. Nicht weg, sondern als Sport.

Beim Marathon in Berlin erzielte ich meine persönliche Bestzeit. Nicht, weil ich besonders gut trainiert hatte. Meine Schmerztoleranz war schlichtweg extrem hoch. Ich freute mich geradezu, wenn meine Beine brannten und das Herz mal nicht so sehr. Das lenkte mich ab von den Gedanken an meinen Ex-Freund. Den Mist des Lebens als Dünger für Leistung nutzen: das funktionierte beim Sport ganz gut. Ich wusste schon damals, dass ich nie wieder so schnell und so ausdauernd laufen würde wie in dieser Zeit.

So paradox das klingt: Die Trennung hat mir einige der herrlichsten Erlebnisse meines Lebens beschert. Allen voran den

100-Kilometer-Nachtlauf in Ulm. Oder den 24-Stunden-Lauf in Hamburg, bei dem ich 174 Kilometer laufend bewältigte.

In meinem Job konnte ich es mir ohnehin nicht leisten, Schwäche und schlechte Laune zu zeigen. Ich hatte mich von einer Medienkarriere verabschiedet, wollte stattdessen etwas Solides machen. Also durchlief ich bei einem großen Sportbekleidungs-Unternehmen ein «Führungskräfte»-Training. Der Alltag war freilich nicht so imposant. Ich musste verschiedene Firmenläden betreuen, meine Mitarbeiter dazu motivieren, möglichst viele Laufschuhe zu verkaufen.

Manchmal meldeten sich Gespenster aus meinem früheren Leben, zumindest indirekt. Till Schweiger kam mit seiner Tochter vorbei, Sky du Mont mit seiner damaligen Flamme Mirja, einmal sogar ein Scheich, der unseren neuen Lifestyle-Schuh für Frauen im 20er-Pack kaufen wollte. Die Schuhe waren damals unser Renner, weil sie zu einem prallen Po verhelfen sollten. Ich schätze, der Scheich wollte seine liebsten Frauen in der ganzen Familie damit bestücken. Für mich war es eine Erleichterung, dass nicht mehr ich selbst, sondern meine Produkte im Fokus standen.

Damals fing ich an, meine Erfahrungen an andere weiterzugeben. Ich kümmerte mich um Teenager, die Liebeskummer hatten, an Selbstwertproblemen litten oder drogenabhängig waren. Leicht fiel mir das nicht, denn jedes Gespräch konfrontierte mich mit meinen eigenen Traumata. In gewisser Hinsicht therapierte ich mich so gleich mit. Einmal wandte sich eine Zwölfjährige an mich, die schwanger war und darüber nachdachte, sich das Leben zu nehmen. Ich konnte sie davon abhalten. Gott sei Dank.

Ich war erstaunt, wie schnell mir Teenager vertrauten. Sie

spürten wahrscheinlich, dass auch ich meine Wunden hatte. Allheilmittel hatte ich keine, nicht einmal das sichere Vertrauen, dass die Probleme mit einem Gebet und den richtigen Glaubensschritten verschwinden würden.

Bei mir war der Heilungsprozess, der mit dem Horrorfilm-Fiasko begonnen und der Trennung von meinem Ex seinen Höhepunkt gefunden hatte, immer noch in vollem Gange.

Oft fühlte ich mich wie betäubt, unempfänglich für Frühlingsgefühle, Sommerfreuden und süße Herbstmelancholie. Meine Seele glich einem festgefrorenen Winterboden. Ich versuchte zu warten und weiterzumachen, irgendwie. Ein seltsamer Lebenslauf, wenn man nicht mehr weiß, wohin die Reise eigentlich geht, und nicht mehr recht an ein Ziel glauben mag.

Es sollte noch einige Jahre dauern, bis ich wieder echte Freude empfinden konnte – und bis ein Wunder geschah.

Eiserne Lady

Wenn ich als Kind etwas nicht verstanden habe, zitierte meine Mutter den dänischen Philosophen Sören Kierkegaard: «Verstehen kann man das Leben rückwärts, leben muss man es aber vorwärts.»

Ich marschierte also weiter, zeitweise mit zusammengebissenen Zähnen. Ich arbeitete von früh bis spät, und dann ging es ins Fitness-Studio oder auf die Laufstrecke. Anfangs wurde ich von meiner Firma von Standort zu Standort durch die halbe Bundesrepublik geschickt, nach Potsdam, Braunschweig, Hamburg, schließlich in die Stadt, die von einer Weltmetropole fast so weit weg war wie mein Heimatdorf: nach Recklinghausen.

Was mir den Umzug ins Ruhrgebiet versüßte, war eine Beförderung.

Die Arbeit machte mir Spaß, weil ich mich in den Themen austoben durfte, die mich wirklich interessierten: Ich konnte die neusten Produkte testen, Videos moderieren, Blogs schreiben und Leuten helfen, fitter, stärker und schneller zu werden. Das Fernstudium zur Ernährungsberaterin zahlte sich aus. Ich war im Triathlon- und im Lauf-Team der Firma und bekam immer die neuste Ausrüstung, konnte bei vielen Wettkämpfen kostenfrei an den Start gehen, bekam die Übernachtungen bezahlt und erlebte viele spannende Abenteuer.

Ich hatte eine ganze Reihe von Marathons gelaufen, einen 100-Kilometer-Nachtlauf und eine ganze Reihe von Triathlons absolviert. Was mir fehlte, war eine besondere Herausforderung: ein «Ironman»! 3,6 Kilometer zu schwimmen, dann 180 Kilometer Rad zu fahren und danach noch einen Marathon zu rennen, ist doch eine ganz schöne Challenge. Ich bereitete mich mit meinen Kumpels vor. Es war eine super Zeit. Die Samstage bestanden aus Koppel-Training. Ich war immer in Bewegung. Schwimmen, dann eine Radtour und hinterher noch ein kleiner Lauf, lange Radeinheiten mit einem Treppentraining – es war immer mit Spaß und ein bisschen Qual verbunden, aber ich fühlte mich großartig, schlief gut und konnte essen, was ich wollte.

Alle, die mich damals kannten und meinen Schwimmstil sahen, lachten über meinen Plan, an einer Triathlon-Langdistanz («Ironman») teilnehmen zu wollen. Tatsächlich kann ich nicht kraulen, und wenn ich es versuche, saufe ich fast ab, schlucke literweise Wasser und kann nicht mal geradeaus schwimmen, sondern bewege mich in einer Art Zickzack durchs Wasser. Aber das hat mich nicht davon abgehalten, im Gegenteil.

Der Wettbewerb fand in Roth statt. Eine hügelige und schöne Gegend in Süddeutschland.

Vor der großen Distanz wollte ich mich testen mit einer halben. Ich weiß noch, wie ich mit meinen Freunden die Radstrecke abfuhr – ich kriegte einen Heulkrampf und Panikattacken. In Hamburg hatte ich nie solche Berge gesehen, geschweige denn gefahren. Hier im Kraichgau ging es nur hoch und runter, und die Steigungen machten mir Angst.

Mein Hamster war auch mit am Start – na ja, nicht auf der Strecke, aber mit auf der Reise. So ein kleiner süßer Kerl. Er kam immer mit, wenn ich mal für mehr als zwei Tage unterwegs war. Der kleine Zwerghamster hat länger gelebt als die meisten seiner Art. Er wurde über vier Jahre alt, und ich vermisse ihn heute noch. Er war so weich und knuffig.

Aber zurück zum Sport. Ich schaffte den halben Ironman und hatte am Ende richtig Spaß dabei. Aber meine langen Haare waren durch die Feuchtigkeit, die Reibung und die Kappe total verfilzt.

Vio, meine liebe Freundin und beste Unterstützung bei sportlichen Herausforderungen, weinte mit mir, während wir die ganze Nacht versuchten, die Haare irgendwie zu retten, zu entknoten, aber es gelang nicht. Ich schlief zwei Stunden und musste am nächsten Morgen zu einem Shooting für ein Laufmagazin. Ich hatte einen riesigen Knoten auf dem Kopf, aber wir schafften es, die Frisur so herzurichten, dass es auf den Bildern gar nicht zu sehen war.

Ich war verzweifelt und wusste: Wenn hier irgendein Mensch noch helfen kann, dann nur Mama!

Also fuhr ich nach Hause, stand mit Tränen in den Augen vor der Tür und sagte: «Mama, ich brauch dich.»

Meine Mutter hat es geschafft. Was unmöglich schien, entknotete sie mit einer Engelsgeduld, allerdings brauchte sie dafür viele Stunden. Ich saß im Wohnzimmer, während sie mit meinem riesigen verfilzten Knoten kämpfte. Sie hat in meinem Leben etliche Male Arbeiten übernommen, die kein Mensch gerne macht. Ich habe ihr viel zu selten dafür gedankt, war vielmehr ungeduldig und habe fast alles immer als selbstverständlich hingenommen. Aber je älter ich werde, desto mehr Situationen fallen mir ein, wo sie für mich da war und mir den Kopf gewaschen hat, Knoten in meinem Leben gelöst und bei allen möglichen anderen verworrenen Situationen den Hals gerettet hat. Danke, Mama! Du bist die Beste!

Zurück zum Sport. Der große Tag nahte. Nach dem halben jetzt der ganze «Ironman» – schon das Wort hört sich doch gut an. In der Nacht zuvor drückte ich kein Auge zu, war viel zu nervös. Mein Herz klopfte schneller als sonst, und ich schaute immer wieder auf die Uhr, bis es so weit war.

In aller Frühe sein Rad vorzubereiten, sich die Wechselzone anzuschauen und alles bereitzulegen, hat etwas sehr Aufregendes. Mein Herz pochte jetzt wie wild. Es war kalt so früh am Morgen, und über dem Fluss stieg Dampf auf. Das Gefühl kurz vor dem Startschuss, die aufgehende Sonne, die Menschenmassen um einen herum, die auch alle vollgepumpt sind mit Adrenalin – das sind Momente, die man nie mehr vergisst.

Ich wollte diesen Wettkampf genießen, denn ich wusste, dass ich so etwas im Leben nicht noch einmal machen würde. Die

Zeit war mir egal. Beim Schwimmen ging ich nicht unter – wobei ich nach Erzählungen eines Freundes, der am Fluss stand, mich anfeuerte und zu korrigieren versuchte, mit Sicherheit 300 Meter mehr geschwommen bin, weil ich auch hier wieder im Zickzack durch das Wasser irrte. Aber ich kam an!

Es ging aufs Rad, und die schöne Strecke mit all ihren Hügeln und wunderschönen Landschaften machte Freude. Ich genoss es wirklich, auch wenn ich mich über die Halsschmerzen wunderte. Ich bekam nicht so richtig Luft. Als die 180 Kilometer auf dem Rad sich dem Ende zuneigten und ich keinen Platten oder sonst irgendwelche Probleme gehabt hatte – außer dem Problem mit dem Hals –, freute ich mich tierisch auf meine Lieblingsdisziplin: das Laufen. Hier fühle ich mich wie ein Fisch im Wasser und weiß, was ich kann.

Meine Beine waren frisch, das Herz fröhlich – aber ich konnte nicht atmen. Nach zwölf Kilometern musste ich langsamer gehen, weil ich Angst bekam, bald zu ersticken. Bei einem Check-Point nahm ich mir einen Mullverband mit, um meinen Hals zu verbinden, weil ich dachte, ich hätte irgendwie eine Halsentzündung und könnte den Hals so warmhalten und beruhigen. Natürlich totaler Quatsch, aber ich war mitten in einem Rennen und völlig durch den Wind. Ich rannte nicht mehr, ich ging. Da wurde ich von einem Freund überholt, er fragte: «Was ist los?» Ich keuchte nur: «Kriege keine Luft!»

Er rannte weiter. Ich versuchte, wieder zu laufen, aber die Panik wurde immer größer. Zwei weitere Freunde holten mich ein und liefen mit mir. Ich rannte wieder, aber ich wusste wirklich nicht, ob ich es schaffen würde oder ob meine Lungen versagen würden. Es war, als würde die Luft nicht in den Körper kommen, ich bekam nicht genug Sauerstoff und hatte furchtbare Angst zu ersticken. Ich atmete, ohne wirklich etwas einzuatmen. Doch es half enorm, nicht alleine zu sein.

Wir rannten gemeinsam ins Ziel mit ausgestreckten Armen. Danach fiel ich fast um, musste ins Zelt. Dort bekam ich endlich eine Erklärung: Ich litt unter Belastungsasthma. Die Ärztin hielt mir eine Standpauke. Und ich nickte nur.

Da fiel es mir wie Schuppen von den Augen: Der Heuschnupfen, den ich immer in dieser Jahreszeit habe, hatte zusammen mit der extremen Belastung und dem Staub auf der Laufstrecke dazu geführt, dass ich keine Luft mehr bekam. Ich hatte vor dem Rennen keine Tabletten genommen, weil sie mich müde machten. Und dann auf der Strecke aufgrund der Belastung einen krassen Asthmaschub bekommen. Seitdem habe ich deutlich mehr Mitgefühl für Asthmatiker.

Weglaufen, ohne anzukommen

Es gibt ein Jahr in meinem Leben, das ich in gewisser Weise wie eine Getriebene verbracht habe. Das Komische daran ist: Ich habe es während der zwölf Monate gar nicht so wahrgenommen. Was ich tat, schien mir damals das Normalste von der Welt zu sein.

Ich lebte so sehr im Vorwärtsgang und gab Vollgas. Vielleicht hatte ich Angst, anzuhalten, innezuhalten, Luft zu holen. Als könne mich, sobald ich stehen bliebe, etwas einholen, das zu sehr schmerzt, das alte Wunden wieder aufzureißen in der Lage wäre.

Ich rannte ein Jahr lang um mein Leben. Aber ich sah es nicht. Ich spürte nicht mal wirklich den Feind an meinen Fersen. Ich sehe es erst jetzt ganz klar – sechs Jahre später – und wundere mich etwas darüber, was wir Menschen zu leisten imstande sind und wie sehr wir über unsere Grenzen hinausgehen, wenn wir nicht mehr wissen, wo wir hingehören.

«Schau dir das bitte mal an!», sagt meine Lauffreundin Vio, als wir zum ersten Mal nach fast vier Jahren wieder zusammen an einem Lauf teilgenommen haben und abends gemütlich auf dem Bett sitzen. Vor uns liegen Bilder vergangener Tage. Mit Vio bin ich meinen ersten Marathon gelaufen, und sie hat viele meiner verrücktesten Rennen mitverfolgt. Nun tippt sie auf ihrem Laptop auf eine Zusammenfassung der sportlichen Ereignisse eines einzigen Jahres. «Wahrscheinlich bist du bei noch mehr Wettkämpfen gewesen; das hier sind nur die, wo ich dich begleitet habe.»

Ich sehe die Anzahl von Sport-Events und frage mich, was in aller Welt damals mit mir los war. Irgendwo muss bei mir der Verstand auf der Strecke geblieben sein. Oder das Gefühl fürs Maß. Andererseits bin ich dankbar für dieses Jahr, weil ich so viel gelernt und überwunden habe. So sah es konkret aus:

11.03.2012: 33,333 km Sylt-Lauf
15.04.2012: Marathon Wien
29.04.2012: Marathon Hamburg
10.06.2012: Triathlon Mitteldistanz im Kraichgau
(1,9 km Schwimmen / 90 km Radfahren / Halbmarathon laufen)
22.06.2012: Ultramarathon 100 km Nachtlauf in Ulm
04.08.2012: Triathlon Olympische Distanz in Frankfurt
(1,5 km / 40 km / 10 km)
11.08.2012: 24-Stunden-Lauf: 173,707 km in Schenefeld
30.09.2012: Marathon in Berlin

Normalerweise rate ich Läufern, nicht mehr als zwei Marathons pro Jahr zu laufen. Bei mir waren es mehr als elf in diesem Jahr.

Ich bin allein bei Wettkämpfen in einem Jahr fast 500 Kilometer gerannt – von all den Trainingseinheiten ganz zu schweigen. Das ist eines ganz sicher *nicht:* normal und gesund.

Wenn wir erst mal im Fluchtmodus sind, scheinen wir viele Dinge auszublenden und nicht mehr wahrzunehmen. Ich bin meinen Freunden wie Vio sehr dankbar, dass sie sich getraut haben, mir den Spiegel vorzuhalten. Mittendrin im Getümmel habe ich es nicht sehen wollen oder können. Aber mit dem Abstand sehe ich klarer.

Ich war auf der Flucht.

Vor dem Schmerz.

Vor mir selbst.

Vor meinen Mitmenschen.

Und in gewisser Weise auch vor Gott.

Ein paar Tage später fasste ich mir ein Herz und bat Vio, mir diese Liste zu schicken. Ich wollte sie mir ausdrucken, sie soll mir Erinnerung und Lehre sein. Sport ist super und gesund, aber wenn wir es übertreiben, kann es uns viel kosten. Die gesundheitlichen Schäden können in manchen Fällen irreparabel sein. Übertriebener Leistungsdruck und Sportsucht haben schon viele ins Krankenhaus gebracht …

Wenn Fitness ungesund wird

Wenn es um Körperkult und Sportsucht geht, sollte ich also nicht den ersten Stein werfen – denn ich bin ja selbst einer der

Menschen, die sich oft mehr um ihre Schale kümmern als um den seelischen Kern. In manchen Zeiten meines Lebens joggte ich nicht etwa entspannt nach Feierabend, sondern rannte um mein Leben. Da ich in vielen männerorientierten Bereichen aktiv war, etwa im Triathlon, musste ich mich doppelt anstrengen, um Respekt zu bekommen. Es zahlte sich aus. Ich wurde anders behandelt, auch abseits der Sportszene.

Der Drang, meine Leistungsfähigkeit zu steigern und meine physischen Grenzen auszuloten, nahm ungesunde Ausmaße an. Aber wie gesagt, ich merkte das nicht. Ich ging über meine Grenzen hinaus und bezahlte auch erst mit Verzögerung für den Raubbau an meinem Körper.

Sportsüchtige und Drogensüchtige teilen die Blindheit für ihre Abhängigkeit und das dahinterliegende Problem. Und wir müssen scheinbar erst richtig auf die Nase fallen, um der Wahrheit ins Gesicht sehen zu können. Selbst dann gelingt es nicht immer. Wenn es dann schließlich zum Fall kommt, schaut man eher in eine Pfütze als in einen klaren Bergsee oder einen Spiegel und sieht nur verschwommen, was übrig geblieben ist von dem, was mal gesunder Ehrgeiz war.

In meinem Fall kam die Erkenntnis erst bei einem achttägigen Alpenlauf, vor dem ich mich nur halbherzig vorbereitet und meine Höhenangst erfolgreich bis zum Start ignoriert hatte. Der Etappenlauf mit 293 Kilometern und fast 14.000 Höhenmetern führte über die Berge Deutschlands, der Schweiz und Italiens.

Das Wetter war nicht auf meiner Seite, Schnee und Matsch machten es nicht einfacher. Nur zwei Tage vorm Finish verletzte ich mich am Sprunggelenk und konnte das Rennen nicht abschließen. Stattdessen stand ich vor traumhaft schöner Kulisse und applaudierte den anderen Läufern bei ihrem Weg ins Ziel. Es war ein wesentlicher Meilenstein für mich, auch wenn ich es in der Situation nicht so erkannt habe. Damals schrieb ich unmittelbar nach dem Rennen das auf, was mich bewegte:

Wann ist es Zeit loszulassen, wenn es nicht mehr geht? Ich habe mir diese Frage ehrlich gesagt nie gestellt, denn ich musste bisher nie aufgeben. Bis heute habe ich immer das Ziel erreicht: Ob Marathon, Ultra, 24-Stunden-Lauf oder Triathlon Langdistanz … es war immer erreichbar. Ich hasse es, aufzugeben – egal ob in Beziehungen, Wettkämpfen oder sonstigen Lebenslagen: Es wird gekämpft bis zum Umfallen.

Aber ist Aufgeben immer ein Zeichen von Schwäche?

Gestern, als ich nicht mehr im vorderen Feld ins Ziel kam, sah ich einiges an «Elend»: Leute, die rückwärts Berge hinunterlaufen, weil es anders nicht mehr geht, Läufer, die humpeln, nur noch auf die Straße starren und schmerzverzerrt keinen Blick mehr für die Schönheit in der Natur um sie herum haben. Ich war am Ende der Etappe nicht besser – ich musste gehen, weil der Schmerz zu groß war, um zu laufen. Ich habe mich geschämt. Aber ich wollte das Ziel erreichen. Ich habe gekämpft. Aber es hat sich nicht so gut angefühlt. Pierre, mein Laufpartner, sagte auf den letzten Kilometern, dass es nicht mehr schön ist, wie ich laufe, dass es eine Quälerei ist. «So laufe ich morgen nicht mit dir, da kannst du alleine starten. Du hast mal gesagt, dass du nie so sein willst wie Leute, die bei härteren Sportevents stundenlang rumhumpeln, um verletzt irgendwie kurz vorm Zeitlimit das Ziel zu erreichen. Du hast gesagt: Das hat nichts mehr mit Sport zu tun. Jetzt schau dich an! Du bist genauso, wenn du jetzt weitermachst, nur um anzukommen!»

Ich muss zugeben, dass ich Pierres Aussage kurz vorm Ziel sehr schmerzhaft und unfair fand. Es hat wehgetan, aber sachlich war es die Wahrheit. Ich will fröhlich, fit und gesund Wettkämpfe bestreiten. Im Ziel habe ich mich nicht wie sonst freuen können. Ich habe geweint, mich auf eine Mauer gesetzt und den Schuh ausgezogen. Mein guter Freund und Physiotherapeut Hems hat mir lieberweise Eis zum Kühlen besorgt. Dann kamen andere Läufer, um mich zu trösten, mich in den Arm zu nehmen, mir Mut zu machen. Schon auf der Strecke gab es alle Arten von Reaktionen. Es war sehr spannend.

Manche Läufer sagten: «Warum bist du nicht weiter vorne dabei? Was ist passiert?» Andere sagten: «Weiter so, nicht aufgeben, du kannst das noch zweimal durchstehen!», oder Dinge wie: «Weitermachen, immer weiter, Hauptsache, du kriegst das Finisher-Shirt!» Ich war durcheinander und wusste nicht mehr, was ich tun soll. Das Einzige, was ich wusste, war, dass mein Fuß viel dicker war als sonst und dass die entzündete Sehne bei jedem Schritt schmerzt. Hems und ich beschlossen, am Morgen zu entscheiden. Und ich hatte eine Nacht lang Zeit, um über das Aufgeben nachzudenken.

Eigentlich gibt es zwei Sorten von Aufgeben: Aufhören, weil man keinen Bock mehr hat oder seine gesetzten Ziele, etwa einen Podestplatz, nicht mehr schaffen kann – oder aufhören, weil es nicht mehr geht und ein Weitermachen Gesundheitsprobleme riskiert. Es geht nicht nur darum aufzugeben. Es geht um verletzten Stolz, um Würde und um Vorbilder. Und es geht um das, was die anderen denken. Will ich finishen und dabei eine chronische Verletzung oder gar mein Leben riskieren? Will ich um jeden Preis ins Ziel kommen, egal wie – auch humpelnd und wandernd?

Ich will gesund sein und laufen. Ich will kämpfen bis zum Letzten – aber nicht mich und andere dabei in Gefahr bringen. Gestern, als ich auf der Mauer saß, weinte und versuchte, etwas Reis zu essen, kam mein Trailrunning-Vorbild Ralf zu mir. Er nahm mich in den Arm und versuchte mir zu erklären, dass Aufgeben nicht immer eine Schande ist. Abends versuchte er mir noch eine Nachricht zu schicken, und morgens kam er beim Frühstück auf mich zu:

«Siehst du die Frau da hinten? Sie lebt in den Bergen und ist die Strecke, die heute dran ist, gewandert – sie hatte tierisch Schiss und

Gänsehaut. Es gibt Abschnitte, da kommt kein Mensch hin – höchstens ein Hubschrauber. Du kannst nicht schmerzfrei laufen und bist nicht trittsicher – so bringst du dich und andere in Gefahr. Manchmal ist Aufgeben keine Schande, sondern sehr stark und mutig.»

Ich habe heute nicht die einfache, aber die richtige Entscheidung getroffen. Ich habe lange nicht mehr so viel geweint. Ich habe überlegt, was meine Eltern sagen würden, wenn ich in den Bergen stürze, weil die Entzündung dazu führt, dass ich auf dem Untergrund keine Kontrolle mehr habe. Ich habe überlegt, wer ich sein will. Nun habe ich immer gesagt, dass es falsch ist, mit Schmerzmitteln an den Start zu gehen und verletzt seine Gesundheit für so einen Lauf zu riskieren. Ich konnte leicht reden: Es ist schwer, wenn man dann in der vorletzten Etappe auch konsequent sein muss.

Ich habe diesen Lauf losgelassen, meinen Stolz überwunden und mich an die Strecke an einen See gestellt, barfuß im kalten Wasser, um den Schmerz zu lindern.

Dann habe ich einige Stunden lang den Läufern applaudiert. Pierre ist auch vorbei gekommen, hat sein Tempo durchgezogen und im Ziel die Faust geballt, ohne mich. Ralf hat, obwohl er unter den Schnellsten war und mit seinem Teampartner vorne noch «mitmischt», kurz angehalten. Er hat mich gedrückt und gesagt: «Du bist die Beste!» Das hat mich beeindruckt. Und mir gezeigt, dass ich heute etwas gelernt habe.

Ich habe mich nicht zurückgezogen, um meine Wunden zu lecken, sondern habe den anderen Teilnehmern Mut gemacht. Ich habe mich echt überwinden müssen, um mit Hems und Johanna dahin zu fahren und den anderen zuzusehen, die noch laufen können. Ich habe den Spaziergängern gesagt, dass sie Platz machen sollen, weil die Läufer seit Tagen durch die Berge rennen und müde sind, so dass das Ausweichen für sie jetzt sehr mühsam sei.

Ich musste ab und zu anfangen zu weinen, weil mich manche Teilnehmer erkannten und sogar anhielten, um zu fragen, was passiert ist, wie es mir geht. Ein paar haben mit mir gelitten, obwohl sie noch ihren eigenen Kampf auszutragen hatten. Auch im Ziel habe ich den ersten Finishern meinen Respekt gezollt. Ralf sagte mir dann: «Ich hab mich so gefreut, dich am See zu sehen; ich hatte Angst, dass du nicht an die Strecke kommst.»

Ja, ich habe heute viel gelernt: übers Aufgeben, über mich, über das Laufen und über den gebrochenen Stolz.

Mein Papa hat mir heute eine E-Mail geschrieben. In den letzten Zeilen heißt es: «Ich bin sehr erleichtert, dass Du diese schwere Entscheidung getroffen hast, weil ich ahne, was in Dir vorgeht. Ich bin überzeugt, dass Du in einer anderen ‹Wertung› viele Punkte gesammelt hast, die Dein Leben reifen lassen.» Ich hoffe, mein Papa hat recht.

Ich werde wachsen, auch wenn ich jetzt noch geknickt bin. Ich habe immer gesagt, dass Laufen Spaß machen und zur Gesundheit dienen soll. Nun muss ich auch dementsprechend handeln, auch wenn es schwer ist. Selbst wenn ich nun zu denen gehöre, die etwas aufgegeben haben – ich habe trotzdem viel gewonnen.

Das Maß zu finden – das ist eben auch beim Sport die große Kunst. Wenn man es nicht übertreibt, trägt Bewegung nicht nur maßgeblich zum eigenen Wohlbefinden bei – sie tut Körper, Geist und Seele gut. Sie sorgt zudem auch für ein entspannteres Miteinander und kann der Karriere auf die Beine helfen.

Fitte Menschen sind erfolgreicher

Sport ist oft ein Motor zur Macht. Arnold Schwarzenegger pumpte sich mit Hanteln zum Hollywood-Star und Gouverneur, Putin demonstrierte schwimmend, reitend und Eishockey spielend seine Kraft und seinen kompetitiven Rivalitätsdrang, Obama zeigte sein Geschick beim Basketball. Sport suggeriert Durchsetzungsfähigkeit. Unser Körper spricht, bevor wir den Mund aufmachen.

In meinem ersten Jahr als Führungskraft lernte ich den Topmanager eines Großkonzerns kennen. Er ging jeden Morgen joggen, egal, wie viele Termine warteten. Meist schlief er nur vier Stunden, trat aber fit und motiviert ins Büro, während die anderen müde ihren Kaffee schlürften, um in die Gänge zu kommen. Er imponierte mir. Mein Schlafpensum von acht Stunden konnte ich trotzdem nicht nach unten korrigieren.

Wer mehr läuft, verdient in der Tendenz auch mehr. Nur einer von 600 Deutschen läuft Marathon – aber angeblich jeder zehnte Chef eines Dax-Konzerns. Sportlichkeit ist selbstredend auch förderlich bei der Jobsuche.

Die bei Lauf-Legasthenikern beliebte Redewendung «Sport ist Mord» wird heute wohl nur noch selten mit Überzeugung ausgesprochen. Churchill, der den Spruch geprägt haben soll, war selbst sportbegeistert und liebte als junger Mensch das Reiten und Fechten. In seiner Autobiografie steht: «Keine Stunde, die man im Sattel verbringt, ist verloren.» Vielleicht wurde er deshalb trotz regelmäßigem Zigaretten- und Alkoholkonsum und maximaler Stresserfahrung über neunzig Jahre alt.

Für ein gesundes Leben empfiehlt die Weltgesundheitsorganisation WHO entweder wöchentlich rund drei Stunden lockere Bewegung, etwa Wandern und Radfahren, oder mindestens eineinhalb Stunden Sport mit höherer Intensität (wie Laufen). Grundsätzlich sollte man zweimal in der Woche ein Fitnesstraining absolvieren, zum Beispiel Liegestützen machen oder Klimmzüge.

Sport tut gut – das ist ein Fakt. Sport kann Schmerzen mindern, Krankheiten vorbeugen, den Alterungsprozess verlangsamen, beim Stressabbau helfen, Depressionen lindern und überhaupt die Lebensqualität und das Selbstbewusstsein erhöhen.

Die gesellschaftliche Schere geht auseinander. Nicht nur zwischen arm und reich, sondern auch zwischen fit und «fett». War früher Unterernährung die Geißel der Menschheit, ist es in unseren Breitengraden fast nur noch Überernährung. Forscher warnen vor einer Fettleibigkeits-Epidemie. Mit dem Übermaß an Pfunden steigt das Risiko für Herz-Kreislauf-Erkrankungen, Fettstoffwechselstörungen oder Diabetes. Wenn die Bewegung fehlt, kommt es häufig zu erhöhtem Blutdruck, und Gefäßverkalkungen sind wahrscheinlicher, genauso wie Schlaganfälle und Herzinfarkte.

Als Laufschuh-Expertin hatte ich meine Faustregel, mit der ich Sportmuffel in Bewegung zu setzen versuchte. Es handelt sich dabei um die bekannte Empfehlung von 10.000 Schritten pro Tag. Solch eine tägliche Laufaktivität kann über eine Joggingeinheit und die Nutzung von Gehwegen und Treppen ins Büro und in die eigene Wohnung erreicht werden. Deshalb: Lieber die Bahnhofsübergänge benutzen als den Lift! Ob man nun zehn Kilometer am Stück rennt oder die 10.000 Schritte auf verschiedenen Wegen macht, ist nicht entscheidend. Von großer Bedeutung ist, in Bewegung zu bleiben und das effektiv mit seinem täglichen Lebensstil zu verbinden.

Ich selbst aber stand in der Gefahr, ins gegenteilige Extrem zu verfallen und meinen Körper auf Verschleiß zu fahren.

In unserer Gesellschaft gibt es beide Extreme. Den Hang zur Faulheit und zum selbst verschuldeten Übergewicht. Dazu kommen die überzogenen Ansprüche an die eigene Fitness.

Wenn unsere Körper schon unsere Visitenkarten sind, sollen die schließlich auch blendend aussehen.

Ich kenne einige magersüchtige Frauen, aber auch viele muskelsüchtige Männer. Die Mantras, die sie sich vorsagen, fangen an mit: «Wenn ich erst Size Zero trage …», oder: «Wenn ich dann einen Waschbrettbauch habe …», und münden in die Hoffnung, dass ein strandkompatibler Körper auch im Alltag eine Allzweckwaffe ist.

Die Zahl der Deutschen, die mit ihrem Körper unzufrieden sind, hat sich in den letzten Jahrzehnten drastisch erhöht, bei Frauen genauso wie bei Männern. Die Idealbilder, an denen wir uns selbst messen, werden immer unrealistischer. Die Action-Figuren, mit denen Kinder heute spielen, haben einen doppelt so großen Bizeps wie noch in meiner Kindheit. Ein Sportexperte aus den USA hat mir berichtet, dass dort jährlich doppelt so viel Geld für Diäten ausgegeben wird wie für Bildung.

Und auch ich investierte zu viel in meine Fitness: zu viel Kraft, zu viel Hoffnung.

Ich war topfit, aber überwiegend todtraurig – und weit mehr als zehntausend Schritte entfernt von meiner Sehnsucht nach einer Balance.

Wenn ich keinen Sport machen konnte, fühlte ich mich extrem unwohl. Mein ganzer Körper schrie nach Bewegung. Außerdem musste ich plötzlich aufpassen, was und wie viel ich esse – was auch wieder neue Probleme mit sich brachte.

Irgendwie fehlte mir die Mitte, die Abstimmung.

Fit und fröhlich – ist das überhaupt möglich? Oder fällt man immer auf irgendeiner Seite vom Pferd?

Ich glaube schon, dass es möglich ist. Mein Bruder Dani ist ein Beispiel dafür. Er liebt Sport und ist topfit. Er fährt immer mit dem Fahrrad zur Arbeit, bei jedem Wind und jedem Wetter. Nur einmal im Jahr nimmt er das Auto. Er wohnt übrigens nicht im Flachland, sondern im Hochsauerland – da kommt man ganz schön ins Schwitzen beim Berge-Hochtrampeln. Er liebt Fußball, Volleyball und Triathlon und hat seine Frau und ihre gemeinsamen drei Jungs auch mit einer großen Portion Bewegungsfreude angesteckt. Aber er braucht den Sport nicht, um glücklich zu sein. Dani ist im Gegensatz zu mir nicht gestresst, wenn er mal keinen Sport machen kann. Seine Laune und sein Selbstwert werden davon nicht tangiert.

Und das ist der Unterschied. Er ist fit und fröhlich – aber er ist nicht nur fröhlich, weil er gerade fit ist. Er ist auch nicht nur fit, weil er gerade sehr fröhlich ist. Für ihn sind das je eigenständige Qualitäten; sie funktionieren nebeneinander, ohne sich jetzt zwingend zu bedingen. Es ist, so meint Dani, eine Lebensentscheidung, die man üben kann. Zufriedenheit *und* Disziplin …

Ich übe weiter.

6

Am Ziel

In meinen «Zwanzigerjahren» war ich nahezu manisch auf die ominöse Zahl 30 fixiert. In meinem Film «Watchface» hatte ich vier Freundinnen den Entschluss fassen lassen, spätestens mit dreißig glücklich zu sein. Das war nämlich mein eigenes Ziel. Mit dreißig hatte man es entweder geschafft – oder man war ein ewiger Verlierer geblieben.

Dann war ich Anfang dreißig. Und hatte das nagende Gefühl, ich wäre fertig, ohne angekommen zu sein. Denn ich hatte alle Varianten, die mir die ersehnte Freude bescheren sollten, bis zum Exzess durchprobiert, hatte mir selbst souffliert: Ab Morgen bist du schön. Ab morgen bist du stark, schnell, schlau und auf die eine oder andere Weise spitze.

Das Erschreckende daran: Ich hatte alle meine Ziele irgendwie erfüllt. Und fühlte mich dennoch zurückgeworfen auf Anfang. Die dreißigjährige Sportskanone und Stilkennerin war tief in sich drin immer noch das 13-jährige Mädchen mit der dicken Zahnspange und den Zottelhaaren. Meine Ansprüche an mich selbst gaben mir keinen Rückenwind, sondern hingen bleischwer an mir.

Ich war sicher: Wenn man dreißig ist, dann ist man alt.

Einige meiner Model-Freundinnen hatten sich reiche Ehemänner geangelt. Ich war noch Single, kinderlos und mit einem Job unterwegs, der mir gewiss Spaß machte, den ich aber kaum bis ins Rentenalter ausfüllen würde. Aber ändern wollte ich auch nichts daran.

Ich belegte Achtsamkeitskurse, probierte neue Trainingskonzepte aus, verschlang Bücher über gute Ernährung. Während die meisten meiner Freundinnen längst verheiratet waren, befand ich mich immer noch im «Anti-Männer»-Modus, was Beziehungen betraf. Ich konnte mir wirklich nicht vorstellen, dass da irgendwie noch ein Wunder passieren könnte. Mein Herz war in dieser Hinsicht wie ein gepanzerter Wagen. Es bewegte sich noch, ja, war aber völlig verriegelt und schwer zugänglich.

Wie ich mit über dreißig Jahren doch noch den Mann fürs Leben kennen lernte und innerhalb von einem halben Jahr meinen Job kündigte, einen Fernsehjournalisten namens Markus Spieker heiratete und zu ihm nach Indien zog, ist eine unglaubliche Geschichte. Ich habe sie in einem anderen Buch erzählt und mache es daher hier nur ganz kurz. Die Entscheidung, mich in das größte Abenteuer meiner Existenz zu stürzen, hat mein Leben umgekrempelt. Ich habe Glaubensstärke, die Bedeutung von Liebe und was es wirklich heißt, Gott zu vertrauen, erst dort gelernt. Dafür musste ich an einen Ort kommen, den ich mir «freiwillig» niemals ausgesucht hätte.

Und da ich nicht gestorben bin, lebe ich glücklich weiter. Klingt gut, oder? Stimmt aber nicht.

Jetzt kommt eine unangenehme Wahrheit für alle, die nur auf DEN Richtigen und auf DIE Chance warten und die davon ausgehen, dass Glück nur von den richtigen Umständen abhängt.

Bei mir war das am Anfang jedenfalls nicht so. Die ersten Ehemonate gingen vorbei. Und ich inspizierte mich mit derselben kritischen Miene wie schon zuvor.

Obwohl ich mit Markus einen richtig tollen Mann an meiner Seite hatte, fühlte ich mich zwar etwas fröhlicher, aber keinesfalls rundum zufrieden.

Wenngleich Markus glaubhaft und wortreich versicherte, dass ich für ihn die schönste Frau der Welt sei, konnte ich es doch nicht glauben. Ich blieb fixiert auf die kleinen Falten und Fettpölsterchen. Ich hatte keinen «Sixpack» mehr, und ab und zu waren die Hosen jetzt zu eng. Das lag auch an der öligen indischen Küche, aber womöglich nicht nur …

Ich baute ab.

Als ich erschrocken feststellte, dass ich auch jetzt immer noch nicht zufrieden und glücklich war und mich immer noch nicht wirklich selbst akzeptierte, wurde ich wütend. Aber diese Wut war anders als jene, die ich sonst nur zu gut kannte. Ich war entsetzt und betroffen darüber, dass ich so viele Jahre verschwendet hatte und ohne jeglichen Grund immer noch diesen alten Satz zu glauben schien: «Du bist nicht gut genug, Tabitha. Du wirst es nie sein.» War das mein Schicksal? War das meine psychische Grundausstattung? Würde ich noch mit neunzig Jahren vor dem Spiegel stehen und Falten zählen?

Ich begriff: Über dreißig Jahre hatte ich damit verbracht, auf etwas zu warten, das nie so kommen wird, wie ich mir das vorstellte! Auf die gefühlte Totalgewissheit, dass ich wertvoll bin.

Sicher bin. Angenommen bin. Angekommen bin. Denn: Was hilft es mir, dass Gott mir in der Bibel versichert, dass ich sein geliebtes Kind bin? Dass mein Mann mir Liebesschwüre ins Ohr säuselt? Dass ich von meinen Freunden und Kollegen positives Feedback bekomme? Wenn die Saat der wertschätzenden Worte auf felsigen Boden fällt und einfach keine Wurzeln schlagen darf, tja, dann … hilft eben alles nix.

Ich beschloss, das Problem bei den Hörnern zu packen. Ich wollte endlich fit *und* fröhlich sein.

Mein Aufenthalt in Indien gab mir die Zeit und den Raum, um meine inneren Blockaden zu analysieren. Ich verschlang Unmengen an Fachliteratur, schaute alle möglichen Dokumentationen und TV-Shows zu den Themen, machte eine Weiterbildung nach der andern – ob zum «Mentalen Schlankheitscoach» oder zur «Expertin in Ayurvedischer Ernährung und Schönheitstherapie». Ich nahm alles auseinander: meine Glaubenssätze, meine inneren Muster, meine Ernährung, mein Sportprogramm, meinen Glauben, mein Bild von Gott und den Menschen und von mir. Mein ganzes Leben eben. Ich wollte mich, wie es so schön auf Psychodeutsch heißt, ganzheitlich verstehen.

Meine Metanoia

In meiner Kindheit habe ich öfter die christliche Vokabel «Buße» gehört. Das klang nach Verbüßung einer Strafe und löste in mir unangenehme Gefühle aus. Dann erfuhr ich, dass die Bedeutung des Wortes – auf Griechisch: Metanoia – eigentlich bedeutet: Umdenken. Oder: Neuorientieren.

Ich erlebte meine eigene Metanoia. Ich fing an, umzudenken. In diesen Prozess der Selbstreflexion und Neuausrichtung hinein platzte eine Anfrage. Ich wurde von einer Freundin gefragt, ob ich einen Artikel für einen christlichen Blog schreiben könne. Über das Thema «Schönheit». Der Artikel, der dabei entstand, fasst meine damaligen Gedanken gut zusammen. Der Titel lautete: «Der Kampf mit dem Spiegelbild».

Ein Mann steht vor einem Spiegel. Er sieht sich an, dreht sich nach links, dreht sich nach rechts. Er nickt zufrieden und stemmt die Arme stolz vor die Brust. «Du siehst gut aus!», sagt er und trommelt auf seinen (wie er findet) durchtrainierten Bauch. Dann dreht er sich um, zieht ein fleckiges Unterhemd über seine riesige Plauze und streicht sich über die Glatze. Dieser Mann ist zu dick, hat sich lange nicht rasiert, müsste gesünder essen und mal ins Fitnessstudio. Aber er findet sich super.

Wenn ich vor dem Spiegel stehe, sehe ich eine Frau, die zu viele Fehler hat. Eine Frau, die nicht mehr aussieht wie zwanzig, es aber gerne würde. Eine Frau, die zu gerne isst und deswegen auch zu oft ins Fitnessstudio rennt. Eine Frau, die nie zufrieden oder gar stolz auf ihren Körper ist. Ich mag meinen Körper nicht. Er müsste an einigen Stellen einfach anders aussehen. Ich wünschte, ich wäre mehr so wie mein Facebook-Image. Die optimierte Version von mir selbst. Dann wäre das Leben so viel besser, so viel einfacher. Ich könnte alles schaffen.

Wenn ich so denke, was sage ich dann über mich selbst? Dass nur Schönheit glücklich macht? Dass Perfektion die Lösung für all meine Probleme ist? Dass ich nur in dem Maße etwas wert bin, wie ich auf andere wirke?

Natürlich ist mein Wert nicht von meinem Aussehen abhängig.

Und doch ist fast alles, vor allem meine Laune, durch die Tagesform meiner Haare, meiner Haut und der Hosenweite bestimmt. Eigentlich bin ich genau wie die Frauen, die ich bemitleide. Ich renne jetzt schon meiner Jugend hinterher. Um Alterungsprozessen entgegenzuwirken, dusche ich eiskalt, schmiere mir Quark und Heilerde ins Gesicht und Leinöl aufs Proteinbrot. Aber ich schaffe es nicht, auf Süßigkeiten zu verzichten, und hasse mich dann regelmäßig selbst. Mein Körper ist mein Tempel. Nein, das wäre ja gut. Es ist vielmehr so: Mein Körper ist meist entweder sehr viel mehr oder extrem viel weniger.

Erinnerst du dich an die Hauptdarstellerin in «Dirty Dancing»? Sie hatte eine «Charakternase». Ich weiß nicht, ob sie deswegen gehänselt wurde oder ob sie sich nur selbst damit nicht so recht mochte. Jedenfalls hatte sie einen Riesenerfolg mit dem Film und ihrer Nase. Jennifer Grey war plötzlich ein Star. Ihre Beliebtheit lag auch an ihrem authentischen Charme. Mit ihrem Lockenkopf und der auffälligen, leicht gebogenen Nase sah sie anders aus als die gängigen Hollywood-Gesichter und Schönheitsideale.

Anschließend ließ sie sich operieren, um eine unauffälligere Nase zu haben. Sie hat nie wieder eine große Rolle bekommen. Die perfekte Nase hatte ihr die Karriere zerstört. Man erkannte sie einfach nicht wieder.

Meine Schwester hat keine Probleme mit dem Altern. Und das, obwohl sie weder verheiratet noch in den Dreißigern ist. Sie ist Anfang vierzig und total zufrieden mit ihren Lachfalten. Ich kann das nicht verstehen. Falten sind doch furchtbar. Sie erinnern mich daran, dass es abwärts geht. Dass ich alt werde. Dass ich irgendwann nicht mehr interessant und begehrenswert bin. Dass ich quasi schon halb tot bin.

«Warum hast du so ein Problem damit? Falten sind doch wun-

derbar, sie geben dem Gesicht erst Charakter!», sagt sie lachend. Aber Debora meint es ernst. Ich sehe sie entgeistert an. «Ich brauche keine Falten, ich habe schon genug Charakter!»

Warum ist es so schwer, es einfach anzunehmen, dass ich jeden Tag älter werde? Ich will doch nicht eine der Frauen werden, die mit achtzig noch so tun, als wären sie vierzig. Botox und Zuckerverzicht? Nee danke. Am liebsten wäre es mir, ich wäre einfach schön und müsste nichts dafür tun. Ich könnte jung bleiben und trotzdem weise werden. Es ist dumm. Ich weiß. Denn es steht ja schon in der Bibel: Schönheit vergeht. Lass dich nicht von Kummer und Sorgen beherrschen, denn Jugend und Schönheit sind vergänglich …

Gott findet mich und dich schön. Ich habe den Vers immer gehasst: «Ich danke dir dafür, dass ich so wunderbar erschaffen bin. Wunderbar sind deine Werke» (Psalm 139,14). Vor allem als Teenager habe ich mich immer veräppelt gefühlt. Denn ich selbst fand mich einfach nicht schön. Warum soll ich Gott für etwas loben, das ich nicht mag?

Dass ich mich selbst ablehnte, lag zum einen daran, dass ich mich mit irgendwelchen mega aufgestylten Models in Hochglanzmagazinen verglichen habe. Aber auch im Alltag war das ständige Vergleichen ein echtes Problem. Hatte jemand schönere Lippen, beneidete ich sie darum. Eine andere hatte eine bessere Haut oder geradere Zähne. Es gab immer irgendwas, das mir zu fehlen schien. Sich zu vergleichen ist immer der Anfang vom Unglücklichsein. Und wenn man es wiederholt tut, schult es automatisch den Blick auf die eigenen Unzulänglichkeiten. Ich war neidisch. Ich war unsicher. Ich war unzufrieden und undankbar. Und das ständige Vergleichen hat mich nicht gerade schöner gemacht.

Es gibt Menschen, die sind attraktiv und sehr anziehend. Aber je länger man sie anschaut, desto langweiliger werden sie. Und dann gibt es Leute, da leuchten die Augen, da ist ein Geheimnis im Gesicht, eine gewinnende Ausstrahlung. Das sind meist Menschen, die sich nicht so sehr um sich selbst drehen. Und ich glaube, ich kann viel von ihnen lernen. Tatsächlich sind Menschen, die glücklich sind, in der Regel wenig mit sich selbst beschäftigt.

Wir haben alle Schokoladenseiten und ein paar Macken. Es kommt drauf an, was wir damit machen. Wollen wir wirklich unser Leben lang immer unzufrieden und unglücklich sein? Verbitterte alte Tanten werden, die einer Jugend nachträumen (die eigentlich nie da war, weil sie sich auch als Jugendliche nie schön fanden)?

Wenn wir unseren Körper ablehnen, hat das Auswirkungen auf unsere Beziehungen, auf unsere Psyche, auf unser Essverhalten und unser ganzes Leben. Wir sollten versuchen, unseren Körper realistisch zu sehen, gesund zu leben und fröhlich zu sein. Wir können nicht alles ändern, aber wir können es üben, das Gute zu sehen und ab und zu mal wie die Männer fünfe gerade sein zu lassen.

Frauen sind meist eh selbstkritischer als Männer. Und oftmals finden unsere Kerle gerade das schön, was wir an uns selbst nicht leiden können. «Hindern mich denn zwei Kilo mehr oder weniger, heute einen schönen Tag zu haben, anderen eine Freude zu machen oder Gott ein Lied zu singen?» Spruch meiner Schwester … Sie hat es einfach raus. Ich übe noch …

Ich möchte in Zukunft weniger auf meine Fehler schauen und mich mehr über all das Schöne an mir und anderen freuen. Ich möchte einen Blick für das Schöne trainieren. Nicht mehr die Fehler fokussieren und mit einer Lupe ständig meine Schwachstellen untersuchen. Damit es nicht bei leeren Worten bleibt, nehme ich mir folgende fünf Regeln für den kommenden Monat vor:

- *Ich möchte in den Menschen etwas Schönes sehen und jeden Tag ein ehrliches Kompliment verschenken, ohne neidisch zu sein.*
- *Ich danke Gott morgens dafür, dass ich gesund bin und diesen neuen Tag erleben darf.*
- *Bevor ich in meinem Spiegelbild nach Fehlern suche, sage ich mir erst mal drei Dinge, die ich an mir mag.*
- *Ich meditiere morgens fünf Minuten lang darüber, wie viel Schönes es in meinem Leben gibt.*
- *Ich sage meinem Mann, was ich an ihm schön finde. Mindestens einmal pro Woche. Man muss es ja nicht übertreiben …* ☺

So weit mein Blog.

Den Artikel zu schreiben, obwohl ich ihn auf Englisch verfassen musste, ist mir überraschend leichtgefallen. Denn da war ich gewissermaßen schon über den Berg. Im wahrsten Sinne des Wortes.

Ich war erst vor kurzem von einer mehrtägigen Wanderung im Himalaya zurückgekommen. Den Mount Everest hatte ich zwar nicht erklommen. Aber ich hatte ihn ständig vor Augen, als ich neben meinem Mann und hinter unserem einheimischen Führer einem Bergkamm entlangstapfte. Mein «Metanoia»-Moment kam in einer sternenklaren Nacht nahe der Berghütte, in der wir übernachteten. Nie habe ich so tief gespürt, dass Denkblockaden verschwinden und ich einen freien Blick auf die Dinge bekomme, wie sie wirklich sind. Es war die vorläufige Endstation auf meinem wilden Weg.

Was sah ich? Was erkannte ich? Drei Beobachtungen sind für mich aus der Rückschau besonders entscheidend.

Erstens bekam ich eine neue Sicht auf die schwierigen Etappen in meinem Leben. Dass ich mich jetzt den Sternen so nahe fühlte wie nie, dass ich einen Eindruck von der Größe des Kosmos bekommen konnte, dass ich auf ganz neue Weise Glück und Frieden spürte – das war ja nur möglich geworden, weil ich mich tagelang den Berg hinaufgequält hatte. Am ersten Tag hatte ich mich über den Regen geärgert, abends über die Kälte, dazu über die kärgliche Bewirtung in den schmuddeligen Hütten. Dann empörte ich mich über die Ratten, die fehlenden Duschen und Toiletten. Über all die kleinen Krabbeltiere in meinem Lager und die schlaflosen, immer kälter werdenden Nächte. Aber eben:

Ohne diesen Vorlauf wäre ich nicht hier gelandet!

Der harte Weg war Teil des Gesamtspektakels, so wie Krisen im Leben einfach dazugehören. Bei mir ist es auf jeden Fall so gewesen. Bei meinem Lieblingsromanautor Fjodor Dostojewski habe ich einmal den Satz gelesen: «Mein Hosianna ist durch das Fegefeuer der Zweifel hindurchgegangen.» Bei mir ist es eher das Fegefeuer der Selbstzweifel gewesen. In der Stille hörte ich auf zu debattieren. Ich begann mich mit den Erfahrungen zu versöhnen, die ich lange nur als Zumutung wahrgenommen hatte.

Zweitens spürte ich eine enorme Bewunderung für Gottes Schöpferwerk. Die Sterne bei Nacht und die Berggipfel bei Tag bezeugten seine Schöpferkraft und seinen Sinn für Schönheit. Alles, auch mein Aussehen, ging auf ihn zurück. Wie lächerlich waren in diesem Moment Sprüche wie «Ab morgen bin ich schön». Treffender und jedenfalls erfolgversprechender als solche großspurigen Ankündigungen war da ein Gebet: «Bitte, Gott, lass mich auch morgen noch schön sein.»

In meinem egozentrischen Schönheitswillen kam ich mir vor wie der reiche Kornbauer in einem bekannten Gleichnis von Jesus. Er zählte die Methoden auf, mit denen er seinen künftigen Wohlstand garantieren wollte. Jesus nannte ihn einen «Idioten», denn der Bauer vergaß seine totale Abhängigkeit von Gott. Mir hatte bisher die Demut gefehlt, meine optische Ausstattung als unverdientes Geschenk zu sehen. Ich hatte sämtliche Selbstoptimierungspläne ganz ohne Gott gemacht.

Drittens war ich einfach nur dankbar. Ich war umgeben von Schönheit, ich war körperlich fit, und neben mir stand mein geliebter Mann.

Am nächsten Morgen ging es weiter. Nie ist mir eine körperliche Aktivität so leichtgefallen. Auf dem Rücken trug ich zwar immer noch mein Lebensreise-Gepäck – aber dazu kam so viel positive Energie im Herzen. Nie fühlte ich mich so angstfrei und unbeschwert. Das blieb auch in den folgenden Tagen so. Das Wandern strengte an, aber ich kämpfte nicht als Getriebene, sondern als Beschenkte.

Freude war die *Grundlage,* nicht die Folge meiner physischen Anstrengungen.

Für mich kehrten sich Ursache und Wirkung um. Früher hatte ich geglaubt, ich müsste nur hart genug an meinem Äußeren arbeiten, um Anerkennung zu bekommen und damit innere Genugtuung zu empfinden. Der Stress hatte auf dieser

Grundlage aber nur zugenommen – und die Unzufriedenheit auch.

Dabei ist es insgesamt genau umgekehrt.

Und das ist sie eigentlich auch schon, meine «Fit-und-Fröhlich-Formel»:

Fröhlichkeit ist nicht das Ergebnis, sondern die Voraussetzung ganzheitlicher Schönheit.

Freude ist fundamental. Schönheit ist kollateral, sie ist ein Nebenprodukt des Leuchtens, das Gott schenkt. Klingt etwas naiv und hippiehaft, ich weiß. Dass es dennoch zutrifft, erkennt man jedoch an älteren Menschen. Ich kenne einige von ihnen, die trotz zerfurchter Gesichter wunderschön sind, während viele Menschen, die mit Botox und Schönheitsoperationen verzweifelt gegen den Verfall ankämpfen, geradezu mumienhaft wirken.

Allmählich verstehe ich auch die Bibelverse besser, die mich früher irritiert haben. Wenn in den biblischen Sprüchen oder bei Paulus und Petrus vor obsessiver Schönheitspflege gewarnt wird, dann richteten sich diese Ermahnungen gegen eine Körpervergötzung, die bei den damaligen reichen Zeitgenossen so ausgeprägt war wie heute bei uns. Gott freut sich, wenn wir unseren Körper pflegen, schließlich ist er ein Tempel und ein Kunstwerk, der grandiose Abschluss seiner Schöpfung. Aber wir sollen unsere Prioritäten richtig setzen, unsere Freude bei Gott suchen und im liebevollen Miteinander mit anderen Menschen.

Als der Weg vom Himalaya wieder ins Tal ging, rutschte mein Herz allmählich doch wieder in die Wanderhose. Denn mein Hochgefühl würde sicher nicht anhalten, meine innere Revolution würde verpuffen, davon war ich ziemlich überzeugt.

Würde meine «Fit-und-Fröhlich-Formel» dem Alltagstest standhalten?

Oder würde ich mich erneut zur emotionalen Sklavin meiner Tagesform machen und mit krassen Workouts die Freude herbeizutrainieren versuchen?

Tatsächlich hatte ich viele Rückfälle und habe sie noch immer. Zum Beispiel wenn ich mich als pickelig empfinde, ein paar ausgefallene Haarbüschel in der Hand halte oder im Schoko-Rausch vorübergehend mein Idealgewicht zerstöre.

Freude ist zwar ein Geschenk, sie will aber auch erkämpft sein. Ich bemühe mich ständig darum, meinen Fokus auf die Quelle des Guten zu richten; meinen kurzfristigen und wechselhaften Gefühlen nicht zu viel Gewicht und Raum zu geben, sondern auf das «große Bild» meines Lebens zu schauen; öfter zu beten, an Gott zu denken und an die vielen Menschen, deren Schicksal so viel härter ist als meins. Menschen wie die «Sheroes»-Säureopfer, die ich in Kapitel 3 beschrieben habe.

Mein Weg ist also noch lange nicht zu Ende, aber er ist längst nicht mehr so wild. Meine Fitness wird in den nächsten Jahrzehnten zwangsläufig abnehmen, der Zahn der Zeit an mir nagen. Meine Fröhlichkeit wird hoffentlich dennoch zunehmen. Mein Weg steht nicht mehr voller Hindernisse, die mich von körperlicher Perfektion abhalten und die ich krampfhaft überwinden muss. Vielmehr ist der Weg nach vorne offen, und von hinten kommt der Rückenwind, den mir Gottes Liebe gibt.

Ich will mich auch weiterhin um meinen Körper kümmern, aber noch mehr um andere. Zum Beispiel mit diesem Buch. Im zweiten Teil will ich deshalb auch einige der zentralen Erfahrungen weitergeben, die ich zum Thema «Schönheit und Gesundheit» über die Jahre gesammelt habe. Vermutlich hätte ich sie mir nicht mühsam erworben, wenn Gott mich zu einem naturfröhlichen Menschen gemacht hätte. Ich hoffe, dass sie dir helfen, dich in deinem Körper wohler zu fühlen. Die wilden Wege, die ich auf der Suche nach Schönheit gemacht habe, solltest du dir allerdings ersparen.

Glaub mir: Sie lesen sich besser, als sie sich anfühlen.

Teil 2
Fit und fröhlich: So geht's!

Die gute Nachricht vorneweg: Du musst dich nicht abrackern, um Gott, deinem Umfeld oder dir selbst etwas zu beweisen. Und auch nicht, um Lebensfreude zu erzwingen, denn das klappt nicht. Ich bin ein Laufsport-Fan, aber das Prinzip «Lauf dich glücklich» funktioniert eben nur, solange es läuft.

Aus christlicher Sicht ist die Ausgangslage einfach und befreiend: Das Rennen des Lebens ist bereits gewonnen. Aber es macht mehr Spaß, wenn man sich auch körperlich wohlfühlt.

Darum geht es in diesem zweiten Teil, der anders als der erste Teil kein Lebensbericht ist, sondern ein Ratgeber. Ich werde die «Fit-und-Fröhlich-Formel» (Freude ist die Voraussetzung, nicht das Ergebnis von echter Schönheit) nicht wie ein Mantra wiederholen, denn im Alltag kommt es dann doch oft auf das Kleingedruckte an, die vielen Details, die kleinen Verbesserungen.

Ziel ist das gelingende Leben an sich. Für mich persönlich ist dafür Frieden mit Gott notwendig – ohne diesen Frieden bleibt eine gefühlte Sehnsucht, eine Leere, ein Loch, das nie ganz gefüllt ist.

Im Folgenden geht es jedoch eher um die kleinen Freuden und darum, wie man den Weg des Lebens erfüllter und angenehmer gestaltet. Ich habe meine Tipps für unterwegs in zehn Kapitel gegliedert, angefangen bei der richtigen Vorbereitung bis hin zu den späten, schweren Metern im Alter. Ich erkläre, warum auch Gesundheit Teamarbeit ist und an welchen Versorgungsstellen man sich kräftigen kann.

Die meisten Frauen, die ich kenne, wollen sich einfach nur in ihrem Körper wohlfühlen. Sie quält nicht die Frage, wie sie den nächsten Triathlon überstehen, sondern ob sie noch in ihre Jeans hineinpassen und wie sie die Bauchrollen über ihrem Slip verschwinden lassen können. Genau hier setzen die folgenden Hinweise an. Manchmal wirst du glauben, du hättest dich in ein Ernährungsberater-Buch verirrt. Aber wer von Zucker-Management nicht reden will, der sollte von Zehn-Kilometer-Läufen und schweißtreibenden Spinning-Kursen schweigen.

Manche meiner Tipps verstoßen gegen einen neuen Trend, der sich «Körperpositivität» nennt. Momentan ist es «in», zu seinen überzähligen Pfunden zu stehen. Auch ich will definitiv keinen Diät- und Gymnastikstress verursachen. Aber ich will denen helfen, die einen objektiven Leidensdruck haben, die sich nach körperlicher und auch psychischer Veränderung sehnen. Ich glaube, ich habe was für euch. Zumindest bei mir hat es prima funktioniert.

7

Mein Selbst erkennen

Der Spiegel und die Seelenhygiene

Ich fühlte mich lange Zeit nicht wohl bei jeglicher Form von «Selbstbetrachtung». Ich weiß nicht, ob du da anders bist. Es gibt Menschen, die mit dem Spiegelbild ganz andere Erfahrungen verbinden als ich, und seit ich ihren Ansatz kenne, schaue ich etwas neugieriger hinein.

Ein lieber Freund von mir bezeichnet die Zeit am Morgen vor dem Spiegel doch tatsächlich als einen Ort der Seelenhygiene. Als ich das zum ersten Mal hörte, musste ich lachen. Doch er meint es ernst. Wenn er morgens ins Bad geht, die Türe hinter sich schließt und sich selbst gegenübersteht, blickt er sich nicht nur ins Gesicht. Er nimmt sich die Zeit, genauer hinzuschauen – wie es ihm geht, wie er sich fühlt, was er denkt, welche Sorgen er in sich wahrnimmt und welche Hoffnungen für den Tag. Er sieht, welche Spuren die letzten Tage und die letzten Nächte hinterlassen haben auf seiner Haut, in seiner Seele. Er wäscht sich und beginnt damit einen frischen Start in den neuen Tag. Er sucht nicht nach Fehlern, nach Macken, nach Oberflächlichkeiten. Er nutzt die Zeit, um zu reflektieren und dann von seinem Eindruck abzusehen und den Blick nach oben zu richten – Gott ganz bewusst seinen Tag, seine Gefühle und Befindlichkeiten in die Hand zu geben.

Ehrlich gesagt hat mich seine Aussage zuerst irritiert, dann aber auf seltsame Weise berührt. Ich sehe mich in der Regel nicht an, um zu schauen, wie es mir geht. Ich schaue mich an, um mich zu prüfen. Um zu sehen, wie ich wirke und was mich an mir stört. Diese Begegnung mit sich selbst, die ehrliche Sicht auf sich und das Abgeben all dessen, was gerade los ist, war mir bisher fremd. Der Blick in den Spiegel hatte für mich immer etwas Selbstbestätigendes oder Selbstvernichtendes – aber ganz sicher nichts mit Seelenhygiene zu tun. Dabei sehe ich in den Augen anderer, wie es ihnen geht. Aber in *meine* Augen schaue ich selten. Ich werte, was ich an mir sehe.

Mein Freund schreibt mir:

«Diese Zeit am Morgen im Bad sollte doch keine Zeit sein, in der man an sich herummacht und sich selbst kritisiert, seine Makel betrauert und sich auch noch bemitleidet. Nein – das Gegenteil sollte der Fall sein. Hier hat man endlich ein paar Minuten oder auch eine Viertelstunde ganz mit sich allein – man kann endlich mal Dinge mit sich selbst klären und besprechen, kann Pläne schmieden, den Tag innerlich vorbereiten, beten und danken und Vergangenes Revue passieren lassen. Man kann an all die lieben Menschen denken, Zuversicht aufbauen für einen gelingenden neuen Tag. Diese Minuten am Morgen können das größte Geschenk sein, für viele ist es sogar der ruhigste Moment des gesam-

ten Tages! Wenn man ausgerechnet zu Beginn schon vor dem Spiegel steht und nur mit sich hadert, nur das Negative an sich zu sehen vermag – dann wird es niemals was werden mit ‹fit und fröhlich›. Ganz im Gegenteil! So kann man den Tag doch direkt in die Tonne kloppen.»

Ach, wie schön ist es doch, solche Freunde zu haben. Sie sind manchmal der bessere Spiegel als der eigene im Badezimmer. Ich werde es üben. Ja, ich verspreche es feierlich: In den nächsten Tagen werde ich die Zeit zum Frischmachen als aktive Seelenhygiene betreiben. Mal schauen, was dabei herauskommt!

Ich glaube, ich muss hier noch mal auf eine Sache eingehen, die folgenschwer und notwendig ist. Die Selbstannahme. Ich verstehe darunter nicht, dass man sich andauernd richtig toll findet, egal, was man tut, und dass bitteschön auch alle zu meinem konstruierten Selbstbild klatschen sollen. Selbstannahme heißt für mich, dass ich zu dem, was ich bin und bekommen habe, ein «Ja» finde – dass ich mich nicht ablehne, mich nicht gegen den Körper und meine Persönlichkeitsstruktur auflehne, sondern dass ich mich sehe, wie ich bin, mich akzeptiere, wie ich bin, und nicht ständig damit beschäftigt bin, anders sein zu wollen.

Das Leben und die eigene Persönlichkeit als Geschenk wahrzunehmen und es anzunehmen, darum geht's.

Ja zu dem zu sagen, was mir gegeben ist, und daraus das Beste zu machen.

Dazu gehört auch der Umgang mit meiner Sexualität. Ich kann nicht fit und fröhlich sein, wenn ich mit meiner Weiblichkeit hadere, mich ablehne, mich in meinem Körper nicht «daheim fühle» und ständig gegen die Art ankämpfe, wie ich geschaffen bin. Es macht mir große Sorgen, dass immer mehr junge und auch ältere Menschen Probleme damit haben. Ich habe kein Rezept, wie man diese Kämpfe überwindet. Aber ich glaube, dass Zufriedenheit, Loslassen, Vertrauen und Gelassenheit helfen – es braucht allerdings Zeit und gute Vorbilder. Wir sprechen ja in der Regel nicht über solche Angelegenheiten, oder wir tun es mit den falschen Menschen, und das ist meist der Anfang großen Unglücks.

Ich hatte lange Zeit selbst Probleme mit mir und meinem Körper. Ich habe gegen meinen Zyklus gelebt, die Pille durchgenommen, um keine Blutungen zu haben, und mich als Frau irgendwie schwach, unberechenbar und seltsam empfunden. Ich konnte mich mit meinem Körper lange Jahre nicht so richtig anfreunden. Es gab zu viele Fehler, und je genauer ich mich selbst betrachtete, desto weniger gefiel mir, was ich sah. Es musste anderen auch so gehen – so lautete meine Schlussfolgerung. So war ich bald sicher, dass mich niemand wirklich schön finden könnte.

Wenn wir uns selbst ablehnen, uns nicht weiblich genug finden oder einfach nicht gut genug, dann können wir keine echte Nähe zulassen.

Geschminkt ins Bett zu gehen und immer gut aussehen zu müssen, ist weder gesund noch beziehungsfördernd. Meist sind es unsere eigenen verqueren Ansichten und Überzeugungen, so perfekt wie möglich erscheinen zu müssen, die uns am Ende doch komplett blockieren.

Wenn wir immer nur darauf achten, wie wir aussehen und was der andere über uns möglicherweise denkt, können wir nicht entspannen. Wenn es uns nicht gelingt, uns anzunehmen, uns anzuvertrauen, uns hinzugeben, werden Liebe und Sexualität zur Parodie, zur Show, zur Einsamkeit zu zweit.

Erst durch meinen Mann habe ich angefangen, überhaupt zu erkennen, dass ich gegen mich selbst einen Kampf führe, der weder mir noch unserer Ehe guttut. Ich bin nicht perfekt. Ich werde nie perfekt sein. Aber ich bin zu hundert Prozent geliebt und gewollt. Ich vergleiche mich nicht mehr mit irgendwelchen Supermodels.

Ich möchte mich annehmen – meinen Körper und meine Persönlichkeit. Und ich möchte dankbar und zuversichtlich das Beste daraus machen. Wir können das üben. Davon bin ich fest überzeugt. Lehne dich nicht ab.

Was wäre, wenn es genau richtig ist – so, wie es ist? Wie anders wäre dann dein Tag?

Hinterfrage nicht ständig Gott, dich selbst und das Leben. Lass uns versuchen, heute mal mit dem völlig zufrieden zu sein, was uns körperlich gegeben wurde. Das heißt nicht, dass wir uns gehenlassen oder keine Ziele mehr haben sollen. Sondern dass wir das «Rohmaterial» als Geschenk annehmen: das Rohmaterial, das real da ist – und nicht auf ein anderes schielen, das nicht unseres ist.

Nicht Selbstsucht oder Selbstverachtung, sondern die Annahme unserer eigenen Person sollte unser Ziel sein: uns selbst so nehmen, hinnehmen und annehmen zu können, wie wir mit unserem «Gesamtpaket» samt Sommersprossen, Hauttyp, Nasenbogen, Brustform und Beinlänge beschaffen sind. Zur Selbstakzeptanz gehört auch die Fähigkeit zur Selbstkritik, sowie ein Sinn für Humor, Lebensfreude und Flexibilität.

Wo Selbstannahme fehlt oder misslingt, folgt ein ständiges Suchen und Fordern von Anerkennung.

Und wo Selbstannahme zu viel wird und in Selbstverliebtheit mündet, kommt es zur Arroganz.

Wir kommen nicht mit der natürlichen Kompetenz zur Selbstannahme auf die Welt. Wir müssen diese Tugend erlernen, wie so vieles andere auch. Sprechen Psychologen von Selbstannahme, so richten sie ihren Blick meist auf die Übergangsphasen zwischen der Kindheit und dem Erwachsenenalter. Idealerweise kommt es nach der Pubertät zur Selbstannahme. Einsicht und Heilung sind in vielen Fällen dafür notwendig.

Wenn wir in der Pubertät stecken bleiben, ist der kritische Blick in den Spiegel keine Phase, sondern wird zur prägenden Dauereinstellung. In der Pubertät beschäftigen wir uns natürlicherweise viel mit dem eigenen Körper, dieser Zeitraum ist für uns alle eine «narzisstische Phase» – wir betrachten uns ganz genau im Spiegel, prüfen jede Stelle und haben Angst, dass irgendwas mit uns nicht stimmen könnte. Dabei sind wir auf der Suche nach Mängeln und Fehlern, ob uns irgendwas zum Mann-Sein oder Frau-Sein fehlt. Die Brüste sind zu klein oder zu groß, der Körper zu lang oder zu kurz – es gibt zig Dinge, die uns in dieser Phase verunsichern. Und es kommt vor allem im Vergleich mit Schulkameraden und Freunden, retuschierten Bildern in den Medien und eigenen Idealvorstellungen schnell zu Minderwertigkeitskomplexen.

Wenn wir es nicht schaffen, diesen Zustand hinter uns zu lassen, dann bleiben wir in einem Teufelskreis zurück. Ein gruseliger Seeleneintopf aus Selbstbespiegelung, Narzissmus und Unglück. Das will doch kein Mensch auf Dauer. Wenn wir zu einer gesunden Persönlichkeit heranreifen wollen, gilt es, von der selbstzentrierten Phase in eine klare, sichere Selbstannahme zu finden. Wer sich nicht selbst annehmen kann, bleibt in sich gefangen und wird nicht zur echten Liebe fähig werden können.

Vielleicht ist es wahr, was manche Experten sagen: Die meisten Menschen haben diese Phase narzisstischer Adoleszenz – die C. S. Lewis «das finstere Mittelalter in jedem Leben» nannte – nicht wirklich überwunden. Stattdessen bleiben sie ruhelos, manisch, unrealistisch in sich selbst und gefangen in der ständigen Auseinandersetzung mit sich selbst. Wir werden auf diese Weise nie ganz ankommen, werden nie Frieden finden, und das wird Auswirkungen auf unsere Familien haben. Wenn Eltern und heranwachsende Kinder allesamt in pubertären Gefilden stecken bleiben, dann gute Nacht. Dann bleibt die Sorge um unsere Minderwertigkeit immer im Gepäck. Nicht gerade die beste Voraussetzung, um fit und fröhlich seinen weiteren Lebensweg zu gehen.

Also raus aus der ständigen Selbstbespiegelungsfalle. Der bessere Weg lautet: Licht anmachen. Wahrheit sehen. Liebe erkennen. Frieden suchen. Geduldig bleiben.

Selbsteinschätzung

Einer der schlimmsten Anfängerfehler beim Langstreckenlaufen ist die Selbstüberschätzung. Wie viele Leute, die kurz nach dem Start hochmotiviert an mir vorbeigesprintet sind, habe ich weit vor dem Ziel ausgepumpt am Streckenrand röcheln gesehen. Das eigene Tempo zu kennen, den eigenen Laufrhythmus zu finden, die eigene Pace zu halten und sich so lange wie möglich in einem Zustand des «Flows» zu bewegen – das ist eine große Kunst. Nicht nur beim Laufen.

Seine Stärken und Schwächen zu kennen und die passende Geschwindigkeit für sein Leben zu finden, das passiert nicht von alleine. Ich habe manchmal das Gefühl, wir leben rastlos an unserer eigenen Persönlichkeit vorbei und haben schon lange nicht mehr auf unseren Körper gehört.

Es bringt nichts, artig Diätvorschriften zu befolgen und Fitnessprogramme abzuarbeiten, wenn sie an den Bedürfnissen des eigenen Körpers vorbeigehen. Deshalb: Werde zum Christoph Kolumbus deines eigenen Körpers. Entdecke ihn und lerne ihn zu verstehen. Und vor allem: Lerne wieder zu staunen.

Wann war ich eigentlich zum letzten Mal fasziniert davon, dass ich sehen, hören und riechen kann? Weiß ich überhaupt, wie die Verdauung genau funktioniert und wo sie beginnt? Was machen Leber, Nieren und Muskeln wirklich, und was tun mein Gehirn und der Darm jeden Tag, ohne dass ich es merke? Ich habe mich nie wirklich für den Körper interessiert. Nur für die Hülle.

Je mehr ich mich damit beschäftige, wie genial der menschliche Körper arbeitet, desto mehr werde ich mich um ihn kümmern.

Es ist erschreckend, wie viele Menschen das Gefühl für ihren Körper verloren haben. Wir behandeln ihn wie eine Maschine und finden zeitlebens keine passende Betriebsanleitung. Kein Wunder, dass er irgendwann nicht mehr «funktioniert».

Dasselbe gilt für unsere Seele. Beide Bereiche sind natürlich überhaupt nicht trennscharf. Wir sind als herrlich-mysteriöse Einheit geschaffen und werden vermutlich nie aufhören, darüber zu grübeln, was bei uns und in uns wie zusammenhängt.

Wir müssen uns also innerlich sortieren: Was wollen wir? Und was hindert uns daran, es zu erreichen? Wir müssen Ordnung ins Chaos unserer Wünsche und Ängste bringen.

Es erinnert mich an mein unaufgeräumtes Arbeitszimmer, das nach dem Umzug aus Indien eher einer Rumpelkammer glich. Über Wochen habe ich alles hineingeworfen, es war ein reines Chaos, und ich wusste gar nicht, wo ich anfangen sollte. Deshalb ließ ich es sein, machte die Tür einfach zu und schaute nicht mehr hinein. Leider wurde es dadurch nicht besser. Denn das Unaufgeräumte meines Lebens beeinflusst die anderen Räume meines Lebens mit, ob ich es wahrhaben will oder nicht.

Stell dich deinem bisherigen Weg. Schau ihn dir an. Du kannst viel lernen für die Zukunft, wenn du deiner Vergangenheit offen ins Gesicht schaust und eine Bestandsaufnahme machst: Was ist in Sachen Ernährung, Bewegung, Lebenseinstellung und Stressmanagement falsch gelaufen?

Grundsätzlich geben wir lieber unserer Vergangenheit und anderen Menschen die Schuld, wenn wir mit uns selbst nicht zufrieden sind. Ist auch einfacher.

Ein Mädchen hat mir den folgenden Brief geschickt:

«Liebe Tabitha. Ich brauche einen Rat. Ich mache Sport, esse wirklich gesund und nicht zu viel. Aber ich nehme nicht ab. Vielleicht hast du noch eine Idee, woran es liegen könnte. Diäten funktionieren bei mir nicht, ich habe es versucht. Es liegt wohl daran, dass ich keine Willenskraft habe, die hatte ich noch nie. Es hängt sicher mit meinen Genen zusammen. Und mit meiner Mutter. Sie ist auch dick. Wir sind alle dick in meiner Familie. Und wir können einfach nicht dünner werden. Sogar unsere Katze ist fett, und unser Hamster war es auch, aber der ist jetzt tot. Ich will so gern im Sommer auch mal an den Strand gehen, ohne mich total unwohl zu fühlen. Aber ich glaub, daraus wird nichts. Ich bin schon viel zu lang dick.»

Mir tat das Mädchen leid. Es gab sicher eine genetische Ursache für ihren Hang zur Übergewichtigkeit. Aber wenn wir wollen, dass sich unser Leben ändert, müssen wir daran glauben, dass wir selbst Einfluss darauf nehmen können. Und wir müssen dringend aufhören, ständig auf die Defizite unseres Lebens zu schauen. Das macht uns nur ärmer.

Du hast Ressourcen, auch wenn du sie noch nicht kennst. Kämpfe nicht zu sehr um das, was dir zu fehlen scheint. Sondern schau, was du an Kräften und Möglichkeiten in dir hast, und dann rufe sie ab und nutze sie für neue Trampelpfade – neue Lebenswege. Wir können nicht immer etwas dagegen tun, dass wir verletzt werden und uns das Leben ordentlich zum Stolpern bringt. Aber wie wir darauf reagieren – das liegt bei uns.

Natürlich haben viele externe Faktoren wie die Gene großen Einfluss auf den Menschen, den wir heute vor uns im Spiegel sehen.

Wir haben jedoch mehr Einfluss auf das Erbgut, als wir vielleicht denken. Unsere Gene selbst können wir nicht verändern, aber ihre Aktivität. Es ist vergleichbar mit einem Lichtschalter: Bestimmte Anteile der Erbinformationen können wir an- oder auch ausschalten.

Wenn wir gesund essen, hilft das uns selbst, aber unseren Nachkommen noch mehr. Was wir essen, prägt die Gesundheit unserer Kinder und Enkelkinder. Wenn Mütter zum Beispiel sehr fettreich essen, dann haben ihre Kinder und sogar die Enkelkinder, selbst wenn diese ganz normal essen, ein höheres Krebsrisiko. Sowohl die Qualität als auch die Menge der Nahrung steuern den Aktivierungsgrad der Gene – vor allem in der Schwangerschaft und in den ersten Lebenswochen. Weichen für die Gesundheit des Kindes werden hier gestellt. Mütterliche Über-Ernährung bei der Geburt führt bei den Kindern zu einer lebenslangen Verdoppelung des Risikos, übergewichtig zu werden.

Wir haben also eine große Verantwortung für uns und unsere Nachkommen. Das sollte uns noch mehr motivieren. Manchmal fällt es ja leichter, etwas für seine Kinder zu tun als für sich selbst.

Die gute Nachricht ist: Wir sind nicht Sklaven unserer Gene. Eine verringerte Nahrungsaufnahme kann den Fettstoffwechsel verändern und die gesamte Lebensspanne verlängern. Die Frage ist nur, wie wir es schaffen, weniger zu essen, ohne dabei an Lebensqualität einzubüßen. Was nützt ein langes gesundes Leben, wenn es keinen Spaß macht?

Unser Leben soll doch keine Hungerkur sein.

Aber dazu kommen wir später.

8

Ziele setzen

Nur «Anti» sein ist auf die Dauer frustrierend

«Ich weiß zwar nicht, was ich will. Aber was ich NICHT will, das weiß ich ganz genau.» Ein weitverbreiteter Ansatz.

Gegen deine Makel, deine Statur, deine Haut oder deinen Hintern zu sein, bringt langfristig nichts als Frust. Ständig gegen die Kilos zu kämpfen, macht dich vielleicht fit, aber nicht fröhlich. Gegen deine Gene zu arbeiten ist ein Kampf gegen Windmühlen, sich gegen das Altern aufzulehnen letztendlich ein verlorener Krieg. Gegen deine Unvollkommenheit anzurennen wird dich neidisch, einsam, arm und bitter zurücklassen – und das gilt auch für ständiges Vergleichen. Und ganz bestimmt für Neid.

Wir sollten nicht wissen, wo wir NICHT hinwollen, wir sollten wissen, wohin unsere Reise geht.

Das ist die erste Herausforderung bei der Zielbestimmung:

Positive Ziele definieren.

Zuerst gilt es herausfinden, welche Dinge man über sich selber glaubt. Und sich das mal ganz ehrlich aufzuschreiben. Tausche diese Eigenschaften nun aus mit all jenen, die du in deinem Leben gerne aktivieren möchtest. Ich meinerseits schreibe mir auch immer auf, was für ein Mensch ich sein will:

«Ich bin gelassen, dankbar, lebensfroh und mutig, weise und unbekümmert. Ich liebe Gott und die Menschen um mich herum. Und ich freu mich über die Natur und alle Wunder darin.»

Diese Beschreibung sollte im Idealfall an vielen Orten meines Alltags präsent sein. Ich muss mich selbst immer wieder daran erinnern, auf welcher Mission ich mich befinde. Kleinvieh macht schließlich den größten Mist – wenn man es auf Gewohnheitshandlungen überträgt. Ab sofort soll mich jeder Tag ein Stückchen weiter an mein Ziel bringen. Also schreibe ich meine paar Merkpunkte auf eine schöne Karte und platziere sie gut sichtbar auf dem Schreibtisch, dem Nachttisch und an der Kühlschranktür. (Hinterher ist es mir ein bisschen peinlich, also entferne ich die Karte schnell wieder vom Kühlschrank; es muss ja nicht jeder wissen, was ich gerne wäre und leider noch lange nicht bin …)

Sich selbst jeden Tag aufzusagen, wer man ab sofort sein möchte, ist anfangs etwas gewöhnungsbedürftig. Ich habe es bei einem Seminar gelernt, aber dann nur zwei Wochen lang durchgehalten, anschließend war ich wieder in alten Mustern unterwegs. Eine ganze DIN-A4-Seite auswendig zu lernen und jeden Tag zu wiederholen, ist etwas mühsam. Aber sich jeden Tag nach dem Aufstehen und vor dem Schlafengehen daran zu erinnern, wer man sein will, und dafür zu beten, ist nicht aufwendig und verändert etwas.

Wofür willst du ab morgen «da sein»? Was sind die Dinge, die du für die nächsten drei bis fünf Jahre in deinen Lebensalltag integrieren willst, um fit und fröhlich zu werden?

Ja, du hast richtig gelesen: drei bis fünf Jahre. Das ist ein langer Zeitraum, ich weiß. Aber nur so wird sich langfristig wirklich etwas ändern. Kleine Schritte wagen. Realistische Ziele setzen. Und Veränderungen anpeilen, auf die du dich freuen kannst. Dabei solltest du dich von den folgenden Absichten leiten lassen:

- Du willst erkennen, was du bisher glaubst – über dich, über Gott, das Leben und die Menschen.
- Du willst herausfinden, welche Muster in deinem Leben Bremsklötze sind – oder ein Motor.
- Du willst deine Werte, Prioritäten und Lebensziele klar benennen und ordnen.
- Du willst Fitness und Lebensfreude zu deiner Lebenseinstellung machen.
- Du willst herausfinden, welche Tankstellen und Mentoren du in deinem Leben hast, und willst sie nutzen.
- Du willst dankbar werden und wohlwollend.
- Du willst Gott vertrauen, dass er dich liebt und über dir wacht.
- Du willst unabhängiger werden von den Umständen, dem Tun und Denken anderer Menschen.
- Du willst über deinen Körper mehr staunen lernen.
- Du willst lernen, das Schöne in anderen Menschen zu entdecken.
- Du willst deinen Wert, deine Würde und deine Freude nicht mehr im Vergänglichen suchen.

Puh. Ganz schön viel auf einmal. Ich weiß. Und damit kommen wir gleich zur nächsten Herausforderung:

Ziele priorisieren.

Oft haben wir Ziele – aber schlichtweg zu viele. Wir wollen zu viel, wir wollen alles auf einmal – und wir wollen bitteschön alles sofort, hier und jetzt.

Bei genauer Betrachtung meiner Ziele stelle ich oft mit Bestürzung fest: Ich weiß eigentlich gar nicht, was ich wirklich will. Ich verzettele mich, überfordere mich, bin deshalb unzufrieden.

Vor allem Mütter und Führungskräfte sollen besonders gut darin sein: Sie nehmen sich allein für den Montag mehr vor, als sie in der ganzen Woche schaffen können. Insbesondere bei langfristigen Zielen sind wir oft weit weg von jeglicher Realität. Deshalb müssen wir:

Realistisch bleiben

Vor kurzem bekam ich eine E-Mail von Simone. Sie bat mich, sie beim Erreichen ihrer Ziele zu unterstützen. Der Brief war kryptisch. Ich verstand nicht, was sie wollte.

Auf meine Nachfrage hin antwortete sie: Sie wolle einen Marathon unter drei Stunden laufen – das wäre klar über meiner eigenen Bestzeit gewesen –, und außerdem lernen, wie man Liegestützen auf zwei Fingern macht. Ich war beeindruckt. Ich fragte sie, was für eine Zeit sie denn bisher beim Marathon gelaufen war und wie viele normale Liegestützen sie schon konnte. Ihre Antwort: Einen Marathon sei sie noch nie gelaufen. Und bei Liegestützen lag ihr Rekord bei vier am Stück. Auf den ganzen Handflächen.

Wir lachen vielleicht darüber. Aber auch wir verwechseln manchmal schöne Träume mit realistischen Zielen.

Ein englischer Buchmacher kam auf eine clevere Geschäftsidee: Er wettet gegen jeden, der abnehmen will. Achtzig Prozent der Teilnehmer verlieren die Wetten, vor allem Frauen. Das scheint daran zu liegen, dass ihre Ziele völlig unrealistisch sind. Ein bisschen abnehmen reicht uns nicht, wir müssen ja unbedingt so aussehen wie die «Victoria's Secret»-Models …

Ein zu hohes Ideal führt unweigerlich zum Scheitern.

Gute Ziele sind langfristig ausgerichtet

Ein gutes Beispiel für die Gefahren kurzfristiger Ziele sind Drogensüchtige. Sie verlieren jeglichen Blick in die Zukunft, es zählen nur der Moment und die sofortige Erfüllung und Befriedigung des Bedürfnisses. So zerstören sie ihre Zukunft.

Auch ich habe um des kurzfristigen «Kicks» willen einige krasse Fehlentscheidungen getroffen. Ich will lernen, meine Entscheidungen in ein «Big Picture» einzubetten, ins große Bild. Ich will die großen Zusammenhänge sehen.

Von einem Glas Wein werden wir noch keine Alkoholiker, und von einem Stück Kuchen kriegen wir noch kein Übergewicht. Aber um gesund und erfolgreich zu bleiben, muss man sich unentwegt fragen: Wie passt das, was ich jetzt tue, zu dem Menschen, der ich langfristig werden möchte?

Ich war viele Jahre ein Fan der guten Vorsätze. Leider habe ich viele meiner Vorsätze wie die meisten Menschen nur für einige Wochen durchhalten können. Besser klappte es mit Jahresmottos oder wenn ich mir ein Thema für das Jahr gegeben habe. Auf die Planung von Jahres-Highlights kam ich erst, als ich merkte, dass ich nur in der Lage war, jene Vorsätze umzusetzen, auf die ich mich gefreut hatte. Aber dazu kommen wir später noch.

Was ist dein Ziel, und welches Motiv treibt dich dabei an? Welche Mittel und Wege suchst du dir aus, um dein Ziel zu erreichen? Wie führst du die nötige Erfolgskontrolle durch? Welchen Impulsen folgst du – und welchen nicht? Wie gehst du mit deinen unterschiedlichen Bedürfnissen und Emotionen auf dem Weg zum Ziel um?

Ich liebe Wochenziele und Monatspläne. Es macht einfach Spaß. Eine Zeit lang habe ich meine «Charakter-Pläne» zusammen mit meiner Schwester Debora geschmiedet. Wir haben uns vor dem nächsten Monat eine Charaktereigenschaft ausgesucht, die wir gerne ändern oder verbessern würden. Bei mir war es zum Beispiel «Geduld haben», bei ihr «Nein sagen». Mit einem Verbündeten seine Schlachtpläne zu besprechen, sich gegenseitig immer wieder Rückmeldungen zu geben und einander zu motivieren, macht viel mehr Spaß, als sich alleine durchzuringen.

Mein Tipp: Ziele in Etappen unterteilen.

So habe ich gelernt, meine «Ziel-Losigkeit» zu bekämpfen. Ich konzentriere mich auf wenige Ziele. Und auf Zeithorizonte, die überschaubar sind.

Ich habe zum Beispiel saisonale Ziele, manchmal im Gegensatz zu meinen normalen jahreszeitlichen Gefühlen. Im Herbst konzentriere ich mich auf Lebensfreude, im Winter auf Dankbarkeit, im Frühling auf Geduld. Das macht das Leben schöner, wirklich! Ich merke, dass ich ohne diesen Fokus schnell nur noch vor mich hinlebe, durch den Alltag hetze und wie eine Maschine funktioniere.

Ich wäre glücklich, wenn du ganz kurz innehältst und dir selbst eine Antwort auf diese Frage gibst, bevor du weiterliest: Wer willst du in einem Jahr sein? Und was für ein Mensch möchtest du in zehn Jahren sein? Schreib es doch bitte auf. Je präziser, desto besser für deine Selbst-Motivation.

Neben dem einen großen Ziel, das von Mensch zu Mensch völlig verschieden ist, gibt es die vielen kleinen «Kurzfrist-Ziele», die in der Addition und Wiederholung auch sehr wirksam sein können.

Ich selbst souffliere mir immer vier Tatsachen, die für die Pflege von Körper und Seele elementar sind:

1. Jede Minute der Liebe zählt.
2. Jede Minute in der Natur und in der Stille zählt.
3. Jeder Schluck Wasser und jedes Stück Gemüse zählt.
4. Jeder Schritt, jede Bewegung zählt.

Der erste Punkt ist natürlich der wichtigste. Allerdings ist dieses Buch kein Liebes-Ratgeber, und von mir kann man zweitens sagen, dass ich vor allem in Bewegungsfragen buchstäblich *bewandert* und also vornehmlich dort kompetent bin. Deshalb wird es im Folgenden vor allem um die letzten beiden Punkte gehen.

9

Willenskraft stärken

Die Macht der Gewohnheit nutzen

Der Großteil unseres täglichen Handelns wird durch Gewohnheiten bestimmt. Wenn sie mit unseren Zielen übereinstimmen, sind sie uns nützlich, manchmal sogar überlebenswichtig. Tun sie das nicht, stören sie oft nur, rauben uns Zeit und Energie und schädigen manchmal auch unsere Gesundheit.

Eigentlich sind Gewohnheiten großartig – ohne sie wäre das Leben furchtbar anstrengend. Sie nehmen uns Arbeit und Entscheidungen ab. Und damit auch viel Stress. Zähneputzen ist so ein Beispiel. Das machen wir, ohne groß darüber nachzudenken. Ein anderes Beispiel: das morgendliche Duschen. Oder der täglich wiederkehrende Weg zur Arbeit. Der morgendliche Gang zur Kaffeemaschine. Das Zeitunglesen beim Frühstücken. Zum Geburtstag geliebten Menschen eine Freude machen. Sonntags in die Kirche gehen. Unter der Dusche ein

Liedlein trällern. Sich passend anziehen, bevor man aus dem Haus geht …

Es gibt zig gute Gewohnheiten. Wenn wir uns jedes Mal dazu überwinden müssten, wäre das bedauerlich. Stell dir mal vor, wir würden jeden Tag erst mal über alle unsere Handlungen nachdenken und sie hinterfragen – wir kämen doch zu nichts!

Unser Alltag wird zum größten Teil von Gewohnheiten bestimmt. Wir handeln im Autopilot-Modus, das ist am einfachsten, es spart Zeit und Energie. Unser Gehirn mag das. Deswegen ist es auch so schwer, Gewohnheiten zu ändern. Weil ein großer Teil unserer täglichen Handlungen unbewusst durch sie bestimmt und gesteuert werden.

Hätten wir nur gute Gewohnheiten, wären wir wohl topfit und putzmunter. Aber leider ist Fernsehen ohne Chips irgendwie öde, genau wie Kino ohne Popcorn, in stressigen Phasen suchen wir fieberhaft nach Schokolade, und wenn es nach dem Essen keinen Nachtisch gibt, fehlt uns etwas. Wir haben uns daran gewöhnt.

Als Ernährungs- und Laufberaterin habe ich einige Enttäuschungen erlebt, weil ich und meine Kundinnen es nicht schafften, über die Gewohnheitsschwelle hinauszukommen.

Ich gab Tipps, aber bei meinen Kunden änderte sich langfristig dennoch nichts. Ich vermied es nämlich, an die Ursachen zu gehen. Ich selbst mag keine Wurzelbehandlungen, und ich bin weder Ärztin noch Psychologin. Erst als ich Unmengen an Büchern über das Gehirn, die Hormone, den Darm und unsere Psyche las, habe ich angefangen, Zusammenhänge besser zu verstehen. Als ich dann die Weiterbildung zum Mentalen Schlankheitstrainer begann, dämmerte mir, dass ich zu sehr auf der Verhaltensebene beraten hatte und mich auf das konzentrierte, was die Menschen tun sollten, nicht darauf, wie sie ihre Motivationsstrukturen verändern.

Du kannst einem Menschen beibringen, dass er kein Eis mehr essen soll. Aber wie bringst du ihn dazu, kein Eis mehr essen zu *wollen* oder ohne Bedauern darauf *verzichten* zu können?

Wie änderst du seine Gewohnheiten?

Gewohnheiten machen das Leben entspannter, sie erlauben uns, Aktivitäten im Autopilot zu verrichten und damit Energie zu sparen.

Wer sich ändern will, muss vor allem die eigenen Gewohnheiten ändern. Die Voraussetzung dafür ist wiederum Willensstärke. Und auch die lässt sich trainieren.

Wie lernt man, Nein zu sagen? Und: Wie spuckt man in die Gewohnheitssuppe?

Manchmal braucht es auch nur einen kackenden Vogel.

Ich weiß noch genau, wie Selma und ich auf einer Mauer am Stadtteich saßen und sie an einem fetten Eis herumschleckte. Eigentlich hatte sie nur zwei Kugeln nehmen wollen, doch dann geschah etwas Fürchterliches: Der Eisverkäufer erzählte ihr von den tollen neuen Sorten, und Selma konnte sich nicht zwischen all den wunderbaren Geschmacksrichtungen entscheiden – und nahm dann doch vier Kugeln.

«Ich kann einfach nicht Nein sagen!», erklärte sie mir. «Ich glaube, dass es einfach genetisch festgelegt ist. Manche Menschen haben halt viel Willenskraft mit in die Wiege gelegt bekommen, und andere nur wenig. Ich brauche Süßes, sonst bin ich nicht glücklich. Ich kann einfach nicht Nein sagen!»

Genau in diesem Moment tropfte etwas auf ihre Haare und in ihr Eis. Auch mein Arm hatte etwas abbekommen. Wir sahen nach oben. Tauben flogen weg. Die Spuren, die sie hinterlassen hatten, waren auf dem Eis. Wir brüllten fast zeitgleich los. Ich habe nie wieder einen eindrücklicheren Beweis dafür gesehen, dass man doch ganz einfach «Nein» zu Zucker sagen kann. Man braucht nur eine Taube, die im richtigen Moment weiß, was zu tun ist.

Auch ich möchte dir mit meinen Tipps vermutlich in die eine oder andere Gewohnheitssuppe spucken. Du wirst sie vielleicht trotzdem essen, aber sie wird dir nicht mehr so richtig schmecken! Den folgenden Spruch habe ich vom Psychologen Alfred Adler: «Gute Therapie ist, wie wenn man jemandem in die Suppe spuckt – er kann dann zwar weiter essen, aber es schmeckt ihm nicht mehr.»

Auf diese Weise habe ich auch die Essgewohnheiten meines Mannes verändert. Er isst viel weniger Fleisch als früher. Ich habe ihm ausführlich vom Leid der Tiere in der Massenhaltung berichtet und von den gesundheitlichen Schäden, die übermäßiger Fleischkonsum verursacht. Wenn er ab und zu doch einen Rindfleisch-Burger vertilgt, dann mit gemischten Gefühlen. «Ich kann es einfach nicht mehr so genießen wie früher», beklagt er sich. Ich habe da, ehrlich gesagt, wenig Mitleid.

Wer keinen Partner hat, der ihn antreibt oder ihm in die Suppe spuckt, muss sich selbst regulieren. Für Übergewichtige ist das Hilfsmittel Nummer eins natürlich die Waage. Ich selbst kontrolliere mich mit einer Jeans, in die ich regelmäßig reinsteige, um zu sehen, wo ich dran bin: Sitzt sie noch? Oder spannt sie? Irgendeine Art der Selbstkontrolle – sei es das tägliche Wiegen, eine Jeans als Maßstab oder ein Tagebuch – hilft enorm.

Wenn wir nur in Jogginghosen herumlaufen, haben wir nicht nur, wie Karl Lagerfeld behauptete, die Kontrolle über unser Leben verloren. Wir verlieren auch den Blick auf die Realität.

Besonders eindrucksvoll kann das bei einem Gefängnisaufenthalt passieren, zumindest in den USA. Nicht wenige Häftlinge sind bei ihrer Entlassung deutlich dicker. Der Grund, neben mangelnder Bewegung: Sie tragen keine Gürtel und stattdessen weite Hosen mit elastischem Stretchband sowie Overalls. Sie merken nicht, dass sie dicker werden, weil der Bund nie zwickt und es keinen Gürtel gibt, den man um ein Loch weiter stellen müsste.

Der Hochzeits-Effekt: Einmal im Leben kann jede und jeder abnehmen!

Bei manchen Menschen scheint es so, als wären sie wie Obelix als Kind in eine Art Zaubertrank gefallen: Sie haben eine natürlich starke Willenskraft. Mein Mann Markus ist so ein Beispiel, und auch meine Schwester Debora. Ich habe manchmal kurzfristig sehr «ambivalente Gefühle» für sie, weil sie so unheimlich diszipliniert sind. Hey, wie machen die das?

Markus steht morgens oft schon um fünf Uhr auf, um vor der Arbeit noch seine Bücher weiterzuentwickeln. Er hat einen genauen Plan, eine exakte Gliederung, und er hat über Jahre hinweg das Thema durch Recherchen vorbereitet. Er weiß, wie viele Seiten er am Tag schreiben muss, um sein Ziel zu erreichen. Und das Schlimmste ist: Er hat auch noch Spaß dabei!

Wenn er morgens aus dem Bett springt und seine Lebensfreude einigermaßen zu verbergen versucht, weil er genau weiß, dass mich das auf die Palme bringt, weiß ich manchmal nicht, ob ich lachen oder weinen soll. Denn ich habe diese Energie und Willenskraft nicht. Ich bin froh, wenn ich morgens irgendwie aus dem Bett komme und überhaupt etwas gebacken kriege.

Genau wie Markus verfügt auch meine Schwester Debora über große Portionen innerer Stärke. Sie schreibt seit vielen Jahren jeden Abend Tagebuch und steht manchmal noch viel früher auf als Markus, um ausführlich in der Bibel zu lesen und zu beten. Sie hat einen anstrengenden Job, macht ehrenamtlich Jugendarbeit, sitzt in zahlreichen Arbeitsgruppen, kümmert sich hingebungsvoll um unsere Eltern. Ihr Energietank scheint immer gut gefüllt, ihr Entscheidungsmuskel unendlich strapazierbar.

Was in aller Welt ist nur los mit mir? Ich habe die gleichen Eltern, habe die gleiche Sozialisierung genossen, wir sind auf dieselbe Schule gegangen und haben viele Gemeinsamkeiten, wenn es um Hobbys und Essen geht.

Ich will nicht meine eigene Gefühlsgeisel sein.

Ich bin nämlich ein echtes Emotionsbündel. Ich kann aus einer Fliege nicht nur einen Elefanten machen, nein, ich mache eine ganze Herde daraus.

Das ist manchmal schön, weil es Freude ist, die mein Herz füllt und die mich überschäumender sein lässt als meine rationaler veranlagten Zeitgenossen. Aber wenn ich auf mein Leben zurückblicke, haben mir meine Gefühle oft mehr Schwierigkeiten eingebrockt, als das nötig gewesen wäre. Vor allem in Hinsicht auf wichtige und alltägliche Entscheidungen.

Und daher möchte ich lernen, meine Gefühle mehr im Griff zu haben. Denn sie haben mich lange genug kontrolliert.

Auch du bist in der Lage, dir Ziele zu setzen und über dich hinauszuwachsen.

Zumindest einmal im Leben.

Es gibt im Leben einer Frau (mein Mann versichert mir: auch bei den Herren der Schöpfung) einen Tag, der gewaltige Kräfte freisetzt. Ich rede von der Hochzeit. Ich habe noch keine Frau erlebt, die es nicht geschafft hätte, sich auf die Größe ihres Wunschhochzeitskleids hinunterzuarbeiten. Manchmal war es fast beängstigend, wie die Frauen mit eisernem Willen und großen Entbehrungen den Kilos den Kampf ansagten – und siegreich blieben. Sie waren alle erfolgreich bei der Mission «Abnehmen für den schönsten Tag meines Lebens».

Weil dieser Tag für uns solch eine große Bedeutung hat, uns emotional begeistert. Wir stellen uns vor, wie schön wir dann aussehen werden, wie uns die Leute in der Kirche auf dem Weg zum Altar mit Tränen in den Augen anschauen, weil sie so beeindruckt und berührt sind. Wir fühlen die erstaunten Blicke derer, die uns das nie zugetraut hätten, und fühlen uns stark und schön. Wir spüren die Begeisterung unserer Freunde, den Blick unseres Mannes, der uns anstarrt und sich sicher ist, dass er die schönste Frau auf der ganzen Welt heiratet – und wir fühlen uns schön und wohl in unserem Körper und könnten hüpfen, so glücklich sind wir.

Das Problem ist nur: Wir heiraten nur ein Mal, und nach der Hochzeit sehen die Foto-Alben bald anders aus. Ich kenne nicht viele Frauen, die nach ihrer Hochzeit schlanker und schöner wurden.

Ich habe eine gute und eine schlechte Nachricht.

Die schlechte zuerst: Es könnte schwer werden, ein Ziel zu finden, das in dir so viel mobilisiert, wie deine Hochzeit es tun kann. Und ich werde dich auch ganz sicher nicht dazu ermutigen, dich schon bald wieder vom Ehegatten zu trennen, um noch ein zweites Mal den Bund der Ehe einzugehen, nur um wieder so erfolgreich abzunehmen!

Die gute Nachricht: Es gibt einen anderen Weg. Er dauert aber länger. Und du kannst ihn nur gehen, wenn du bereit bist, alte Krücken und Karren hinter dir zu lassen. Dein Mann kann mitkommen!

Bei manchen Menschen muss erst etwas ganz Schönes oder etwas ganz Schreckliches passieren, damit sie bereit sind, ihr Leben zu ändern.

Schwangere, die jahrelang wie ein Schornstein gequalmt haben, hören schlagartig auf damit.

Eine Freundin von mir arbeitete zu viel. Sie tat es, um das Lebenswerk ihres Vaters zu retten. Sie schlief selten mehr als fünf Stunden, aß wenig und trieb kaum Sport. Bis ihr Arzt ihr bei einer Untersuchung mitteilte, dass sie nur noch zwei Jahre zu leben habe, wenn sie nicht umgehend ihr Leben ändern würde. Sie fand den Willen und die Kraft.

Aber man muss es ja nicht so weit kommen lassen.

Oder ist Willenskraft doch nur ein Phantom?

Der Wirkungsgrad unseres Willens – oder: «Quäl dich, du Sau!»

Willenskraft war eine Zeit lang geradezu «out». Psychologen behaupteten gar, dass der Wille nicht existieren kann oder sollte. Stattdessen eroberten Bücher wie «Die Kraft des positiven Denkens» oder «Wie man Freunde gewinnt» die Welt. Man feierte die Wohlfühlpsychologie. Ganz nach dem Motto: Wer davon ausgeht, dass er erfolgreich sein wird, der ist bereits erfolgreich. Du musst nur daran glauben.

Hört sich schön und einfach an.

Doch viele Experten sind der Meinung, dass ein solches Denken unsere Charakterfestigkeit unterminiert. «Gut ist, was sich gut anfühlt» – auf dieser inneren Haltung kann keine Zivilisation gegründet werden.

Selbstwertstärkung alleine bringt nichts. In internationalen Vergleichstests zeigten amerikanische Schüler zwar grenzenloses Vertrauen in ihre mathematischen Fähigkeiten, schnitten aber in den Prüfungen regelmäßig deutlich schlechter ab als Schüler aus Korea, Japan und anderen Nationen, die weit weniger Selbstvertrauen hatten.

Das war in meiner Jugend anders. Der Radrennfahrer Udo Bölts, die Zugmaschine seines Teams, peitschte mit dem Spruch «Quäl dich, du Sau!» Jan Ullrich über die Alpe-d'Huez-Etappe zum Tour-de-France-Sieg. (Und so nannte er dann auch sein 2006 erschienenes Buch.) Der Fußball-Malocher Berti Vogts errang mit rustikalen Spielertypen wie Dieter Eilts und Stefan Kuntz den Europameistertitel. Und meine Eltern waren ohnehin Fans sogenannter Sekundärtugenden wie «Fleiß» und «Pünktlichkeit».

Gesundheit, Fitness, Schönheit sind nicht nur Glückssache. Willenskraft spielt eine entscheidende Rolle. Auf die Haltung kommt es an.

Aber was ist Willenskraft überhaupt?

Auf der Suche nach dem Geheimnis der Lebenszufriedenheit

haben Psychologen zwei besonders maßgebliche Eigenschaften identifiziert: Intelligenz und Selbstdisziplin. Dabei soll Selbstdisziplin wichtiger und entscheidender sein als Intelligenz.

Studien zeigen, dass Menschen mit ausgeprägter Willensstärke wesentlich erfolgreicher mit emotional belastenden Situationen umgehen können. Sie haben mehr Selbstbewusstsein und bessere Beziehungen. Wer als Kind über ein höheres Maß an Selbstdisziplin verfügte, ist laut Untersuchungen im Erwachsenenalter gesünder, hat mit geringerer Wahrscheinlichkeit Übergewicht oder Geschlechtskrankheiten – und sogar gesündere Zähne.

Ich habe willensstarke Menschen immer bewundert. Starke Menschen, die wissen, was sie wollen, und auch Wege finden, ihre Ziele zu erreichen. Sie sind zäh und haben so eine besondere Energie, die ihnen hilft, Unlustgefühle, Ablenkungen oder andere Hindernisse zu überwinden. Sie haben ihr Essverhalten, die Trinkmengen und ihre Emotionen im Griff.

Der Erfolg von unseren Bestrebungen zeigt sich in der Verwirklichung dessen, was wir wollen, wenn Widerstände kommen. Man nennt das auch den Wirkungsgrad unseres Willens. Zwei Kräfte sind bei dem Ergebnis beteiligt: Willensstärke und Trägheit. Die Bereitschaft, uns anzustrengen, und die Sehnsucht, doch bitte im Energiesparmodus zu bleiben.

Beide Kräfte sind unablässig im Clinch miteinander.

Oft habe ich meine kleinen «Süchte» wie etwa mein Schoko-Faible auf meine fehlende Willenskraft geschoben. Dabei bin ich in einzelnen Lebensbereichen durchaus willensstark. Ich würde nie ins Bett gehen, ohne mir die Zähne zu putzen, und zwar immer exakt drei Minuten lang. Und hundert Kilometer am Stück zu laufen erfordert ja auch eine besondere Selbstdisziplin.

Willenskraft ist nicht nur unterschiedlich stark ausgeprägt, sie hat auch unterschiedliche Wirkungsbereiche. So wie es Sportler gibt, die schnell laufen können, aber im Kugelstoßen keine zehn Meter weit kommen, so kann ich mich problemlos zu einem Lauf im strömenden Regen aufraffen, habe aber nicht die Kraft, das Kühlschrankfach mit den Pralinen zu ignorieren.

Ein krasses Beispiel für die unterschiedliche Ausprägung von Willenskraft ist David Blaine. Der Überlebenskünstler hielt es 63 schlaflose Stunden in einem riesigen Eisblock aus, konnte 17 Minuten lang die Luft anhalten und stand 35 Stunden ohne Sicherheitsvorkehrungen auf einer Säule. Sie war 25 Meter hoch und hatte einen Durchmesser von sechzig Zentimetern. Blaine selbst erklärt seinen Erfolg mit jahrelanger Vorbereitung. Willenskraft betrachtete er als einen Muskel, den man trainieren kann. Durch hartes Üben kriege man das Selbstvertrauen, auch noch etwas schwierigere Situationen durchzustehen.

Sein Ansatz: kleine Ziele bestimmen und umsetzen. Das hilft dann auch, größere Dinge zu schaffen. «Es geht nicht nur darum, eine bestimmte Fähigkeit zu trainieren. Es geht darum, alles ein bisschen schwieriger zu machen als normal, und alles zu erreichen. Das gibt mir eine zusätzliche Reserve, mit der ich immer über das Ziel hinausgehen kann. Das ist für mich Disziplin. Wiederholung und Übung.»

Man sollte meinen, dass Blaine sein Leben voll und ganz im Griff hatte. Aber interessanterweise war und ist der heute 46-Jährige nicht gerade ein Held des Alltags. Ich fand es sehr erstaunlich zu lesen, dass Blaine es mit der 63-stündigen Eisfolter nicht ins «Guinness-Buch der Rekorde» schaffte – weil er es nicht über sich brachte, die Formulare auszufüllen. Er hatte diese Aufgabe so lange vor sich hergeschoben, bis es zu spät war.

Auch in anderen Bereichen zeigte er wenig Selbstbeherrschung. Nach seinem Eisblock-Stunt nahm er innerhalb von einem Vierteljahr zwanzig Kilo zu. Blaine konnte zu Hause weder fasten noch seine Mahlzeiten regulieren. Der Grund ist denkbar einfach: Dort fehlte die Motivation. Es gab kein Publikum, und auch sich selbst konnte er daheim nichts beweisen.

Gerade Alltagsdisziplin macht die wahren Helden aus. Höchstleistungen zu produzieren, wenn man beobachtet wird und unter großer Anspannung steht, ist vergleichsweise leicht; das kann ich aus eigener Erfahrung sagen. Aber im Kleinen dauerhaft stark zu sein, das ist eine ganz andere Sache.

Die schwierigste Herrschaft ist die über sich selbst.

Tennisspieler verlieren das Finale, weil sie ihre Emotionen nicht im Griff haben, Angestellte zerstören sich mit cholerischen Anfällen ihre Karriere, Verheiratete opfern für ein paar Minuten Lust ihr Eheglück. Warum?

Wir leben in einer Gesellschaft, in der Selbstverwirklichung oberste Priorität hat, während Selbstverleugnung als unverständlich, absurd, ja geradezu pervers gilt.

Wenn es um persönliche Stärken geht, wird in Umfragen meist Ehrlichkeit genannt, gefolgt von Humor, Kreativität und anderen Tugenden. Selbstdisziplin gehört nicht dazu.

Bei einer Befragung von mehr als zwei Millionen Menschen in aller Welt landete die Selbstdisziplin auf dem letzten Platz. Aber bei den Charakterschwächen steht sie immer wieder ganz oben.

Wir haben persönlich und gesellschaftlich eine Menge Probleme, die mit mangelnder Selbstdisziplin zusammenhängen: zwanghafter Konsum, Verschuldung, Gewalt, schlechte schulische Leistungen, mangelnde Produktivität am Arbeitsplatz, Alkohol- und Drogenmissbrauch, ungesunde Ernährung, mangelnde Bewegung, chronische Angst, Wutanfälle und vieles mehr.

Versuchungen widerstehen lernen. Oder: Der Radieschen-Effekt

Wir leben in einer Zeit, in der es mehr Versuchungen gibt als je zuvor. Tatsächlich sollen wir pro Tag zwischen drei und vier Stunden damit zubringen, Versuchungen zu widerstehen!

Viele Menschen fühlen sich damit ständig überfordert. Am meisten zwickt uns das Bedürfnis, etwas zu essen. Kein Wunder, dass wir an der Kasse doch noch einen Schokoriegel aufs Band legen, obwohl wir die letzten zwanzig Minuten ganz stark waren und keine Chips oder Schokolade in unseren Einkaufswagen gepackt hatten. Wir haben uns durch die riesige Auswahl an Joghurts, Müslis und Tiefkühlprodukten gekämpft, und es hat Kraft gekostet. Auch wenn es uns nicht bewusst war, haben wir zwischen den Regalen unzählige Entscheidungen getroffen. An der Kasse müssen wir nun in der Schlange stehen und warten. Die Erschöpfung zwingt uns förmlich dazu, jetzt doch noch einen Schokoriegel einzupacken, denn wir brauchen doch dringend Zucker, um den Stress auszugleichen.

Und wo hat der Lebensmittelhändler (der seine Kundschaft gut studiert hat) seine attraktivsten Schokoriegel-Aktionspakete denn nun platziert, wohlweislich und psychologisch goldrichtig? Genau: gleich bei der Kasse. Bingo!

Willenskraft ist eine begrenzte Ressource.

Mein Vater hat einen seltsamen Humor. Zum Geburtstag seines damals dreijährigen Enkels Noah schickte er ihm einen Brief mit etwas Geld. Zum Scherz schrieb er dazu: «Damit kannst du dir ein paar Radieschen kaufen!» Noah nahm das wörtlich und begann zu schluchzen, als er die Zeilen vorgelesen bekam. Er wusste gar nicht, was Radieschen sind, und hätte sich lieber Schokolade gekauft.

Es gibt natürlich Menschen, die lieber Radieschen essen als Schokolade. So was soll vorkommen. Setzt man dem gewöhnlichen Menschen beides vor die Nase, wählt er mit großer Wahrscheinlichkeit eher Letzteres.

Beim sogenannten «Radieschen-Experiment» wurden zwei Gruppen in einen Raum gesetzt. Eine Gruppe sollte der Schokolade widerstehen, die andere durfte essen, was sie wollte. Anschließend galt es, Aufgaben zu lösen. Die Willenskraft der «Verbots»-Gruppe reichte aus, um keine Schokokekse zu essen. Aber anschließend war ihre Willenskraft deutlich reduziert, und sie gaben bei den Aufgaben viel schneller auf als die Vergleichsgruppe, der man nicht verboten hatte, Schokokekse zu essen.

Ein ähnliches Phänomen zeigt sich auch in Ehe-Untersuchungen. Wer einen anstrengenden Tag hatte und viel Stress auf der Arbeit, der hat abends keine Reserven mehr, und es kommt schneller zu Streit über Belanglosigkeiten. Die Willenskraft ist ausgeschöpft.

Wir haben eine begrenzte Ressource für Willenskraft. Die Frage ist deshalb, worauf wir sie verwenden und wie wir sie uns einteilen. Pauschal-Perfektionismus macht uns fertig. Wir können nicht überall Top-Leistung vollbringen. Wir müssen uns auf die Bereiche konzentrieren, die für uns besonders signifikant sind, und in anderen Lebensbereichen im Autopilot-Modus unterwegs sein.

Wie es sich anfühlt, wenn man seine Willenskraft falsch einteilt, habe ich beim Marathon gelernt. Ich sah das Brandenburger Tor, und trotz der schon fast 42 Kilometer in den Beinen bekam ich noch einmal einen Energieschub – Glückshormone im Überfluss. Ich rannte, ich strahlte vor Freude – bis ich kurz vorm Tor merkte, dass das Ziel nicht etwa erreicht war, sondern erst ein paar Hundert Meter weiter hinten auf mich wartete.

Jetzt brach ich fast zusammen. Denn meine Willensstärke war aufgebraucht. Ich habe selten solch eine Bremse in meinem Körper und meinem Kopf gespürt wie in diesem Moment. Es war eine Quälerei. Obwohl der Weg nicht mehr weit war, fühlte es sich an, als sei auf einmal Blei an meinen Füßen.

So geht es uns, wenn wir uns die Kräfte nicht einteilen. Oder wenn wir den Endspurt zu früh ansetzen. Humpelnd oder völlig zerknirscht ins Ziel zu kommen, ist nicht so eine tolle Erfahrung.

Wer seine Willenskraft optimal nutzen will, muss sie klug verteilen. Übergewichtige, die erst einmal auf Normalgewicht kommen wollen, werden viel Willenskraft nur darauf verwenden müssen.

Das Üben und das Meistern

Nur mit Übung besiegt man den inneren Schweinehund und wird ein Meister seines Fachs. Ich bin, als Vertreterin der ungeduldigen Sorte Mensch, schnell frustriert und tue nichts, was nicht nach fünf Minuten gelingt.

Aus mir ist also aus gutem Grund keine Pianistin geworden. Ich genoss als Teenager Klavierunterricht, und mein Lehrer hatte mit mir ganz sicher kein leichtes Spiel. Ich habe höchstens zehn Minuten pro Woche geübt – meist erst kurz bevor die nächste Klavierstunde anstand.

Erfolgreiche Menschen – sei es im Sport, in der Kunst oder in der Musik, als Autoren oder Wissenschaftler – haben nicht über Nacht etwas Großes geschaffen. Sie haben viel Zeit und Mühe investiert. Bestimmt hast du schon mal was von der 10.000-Stunden-Regel gehört. Sie besagt, dass erfolgreiche Menschen wie Mozart, US-Schwimmer Michael Phelps oder Albert Einstein mindestens 8.000 Stunden bis zu ihrem zwanzigsten Lebensjahr geübt haben.

Disziplin macht den Meister. Allerdings macht es keinen Sinn, ein Jahr und 55 Tage in etwas zu investieren, was man schon immer mal können wollte – für das man aber leider über keinerlei Talent verfügt. Aber wie dem auch sei: Wir wollen ja keine Opernsänger, Einsteins oder Star-Tänzer werden, sondern einfach nur gesund und fröhlich. Doch auch hierbei werden wir nicht um Übung und Hingabe herumkommen. Ohne diese beiden Elemente wird es schwer. Und das gilt nicht nur für sportliche, wissenschaftliche und künstlerische Ziele, sondern auch für charakterliche. Also: Weitermachen, auch wenn über Wochen hinweg mal keine Erfolgserlebnisse in Sicht sind. Das zeichnet Sieger aus. Einen langen Atem kann man sich nicht kaufen oder ausleihen. Wir müssen das Üben üben.

10

Resilient werden

Resilienz ist neuerdings eine der gefragtesten Eigenschaften. Wie werden wir mental widerstandsfähig gegenüber Herausforderungen? Diese Frage beschäftigt uns im Hochleistungszeitalter des 21. Jahrhunderts immer mehr.

Eine Psychologin, von der ich viel gelernt habe, ist die schottisch-amerikanische Wissenschaftlerin Amy Morin. Als ich auf sie aufmerksam wurde, steckte ich gerade in einer mittelgroßen Krise. Ich lebte in Indien, mit so um die 25 Millionen Menschen in einer versmogten Stadt, vermisste sauberes klares Wasser, grüne Wiesen und den Waldduft meiner Heimat. Die Luft in Indiens Hauptstadt Delhi war so schlecht, dass man das Haus nicht verlassen sollte. Die Luftfilter liefen auf Hochtouren, aber sie schafften es nicht, gegen die heftigen Luftverschmutzungswerte anzukommen.

Markus war gerade auf Dienstreise, und ich lag heulend in meinem Bett. Nicht, weil ich ihn so sehr vermisste (das tat ich gewiss auch), sondern weil ich das Gefühl hatte, dass mir gleich die Lunge platzt. Als läge ein schwerer Stein auf meiner Brust, der mich niederdrückte, gegen den ich aber nichts tun konnte. Mir war schlecht, der Kopf schmerzte, und es war unmöglich, unter solchen Umständen einzuschlafen. Also ging ich ins Wohnzimmer und fand unter den Massen an Büchern meines Mannes diesen Titel: «13 Dinge, die mental starke Menschen nicht tun …» Das klang gut. Ich war gerade alles andere als stark und brauchte Hilfe.

Und die bekam ich. Mir fiel zunächst auf, dass die Autorin sich mit Härtefällen auskennt. Ihre Mutter war gestorben, als sie 23 war, und kurz darauf starb noch ihr eigener Ehemann. Was mental starke Persönlichkeiten auszeichnet, ist aus Sicht der Psychologin das Folgende:

- Sie bemitleiden sich selbst nicht.
- Sie machen sich nicht emotional abhängig vom Verhalten anderer Menschen.
- Sie verkriechen sich nicht, wenn Veränderungen anstehen.
- Sie konzentrieren sich nicht auf Dinge, die sie nicht kontrollieren können.
- Sie müssen nicht allen gefallen.
- Sie haben keine Angst, auf Risiko zu gehen.
- Sie schauen nicht ständig auf das, was mal war.
- Sie wiederholen nicht ständig die gleichen Fehler.
- Sie beneiden nicht den Erfolg anderer Leute.
- Sie haben kein Problem mit dem Alleinsein.
- Sie meinen nicht, dass die Welt ihnen irgendetwas schuldig sei.
- Sie erwarten nicht sofortige Ergebnisse.
- Sie geben nicht nach der ersten Niederlage auf.

Ich habe mir die Liste notiert und sie an den Kühlschrank geklebt – als einen Gradmesser dafür, wie mental «stark» ich bin.

Und als permanente Demutslektion. Von einer Meisterschaft in mentaler Stärke bin ich nämlich noch weit entfernt.

Haarausfall – ein Albtraum wird real

Dass ich ein Häufchen Elend bin, wenn ich keine Lösungen für meine Probleme finde, habe ich stark gemerkt, als ich in Indien den am Anfang des Buches erwähnten Haarausfall bekam. Er ging mir echt an die Substanz und an die Nerven, weil ich keine Problemlösung fand. Ich hoffte, dass er mit der Zeit von selbst verschwinden würde – aber der Ausfall hielt sich hartnäckig, weit über ein ganzes Jahr. Erst danach wurde es besser. Ich kann nicht mal sagen, was geholfen hat.

Was die Ursachen betrifft, bin ich hingegen sicher, dass Stress eine Hauptrolle spielte. In Delhi zu leben war für mich als Landei und naturverrückte Sportnudel eine riesige Herausforderung. Ich befand mich hier in einer ganz neuen Situation: plötzlich verheiratet, auf einem noch ganz unbekannten Kontinent in einem unüberblickbaren Land mit riesigen Menschenmengen, in einem neuen Umfeld, ohne festen Job und unter ständiger Beobachtung. Dazu die ungesunden Umstände durch Smog und andere Giftstoffe.

Eierschalen, Hirse, Kieselsäure, Bierduschen, Vitamin D und frische Luft, Bierhefe, spezielle Öle und basische Ernährung hatten sicherlich auch einen Anteil an der Besserung. Aber ich glaube, es war vor allem das Wiederfinden der Zuversicht und der Gelassenheit. Sich seinen Wunden, seinen Grenzen und seinen Problemen zu stellen, kann körperlich krasse Reaktionen mit sich bringen.

Ich hatte ja nicht nur den Haarausfall, nein, mein linkes Auge zuckte ständig, und ich hatte wirklich das Gefühl, mir würde jemand andauernd am Schopfe ziehen. Auch nachts. Es war anstrengend. Und ich kämpfte sehr lange dagegen an, statt für mehr Freude und Zuversicht zu kämpfen.

Ich hoffe sehr, dass ich aus diesem langen Ringen etwas gelernt habe und diese Erfahrung nicht nur im Kopf, sondern ganz tief in meinem Herzen Wurzeln schlägt: Gegen Angst, Verlust und Niederlagen anzurennen, bringt mich nicht weiter. So ein Anrennen ist wie ein Lauf im Hamsterrad: sinnlos. Wenn Dinge passieren, die sich meiner Kontrolle entziehen, mich bremsen oder einengen, dann will ich nicht die Flucht nach vorne oder nach hinten antreten, sondern mich auf das fokussieren, was schön ist, was gut und wahr ist. Ich möchte lernen, das zu futtern, was mir neue Kraft gibt, um diese Phasen bestmöglich und in Würde durchzustehen, statt endlose Löcher zu stopfen.

Ich bin nicht meine Haare. Ich bin nicht meine Sportlichkeit. Ich bin geliebt, gewollt und getragen, und meine Seele wird nicht ausfallen, wird nicht schrumpeln oder verkümmern, solange sie in den richtigen Händen liegt und immer wieder Frieden findet.

11

Stille suchen und Gott begegnen

«Das ganze Unglück der Menschheit kommt aus der Unfähigkeit, still in einem Zimmer sitzen zu können.»

Diese Erkenntnis des christlichen Philosophen Blaise Pascal hat mich immer sehr beeindruckt. Mir fiel es lange schwer, still in meinen vier Wänden zu sitzen. Ich bin damit offensichtlich keine Ausnahme.

Als ich noch im Film-Business tätig war, besuchte mich eine Freundin, die als Maskenbildnerin beim gleichen Film mitwirkte. Sie kam also für zwei Tage ins Sauerland – zu dem einsamen Haus mitten im Naturschutzgebiet, wo meine Eltern wohnten und ich noch häufig am Wochenende meine Zeit verbrachte. Sie staunte über die Kühe auf den Wiesen und die Rehe am Bach, aber am meisten fasziniert war Beata von der Ruhe. Die kannte sie aus Berlin nicht, wo sie die meisten Jahre ihres Lebens verbracht hatte.

Mitten in der Nacht klopfte Beata an meine Tür und kam in mein Zimmer, schlich an mein Bett und weckte mich.

«Was ist los?», fragte ich schlaftrunken.

«Tabitha, es ist so furchtbar leise hier, mich macht das ganz kirre. Hast du ein Radio oder so?» (An alle jüngeren Leserinnen und Leser: Es gab mal eine Zeit, da benutzte man Handys noch einzig und allein zum Telefonieren ☺).

Beata konnte wegen der Stille nicht einschlafen. Das klingt schräg. Aber Hand aufs Herz: Wie viel Stille können wir in unserem Leben ertragen? Werden wir nervös, wenn wir allein sind und nichts passiert?

Ich habe Gott über Jahre vorgeworfen, dass er so weit weg ist und ja nie was sagt. Aber ich habe auch nie die Stille gesucht, habe nie aufgehört zu reden und zu fragen, habe auch nie versucht, einfach mal nur zuzuhören und es auszuhalten, wenn erst mal nichts passiert.

Es hat auch gedauert, bis ich lernte, ruhig zu sein, zu beten – ohne ständig abzuschweifen. Um ganz ehrlich zu sein, fand ich Beten lange ziemlich öde, und ich hatte nicht das Gefühl, dass Gott mir antwortet. Auf jeden Fall hat er oft anders reagiert, als ich es erwartet hätte, oder er hat recht oft mit einer Antwort auf sich warten lassen (wie ich damals in jugendlicher Unruhe meinte).

Sören Kierkegaard hat auch in diesem Punkt den Nagel auf den Kopf getroffen: Das Gebet ändert nicht Gott, sondern uns.

Täglich eine Zeit der Stille einzubauen macht nicht nur was für unsere Gesundheit, es ist die beste Vorbereitung für den Tag. Manche nennen es ihre «Hour of Power». Morgens mit Gott anzufangen und abends die Nacht in seine Hände zu legen, macht die Seele friedvoller, den Geist ruhiger und das Herz leichter.

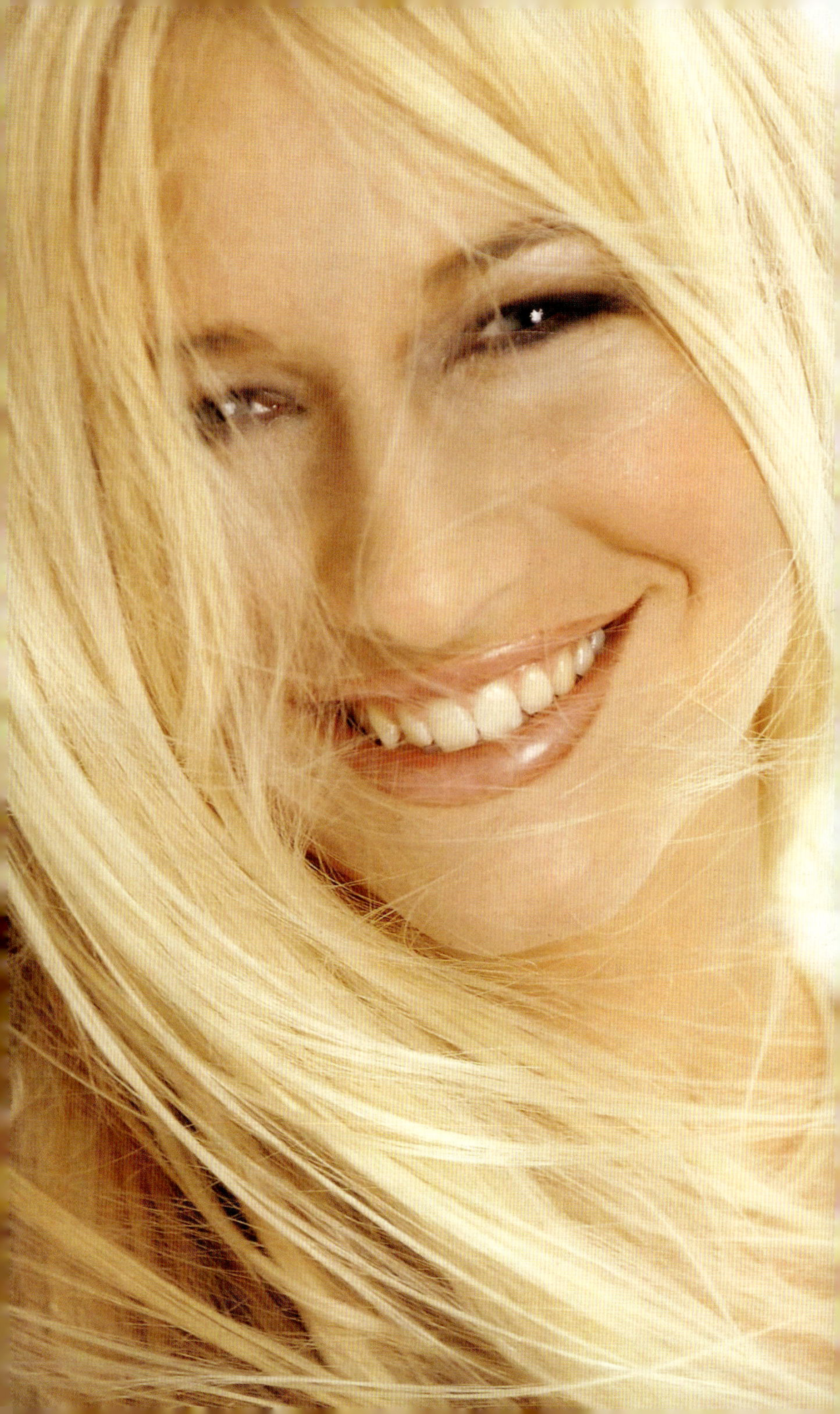

Tabitha heute

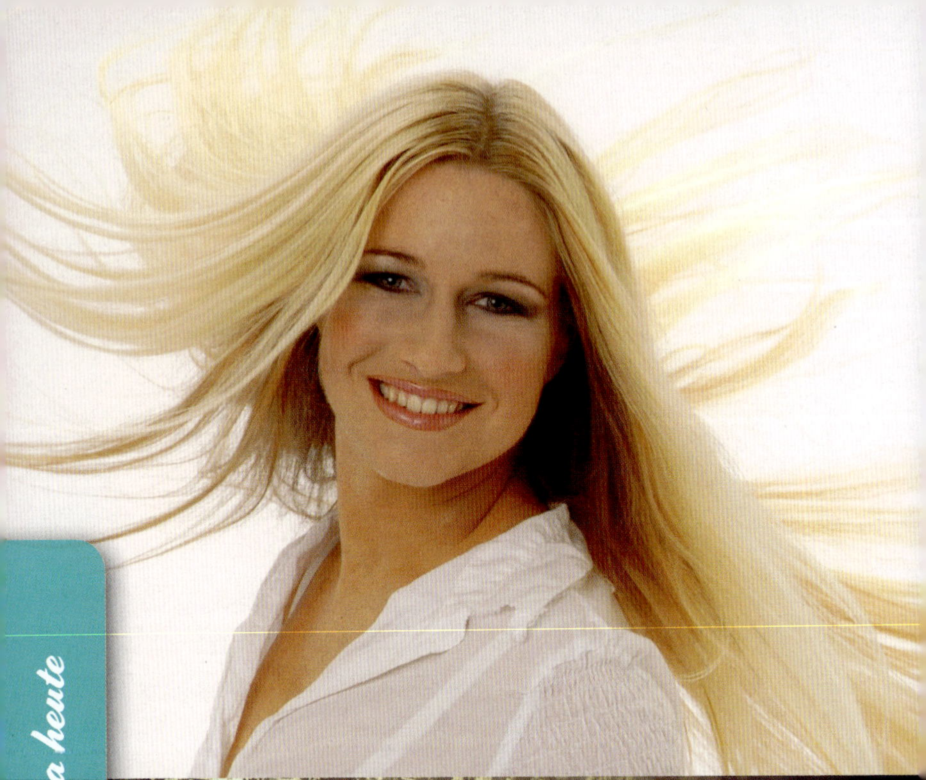

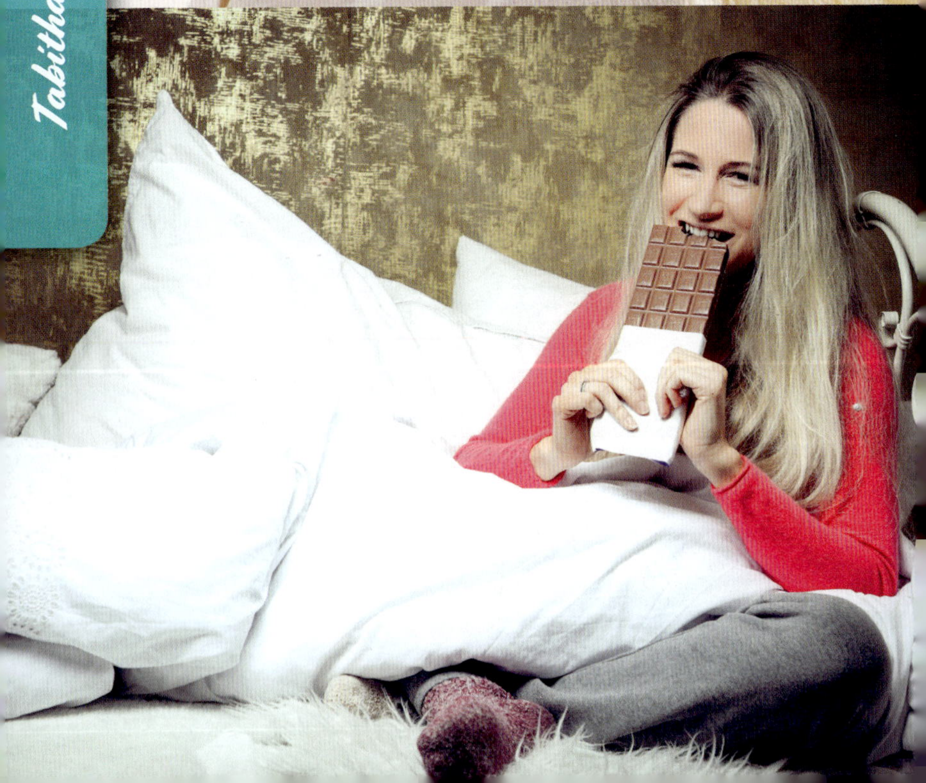

Tabitha heute

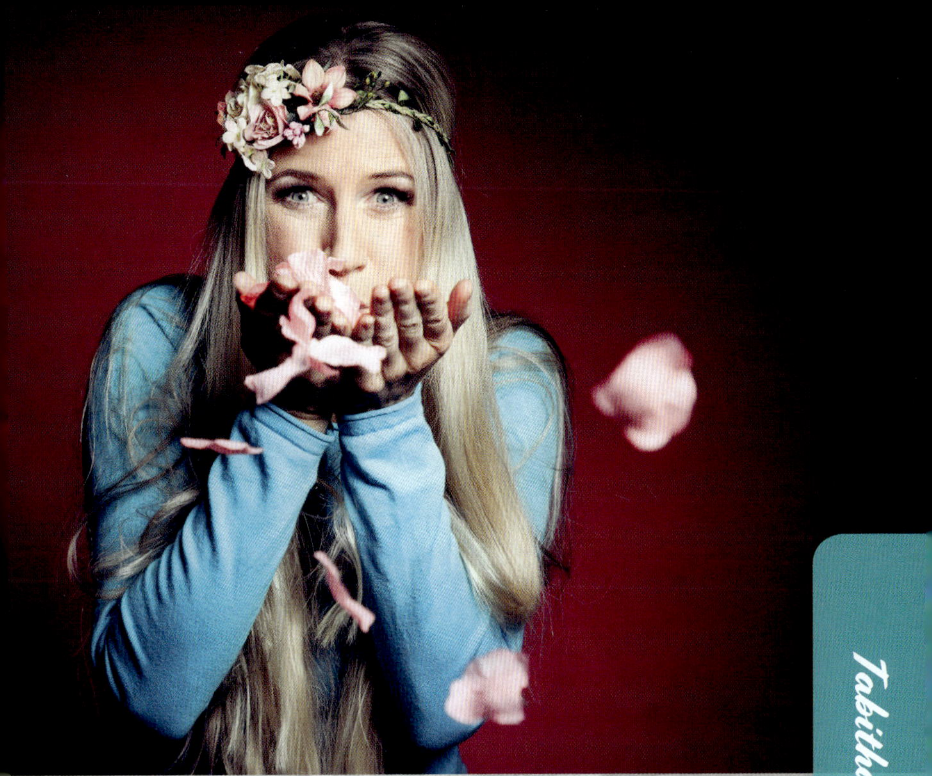

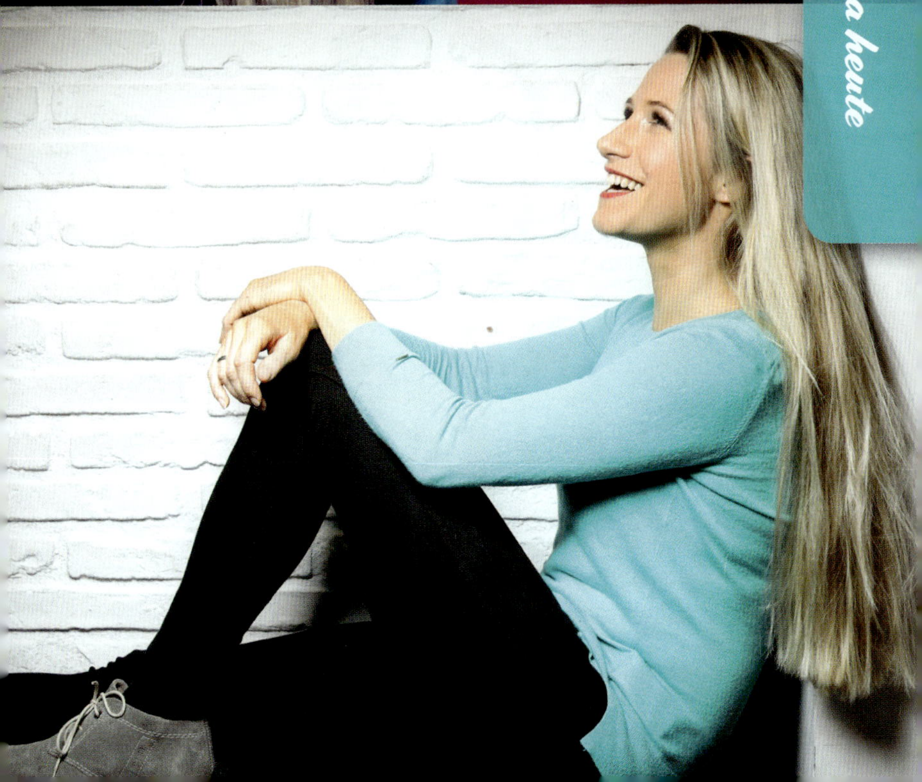

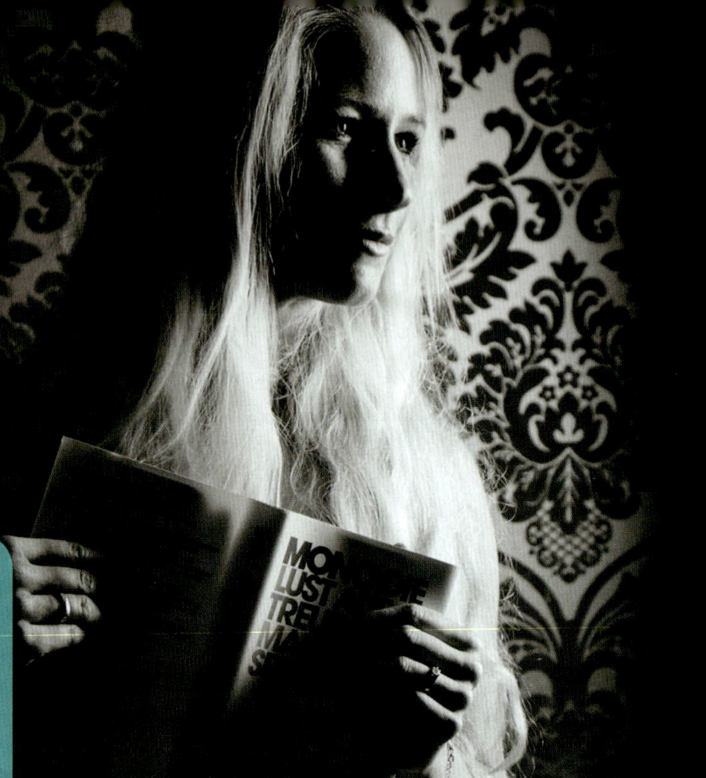

Tabitha heute

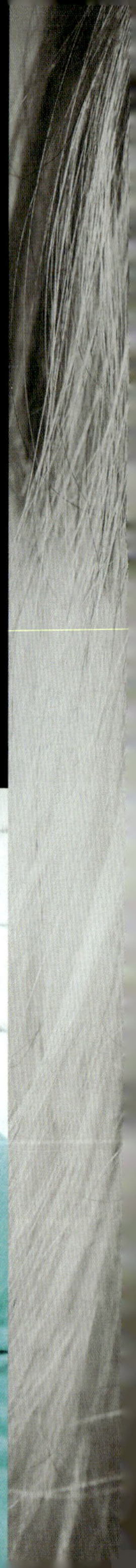

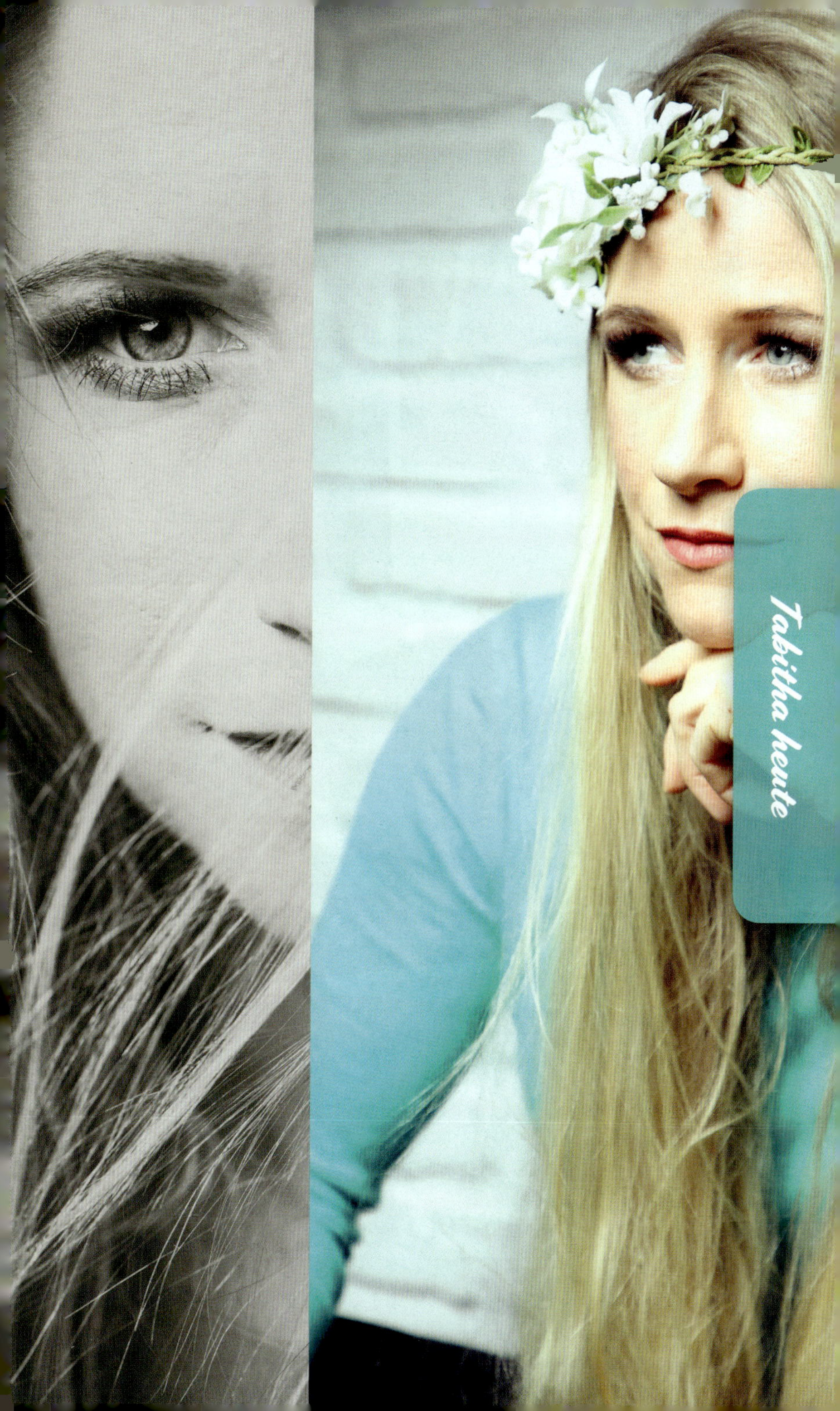
Tabitha heute

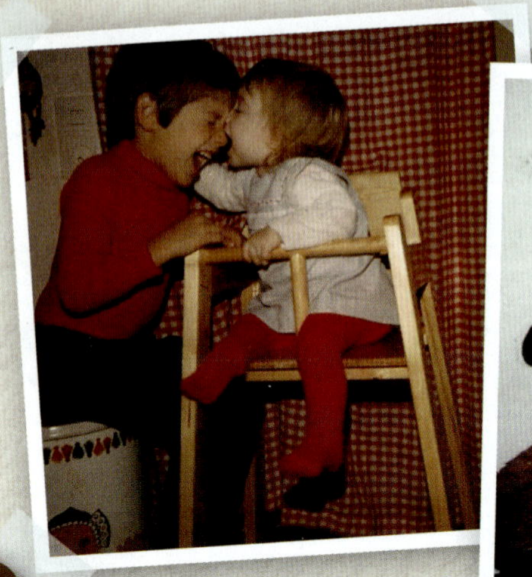

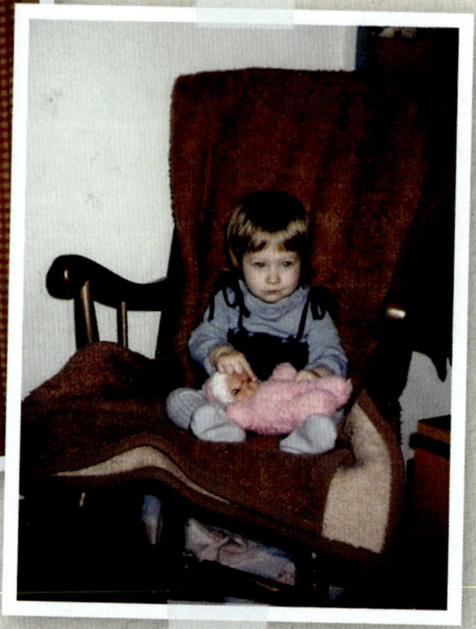

Papa und ich

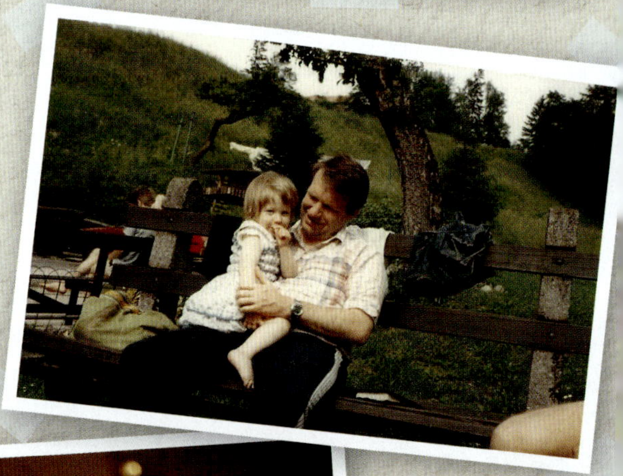

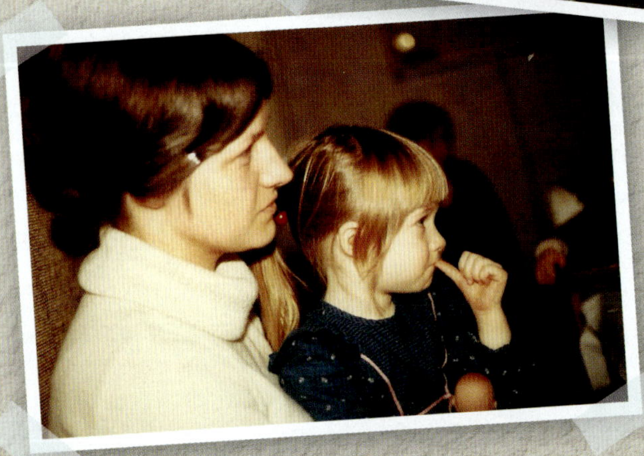

Auf Mamas Schoß

Freude auf der Baustelle

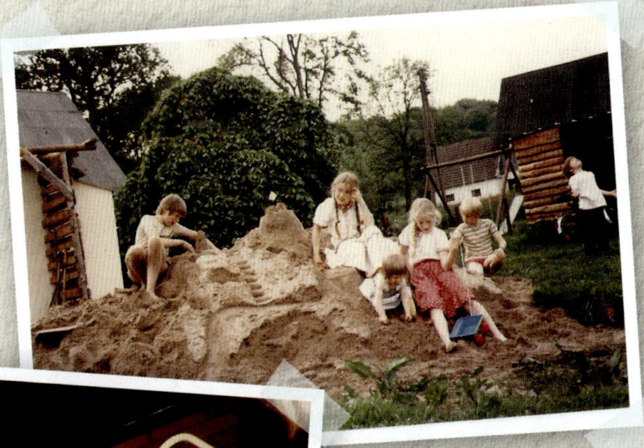

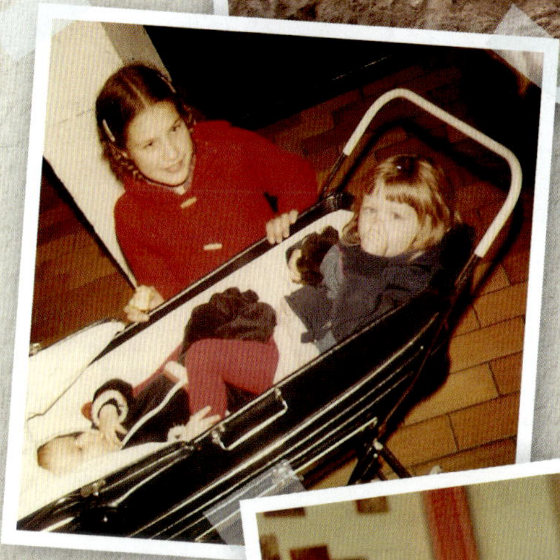

Mit Schwester Tine und dem kleinen Bruder

Mit kleinem Bruder

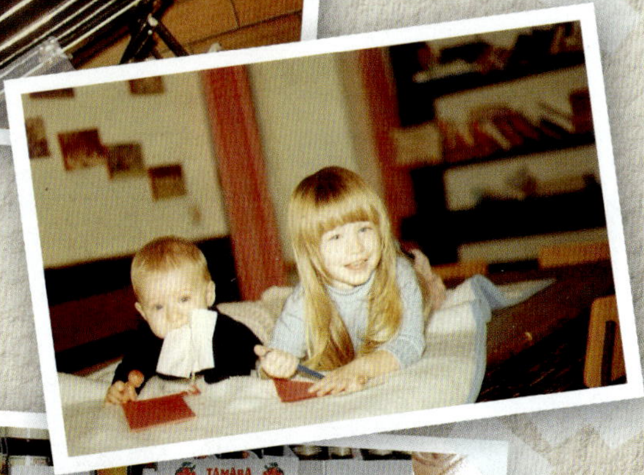

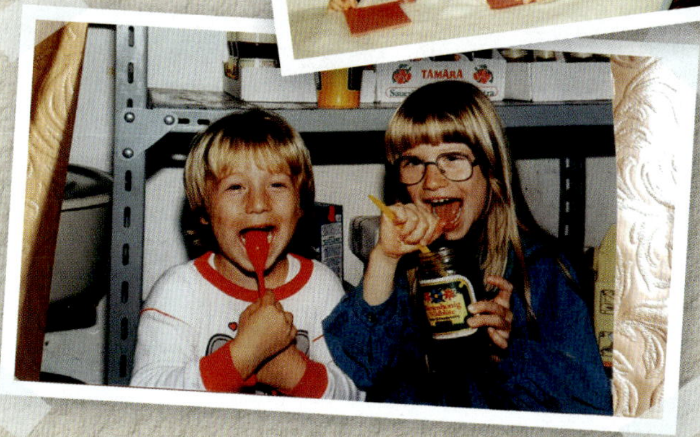

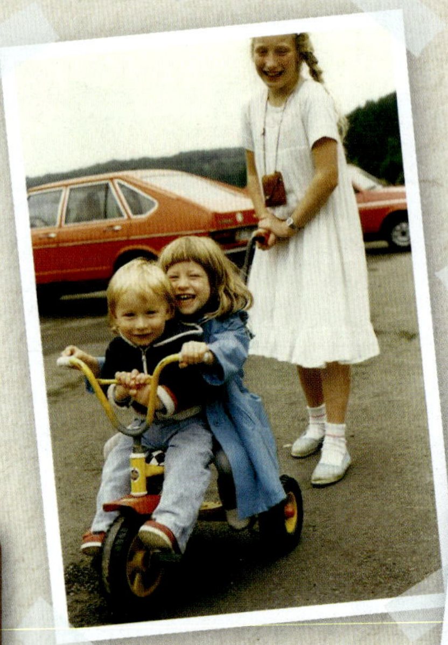

Schwester Debora und Brüderchen David

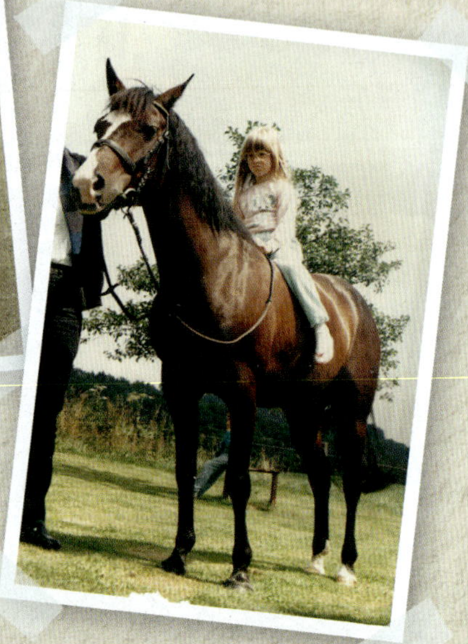

Nicht mein bester Tag …

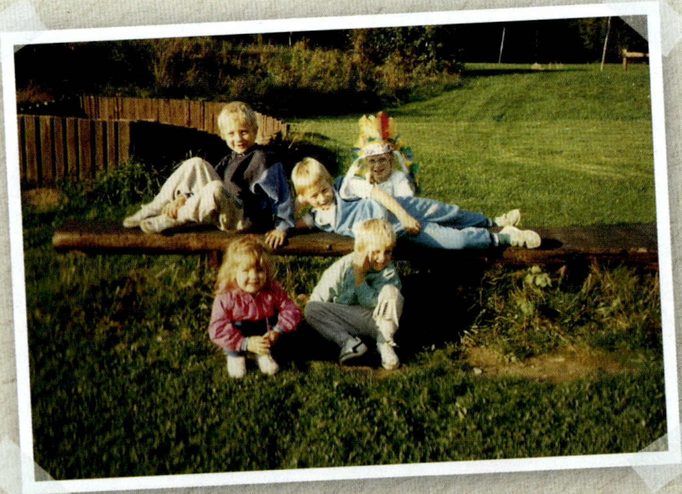

Meine Kindheits-Gang

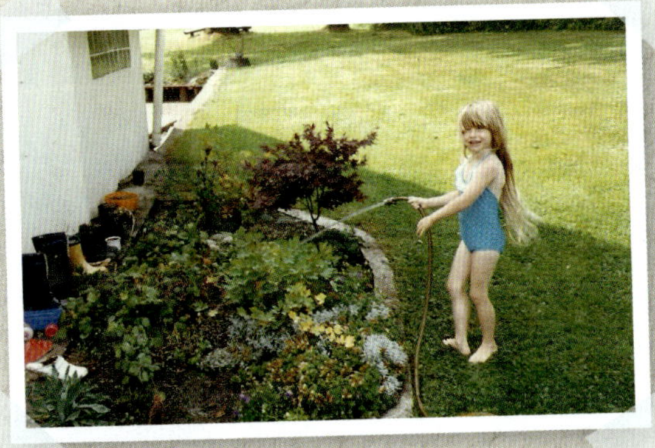

Ich im Garten

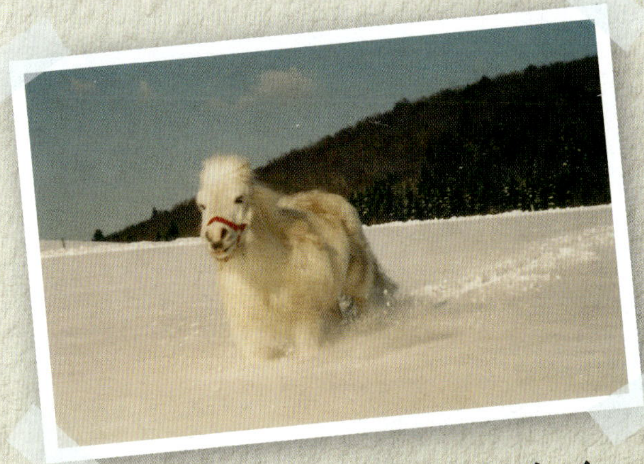

Achtung: Polly in Fahrt!

Ich mit (kleinerer) Brille

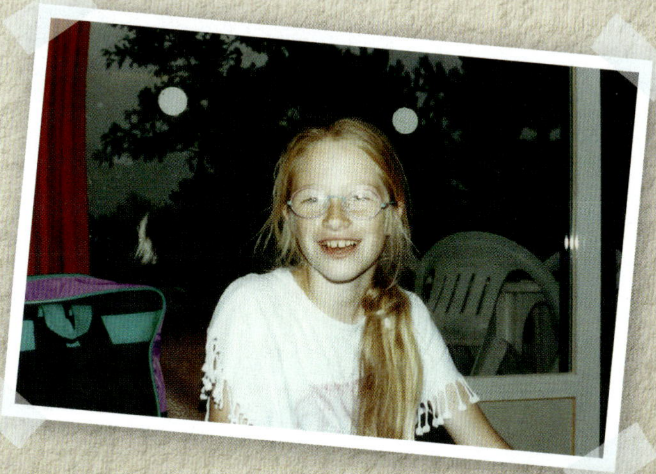

Abschied von Polly

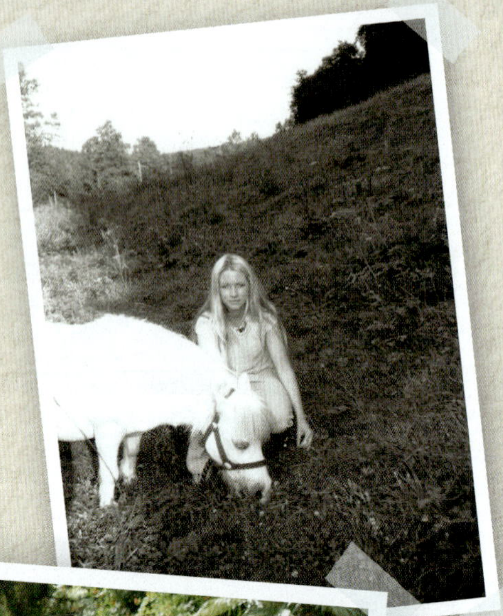

Familienurlaub

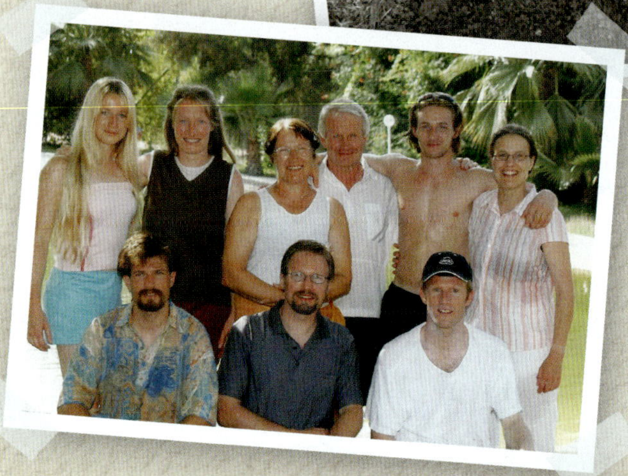

Endlich erwachsen!

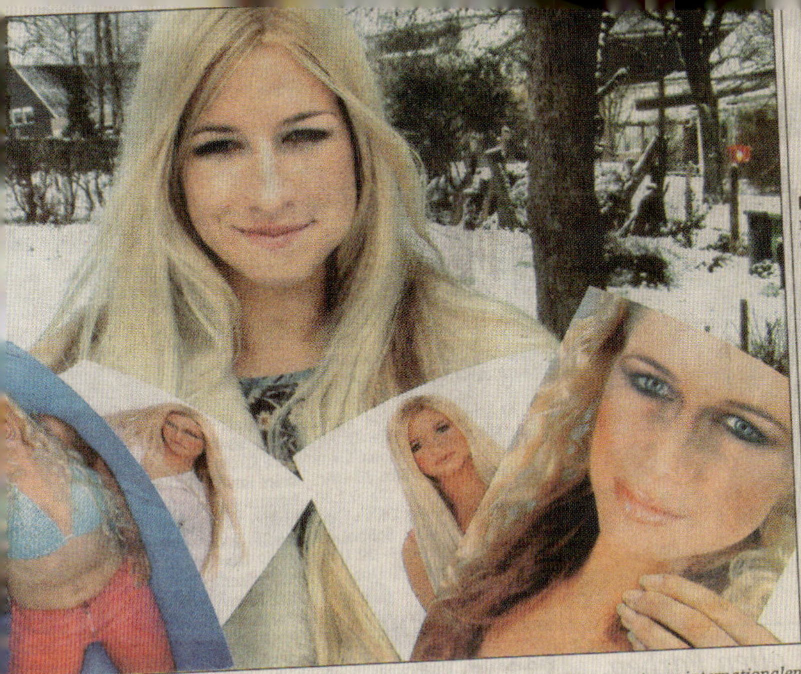

ganz groß raus. Am Samstag fliegt die Studentin nach Costa Rica und nimmt an einem internationalen
▪ Foto: W. Wagner

…tingstar aus Ingemert

…hne nimmt am „Model of the Year"-Contest in Costa Rica teil.
…italent betätigt sich auch als Autorin und Schauspielerin

…dchen

…tut das,
…rem Al-
…steht im
…tografen
…ie wird
… ist ge-
… ist Mo-
…Leiden-
…beruf für
…-Jährige.
…ußerlich-
… will ich
…gig ma-

…engt hat
…, alles ist
…llen. Und
…tag nach
…m „Model
…t, hat sie
…Freund zu
…n der Ver-
…einem
…d ohne ihr
…odel-Wahl

…ewerb bin
…cht hinge-
…

in San José tritt sie für Deutschland gegen Schönheiten aus Slowenien, Frankreich, Japan und Afrika an. Aber von Aufregung keine Spur. „Das ist ein Spaß für mich, ein Hobby", macht die junge Meinerzhagenerin klar. Und danach sei es auch erstmal vorbei mit dem Modeln, denn in den letzten Wochen habe sie ausschließlich von Obst und Gemüse gelebt – „und von Tee, schrecklich." Wichtig ist, dass man kein Gramm zu viel wiegt. 56 Kilo sind es bei ihr, und die muss man halten, auch wenn man Schokolade liebt. Da hilft zwar auch Sport. Aber: „Das Fußballspielen wurde mir verboten", sagt sie. „Die Fotografen haben sich wegen meiner vielen blauen Flecken und Schürfwunden beschwert." Außerdem gibt es noch ein anderes Ziel für den Sommer, und das heißt „Vordiplom zum Medienwirt". „Aus mir muss ja auch noch was Vernünftiges werden." Sie studiert Medien-Planung an der Universität Siegen. Im fünften Semester. Nebenbei jobbt sie bei Radio Siegen und bei der Produktionsfirma „Filmpool". Als Schauspielerin. Nur eine ihrer vielen weiteren Passionen. Aber am liebsten schreibt sie. „Total viel und gerne", sagt die ehemalige freie Mitarbeiterin der Meinerzhagener Zeitung. Meistens nachts, da hat sie die besten Ideen. Einen Roman hat sie schon produziert und sogar ein Drehbuch. Das wird von „Nightlight", einer christlichen Jugendstation, im April verfilmt. Dabei geht es um vier Jugendliche (Tabitha spielt eine der Hauptrollen), die nach dem Selbstmord einer Freundin ihr Leben überdenken und sich vornehmen, spätestens mit 30 glücklich zu sein. Was aus deren Lebensplanung geworden ist, wenn sie sich nach Jahren wiedersehen, lässt die Autorin offen, jedenfalls vorerst, denn die Geschichte endet mit einer Überraschung. Einige der Drehorte sind im Umkreis von Meinerzhagen.

Aber jetzt steht ihr erstmal San José bevor und der Catwalk in einem Hotel der …

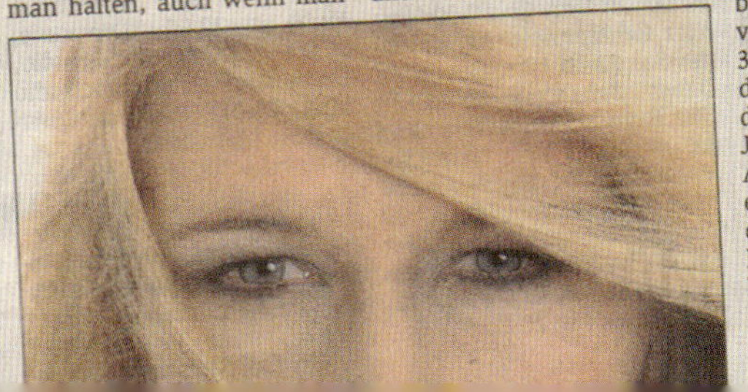

Model-Zeit

…am

Entscheid…
der ital…

MEINERZHAGEN … ner wurden be… des Mobilen Ei… dos der Polize… Samstagabend, … am Löher We… men (wir ber… bestätigte jetzt … der Staatsanw… Anfrage. Bei … Zugriffen in … Pressesprecher … gel, wurden … nen festgen… Männer, über… ner, befinden … Haft.

Wie die Sta…

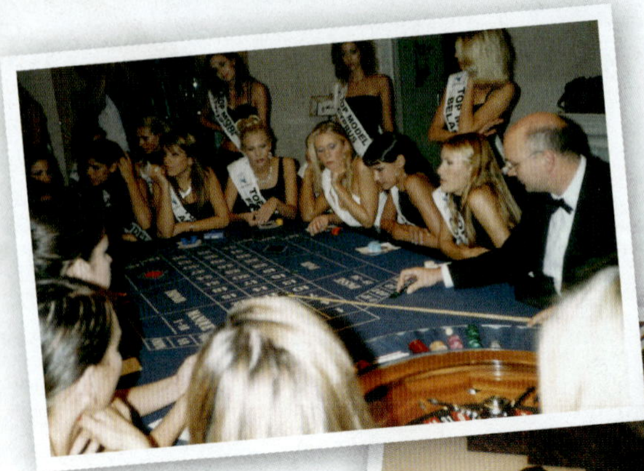

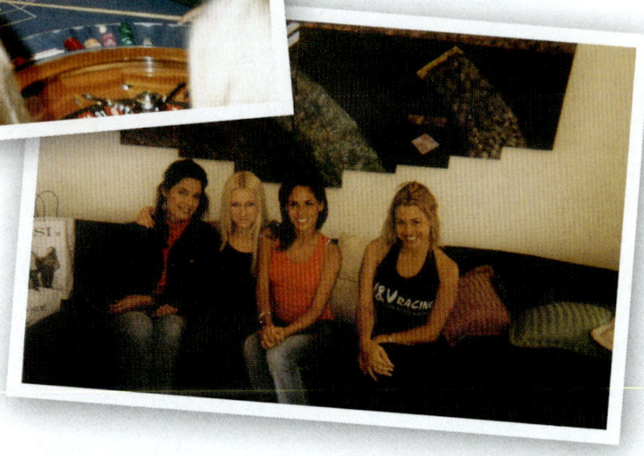

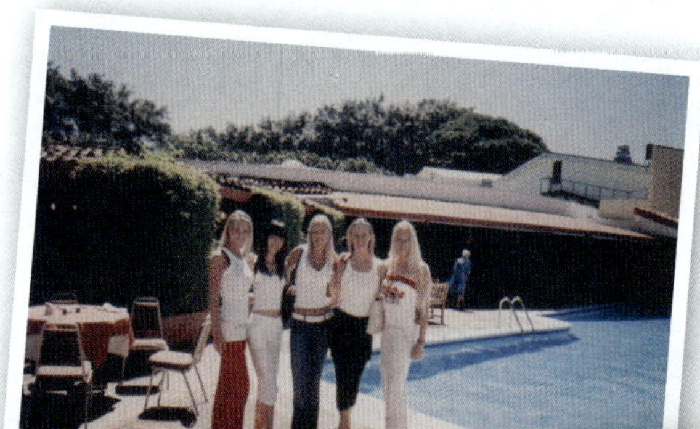

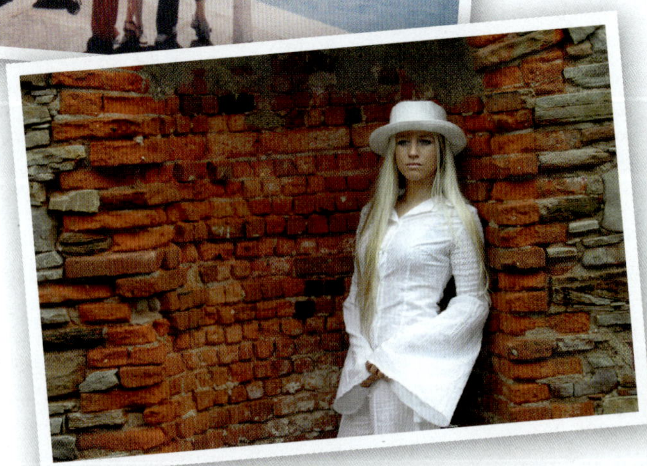

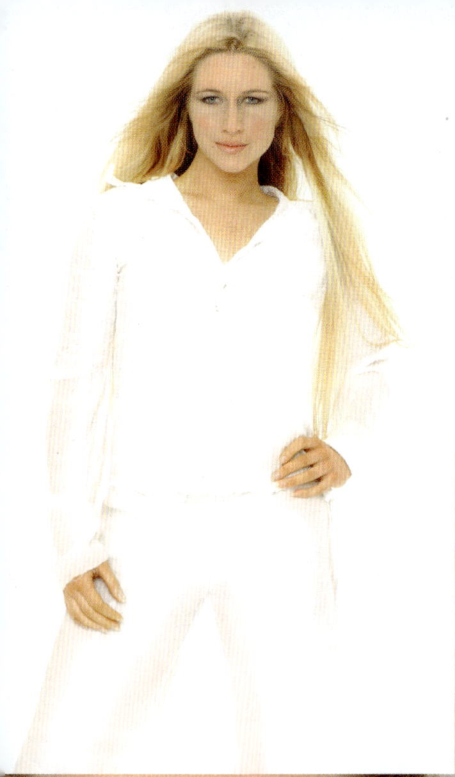

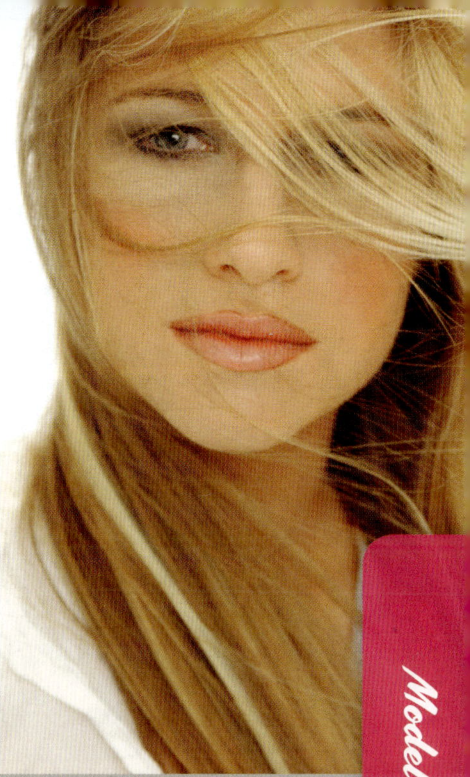

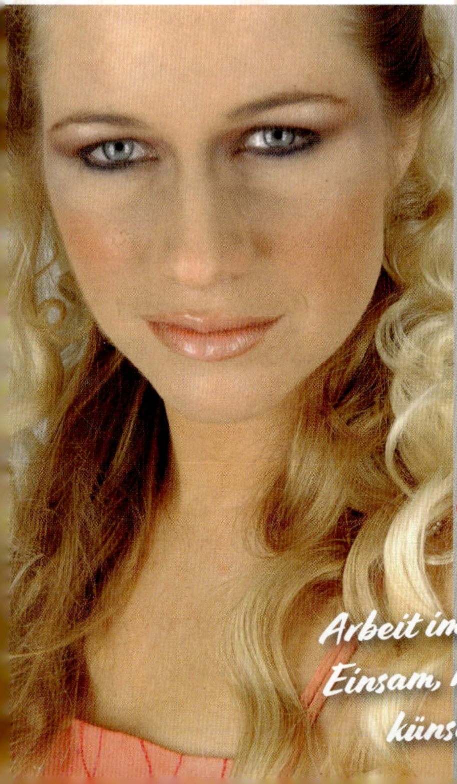

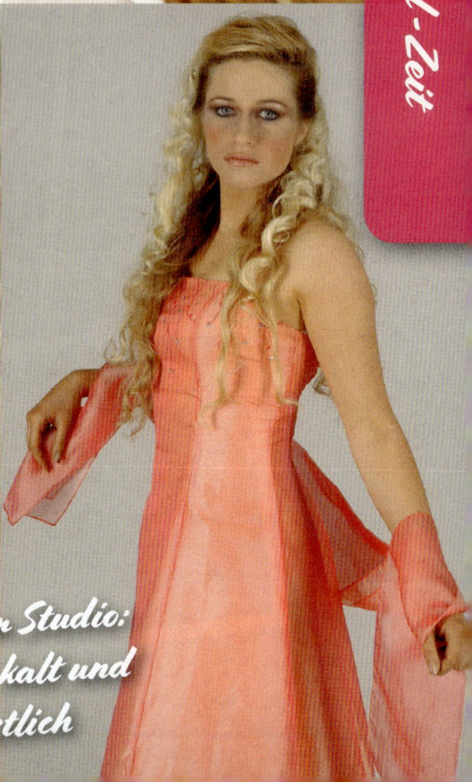

Arbeit im Studio: Einsam, kalt und künstlich

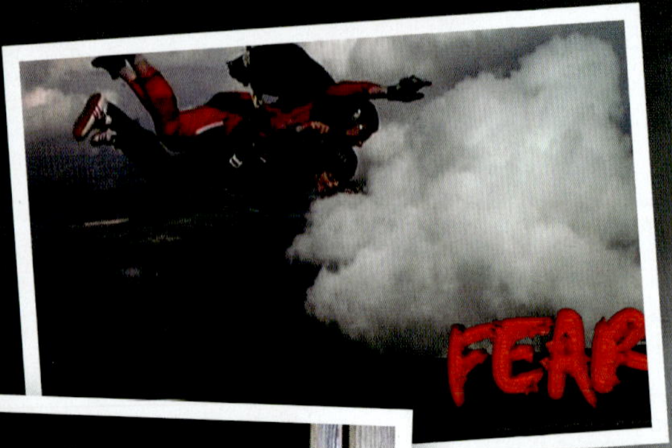
FEAR
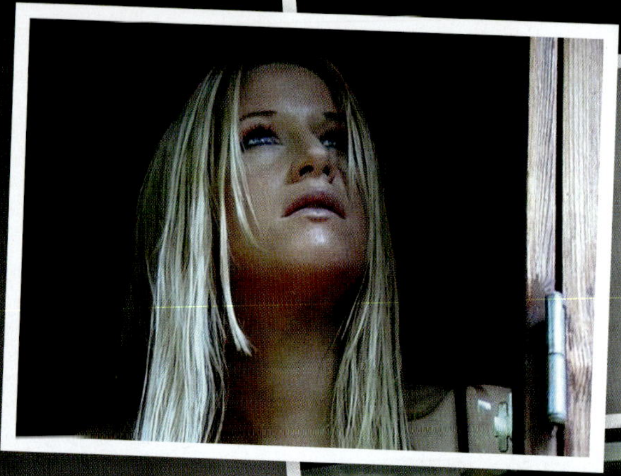
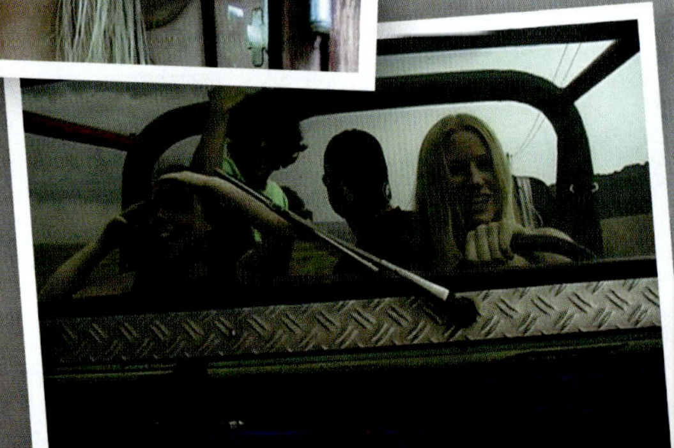
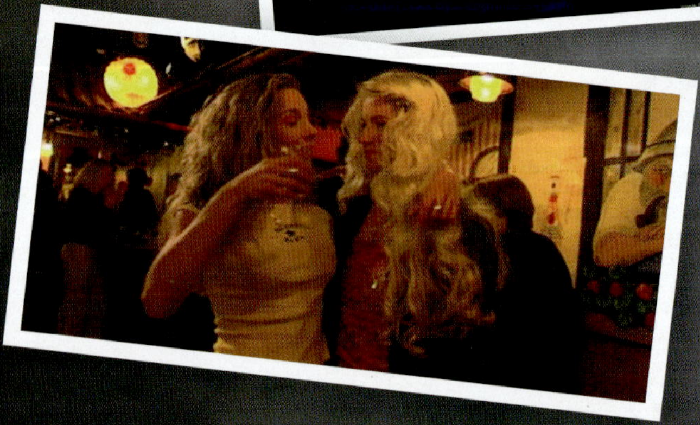

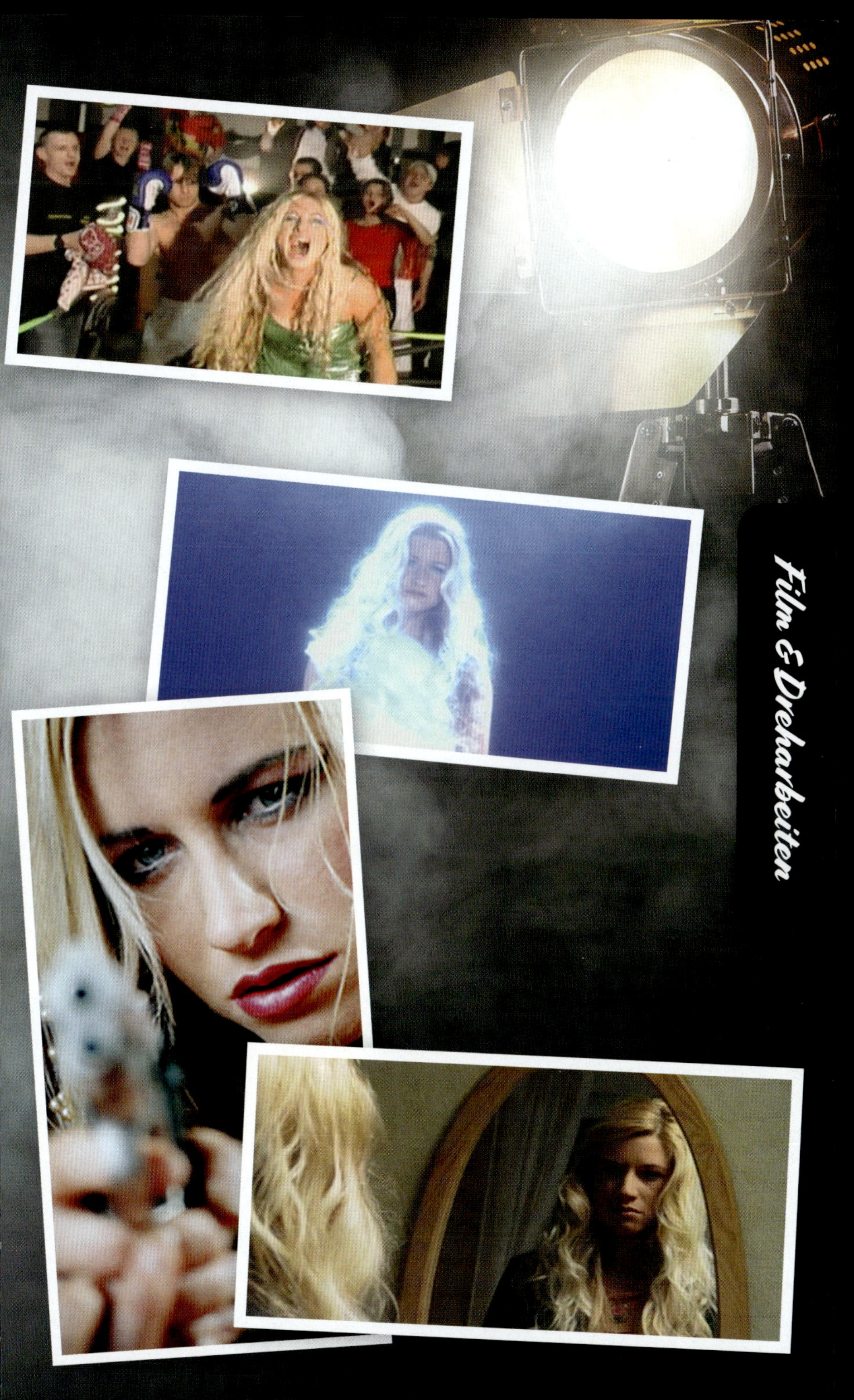

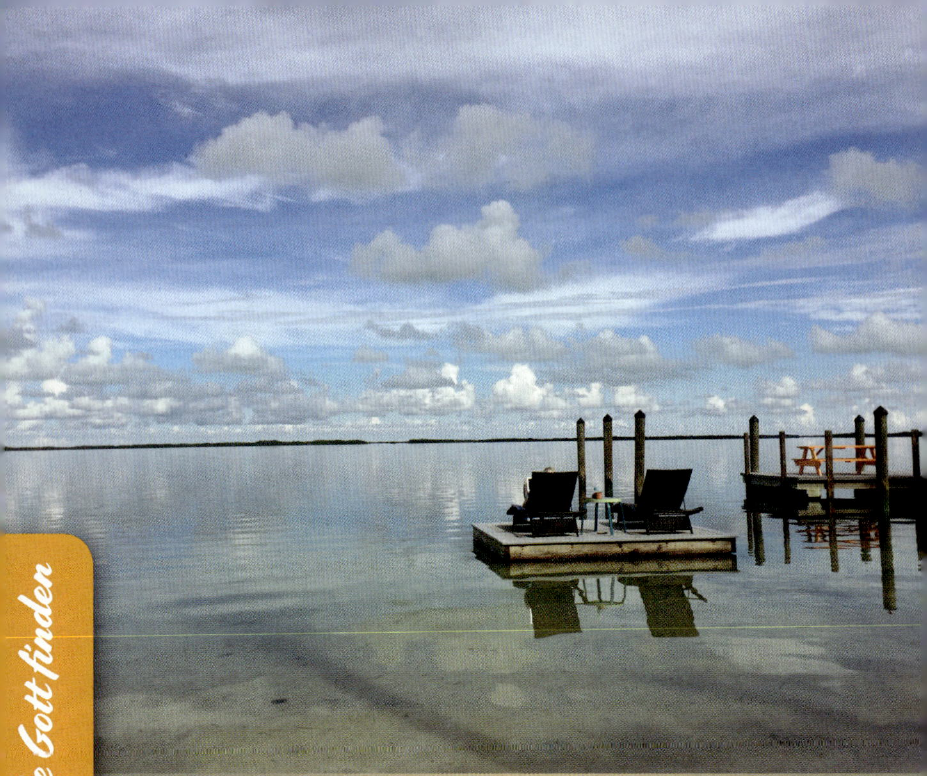

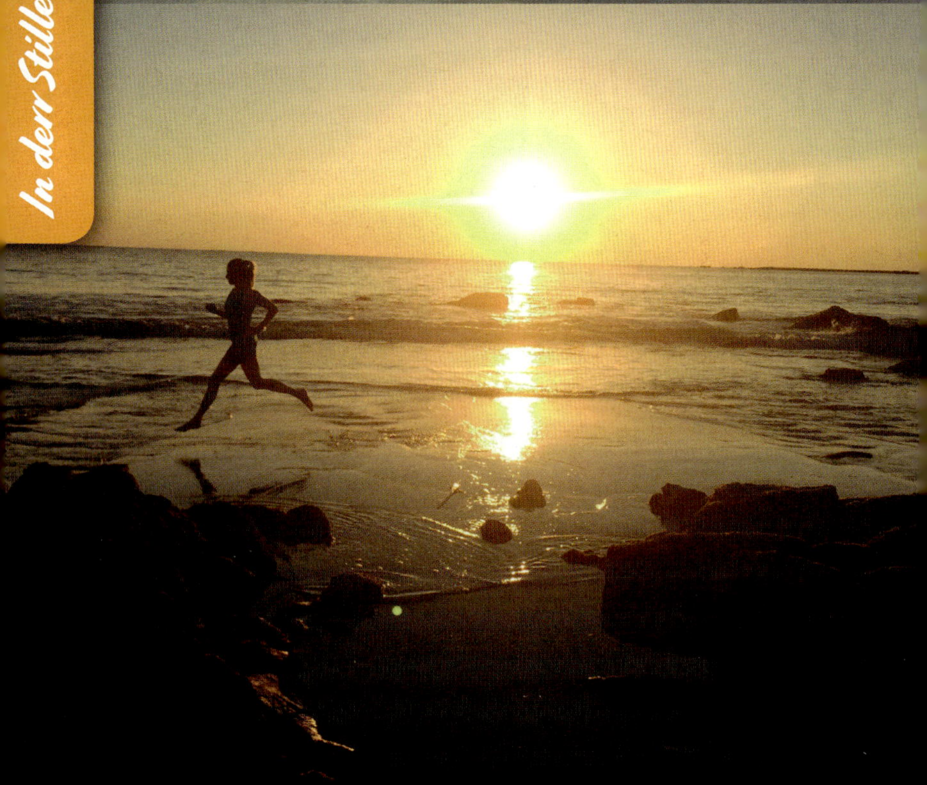

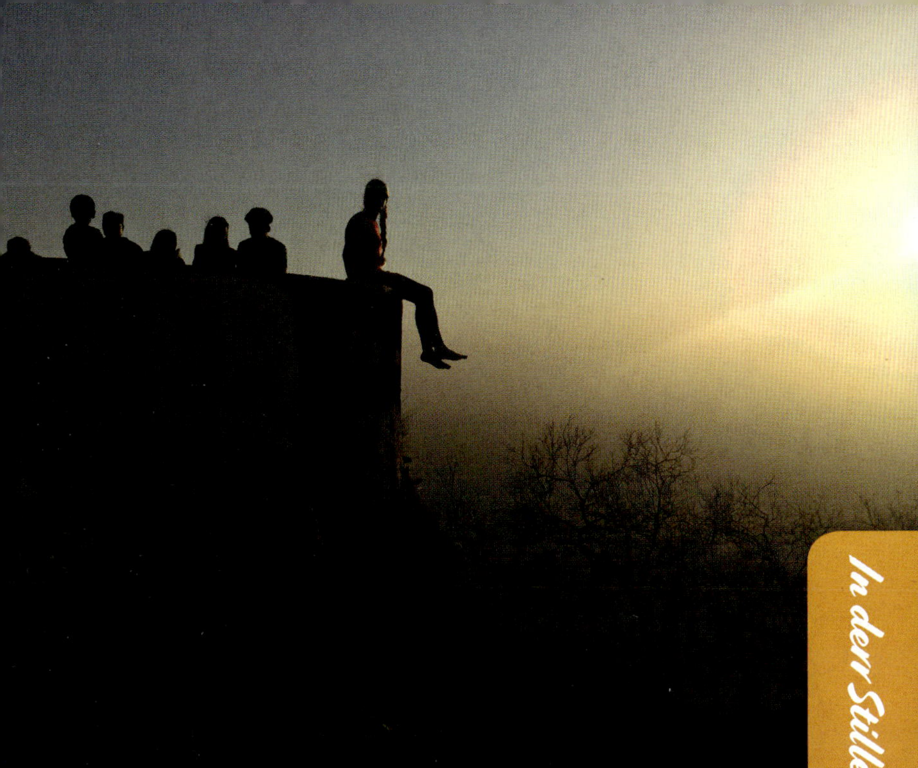

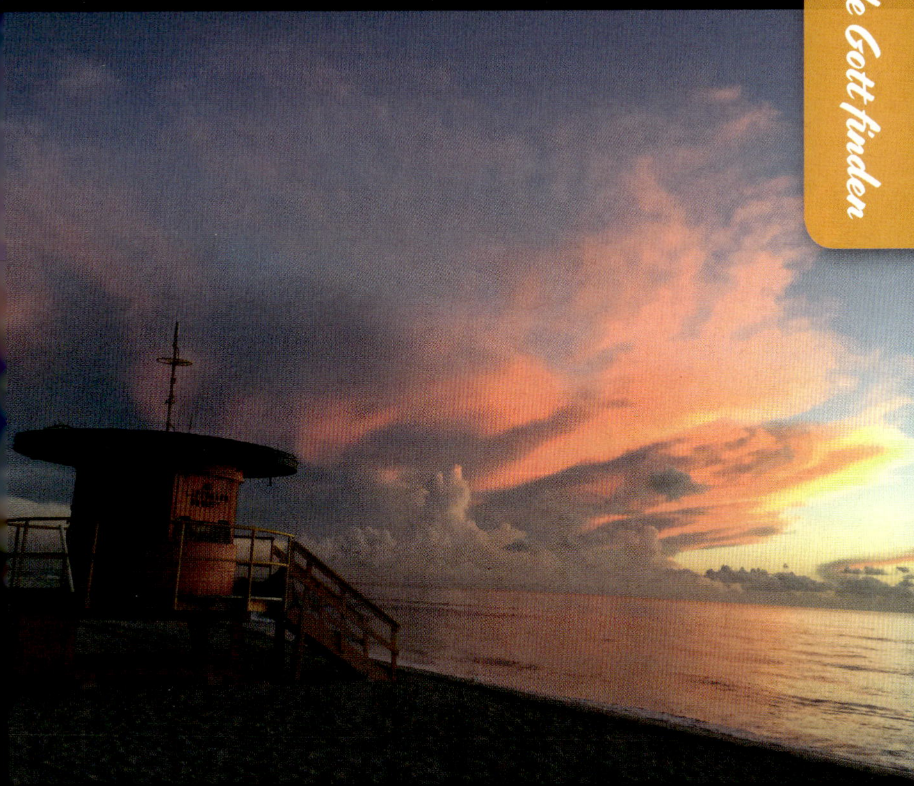

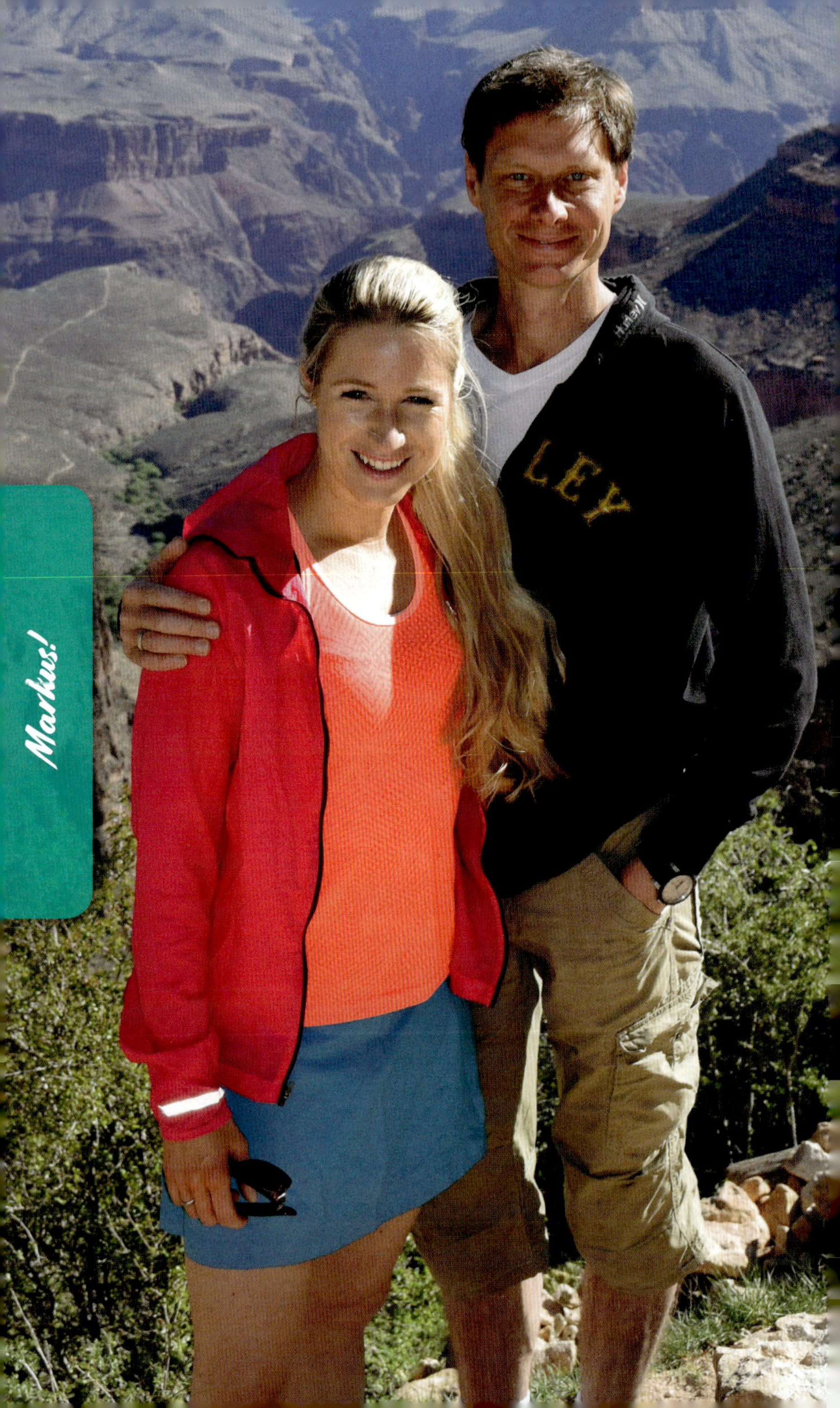

Markus!

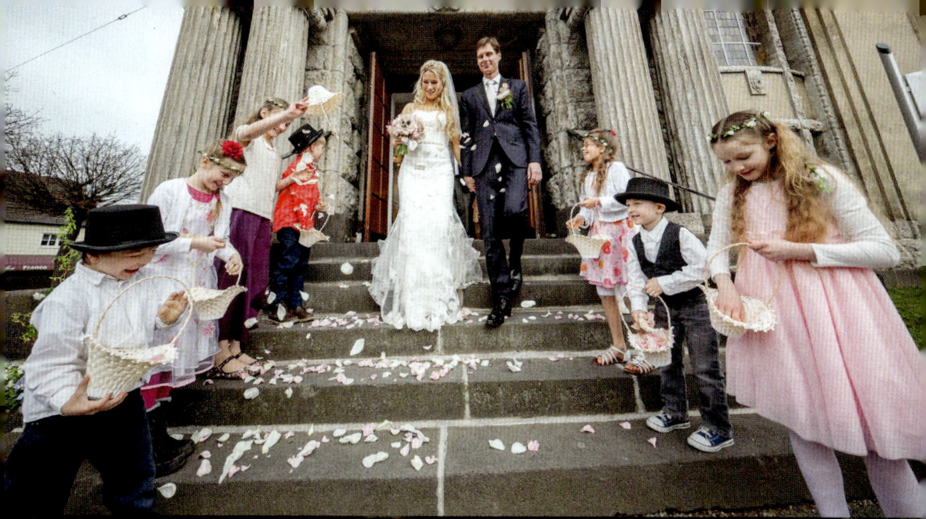

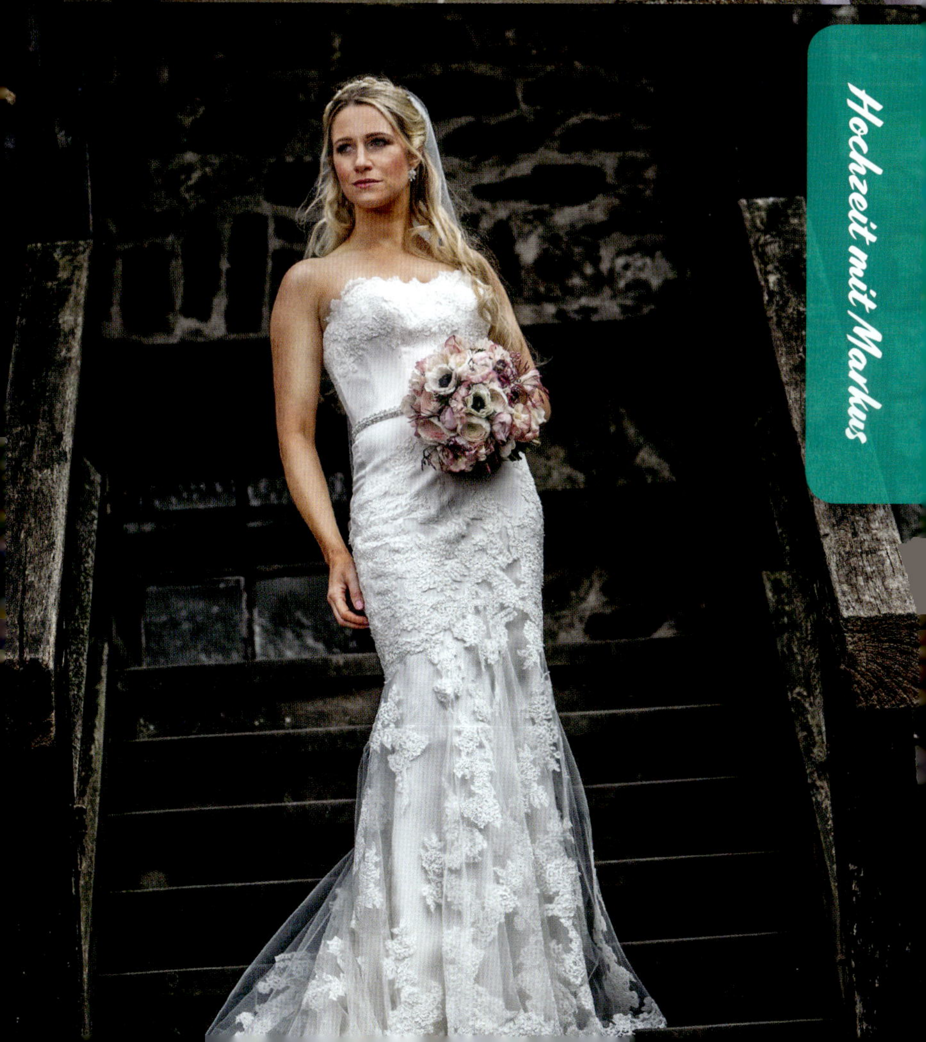

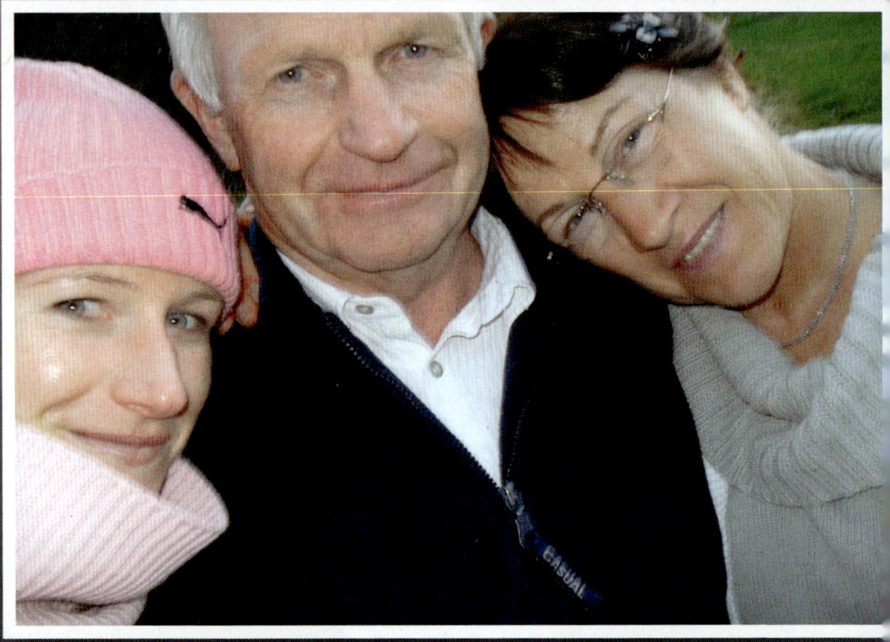

Meine Eltern

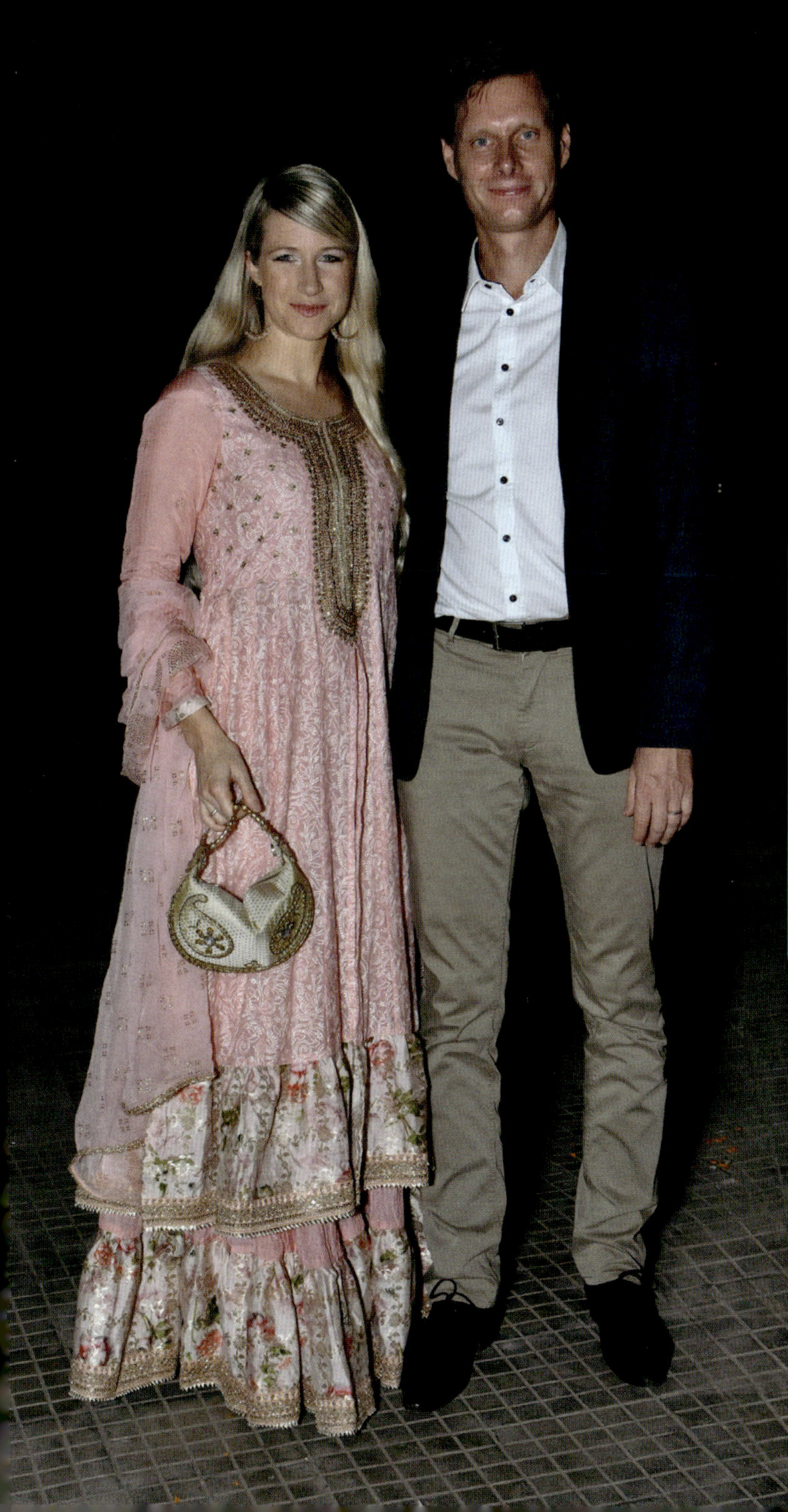

Mit Markus in Indien

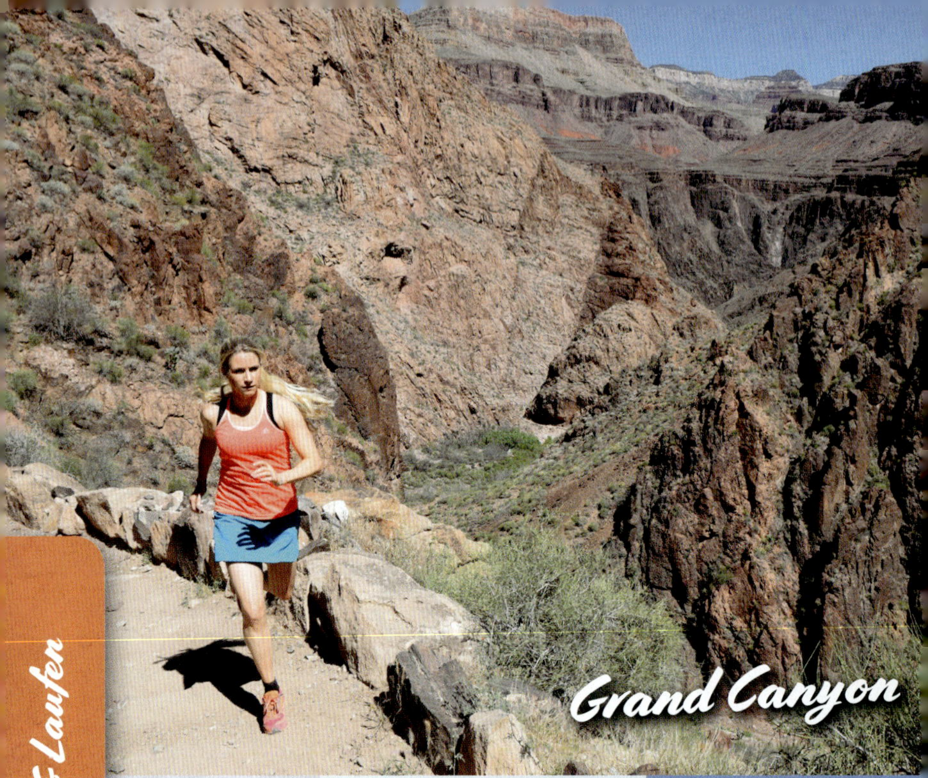
Grand Canyon

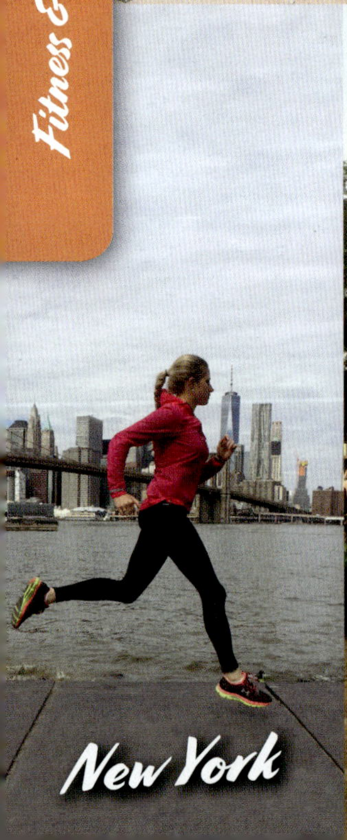
New York

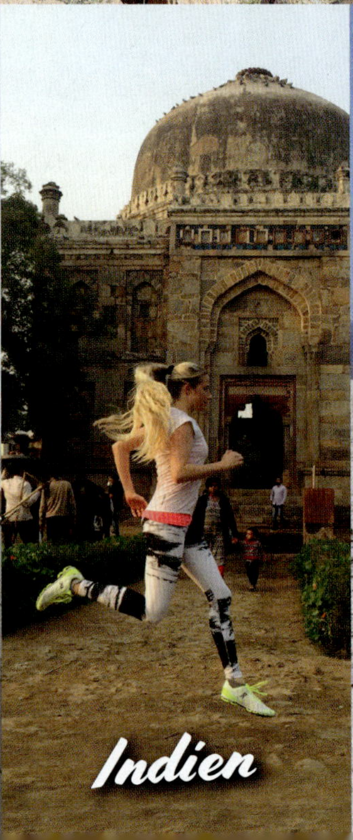
Indien

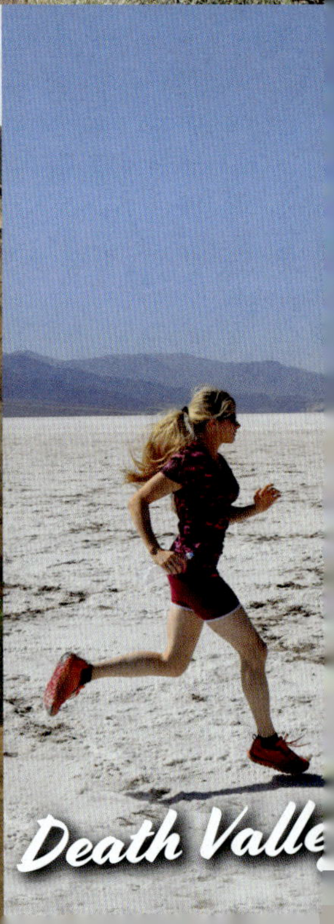
Death Valle

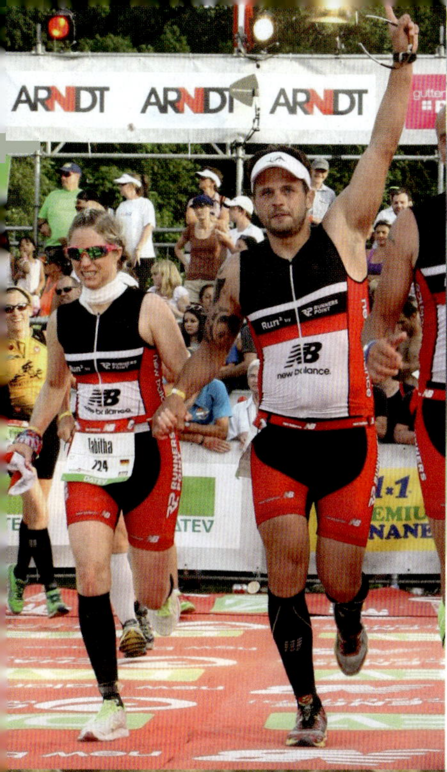
ARNDT ARNDT ARNDT
Tabitha
224
new balance

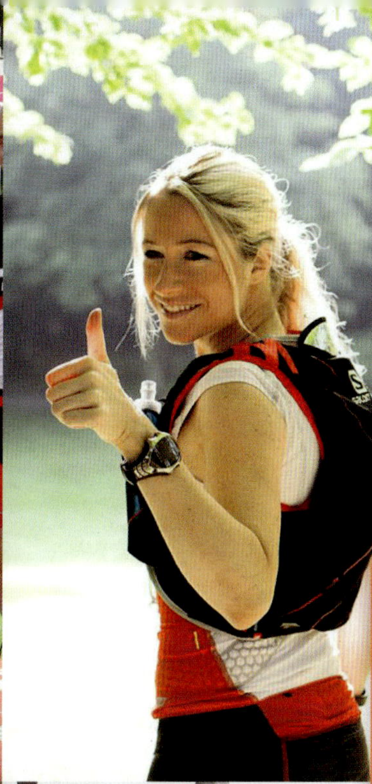

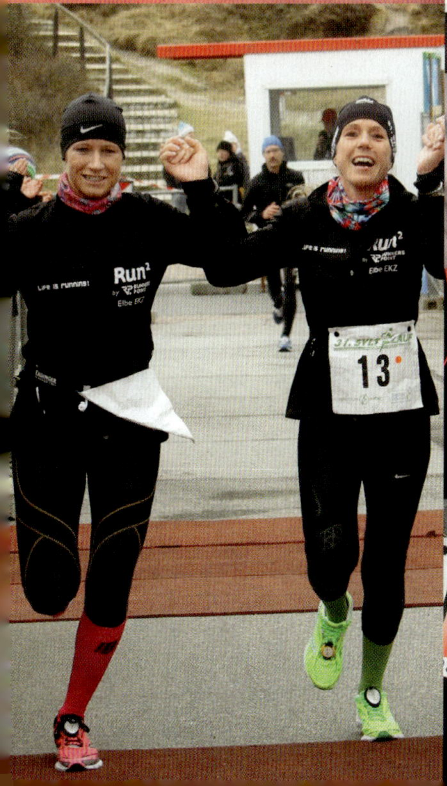
Run²
Elbe EKZ
13

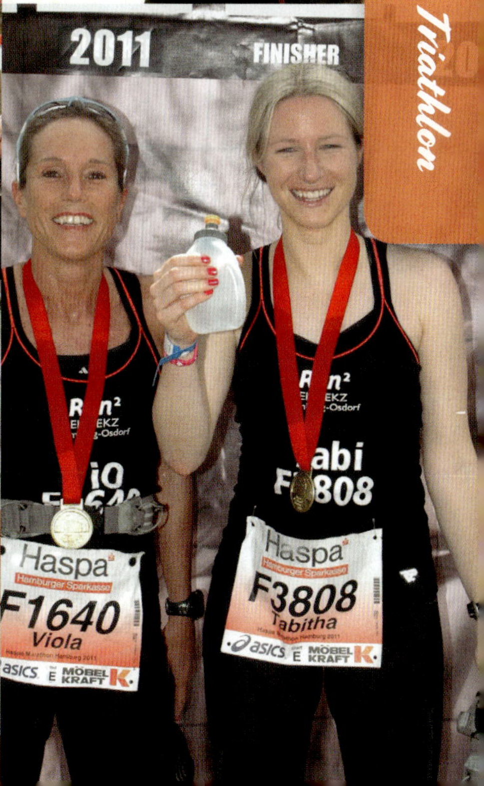
2011
FINISHER
Haspa
Hamburger Sparkasse
F1640
Viola
Haspa
Hamburger Sparkasse
F3808
Tabitha
asics
MÖBEL KRAFT

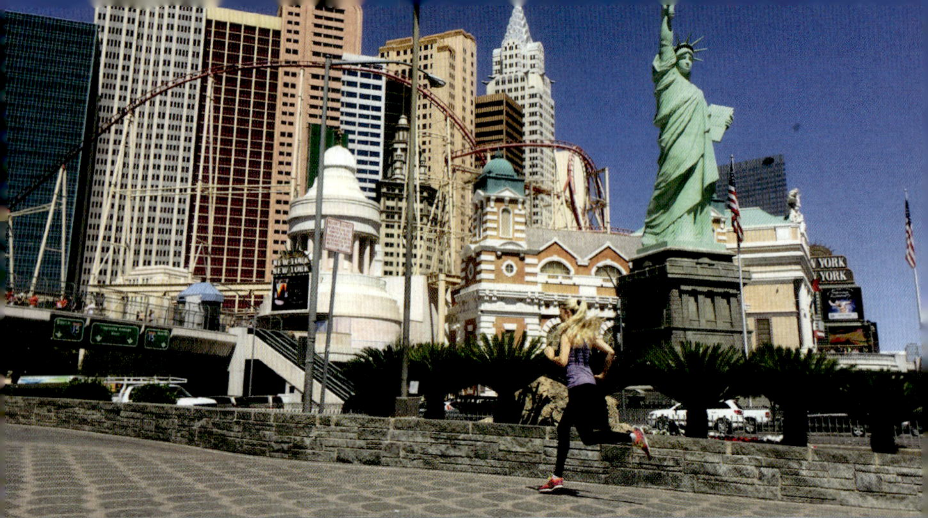

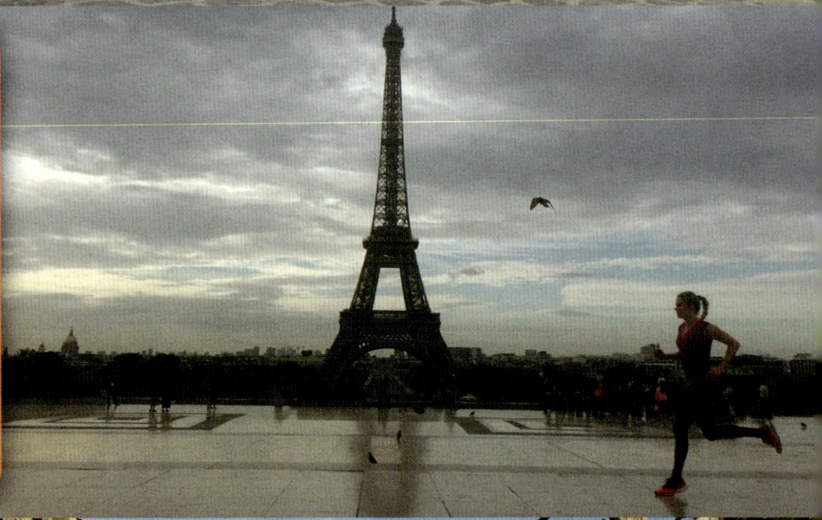

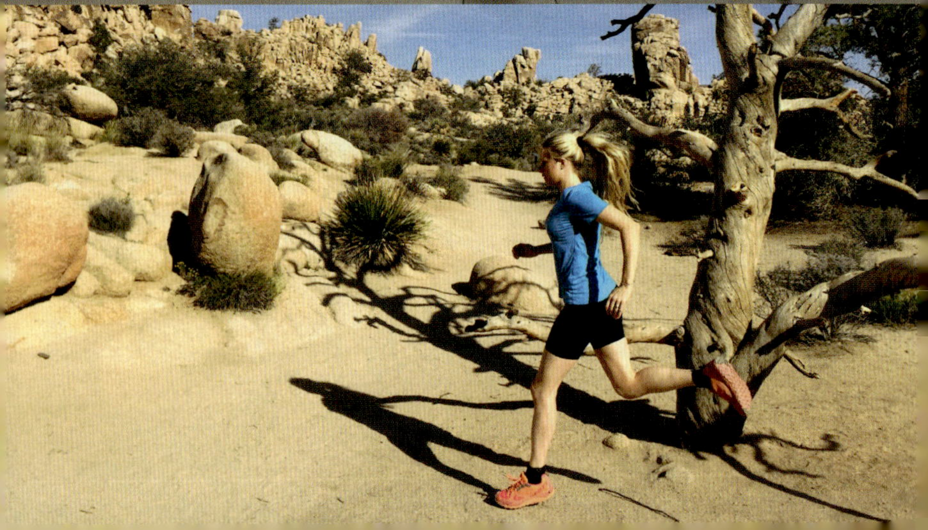

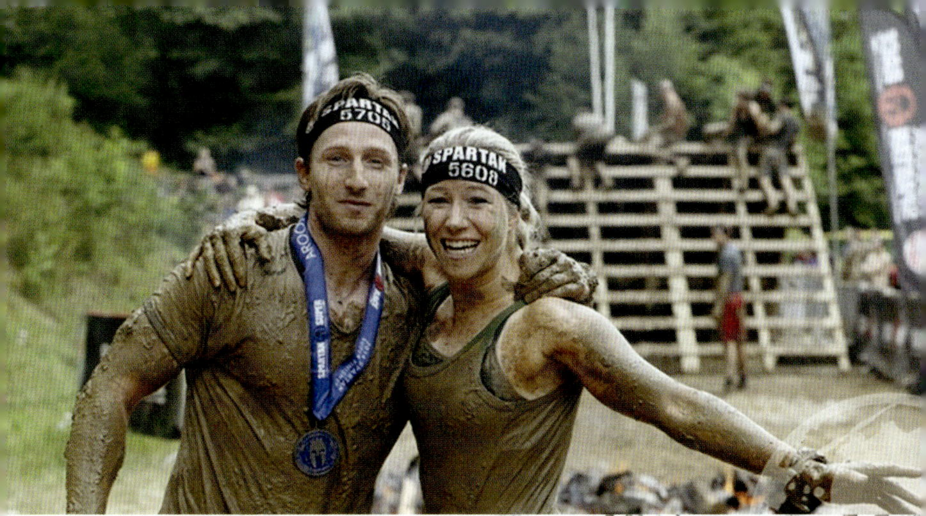
SPARTAN
5705
SPARTAN
5608

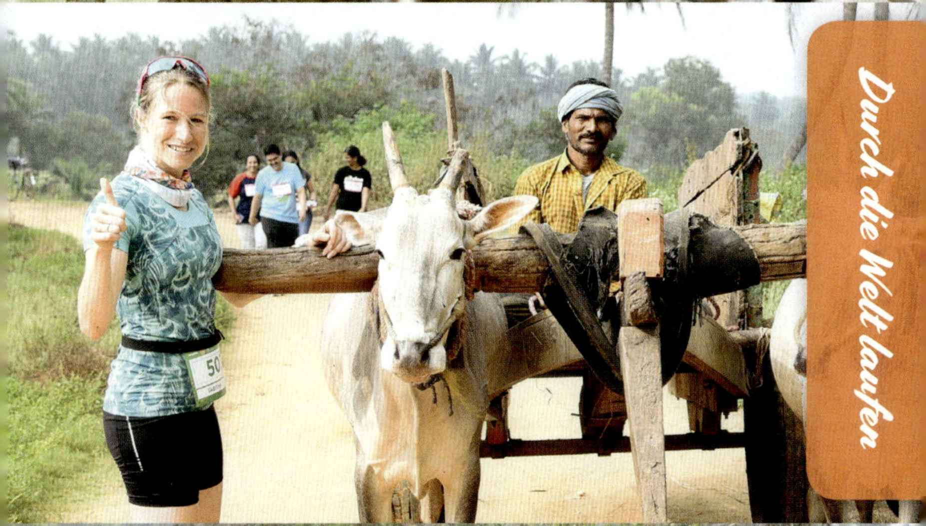

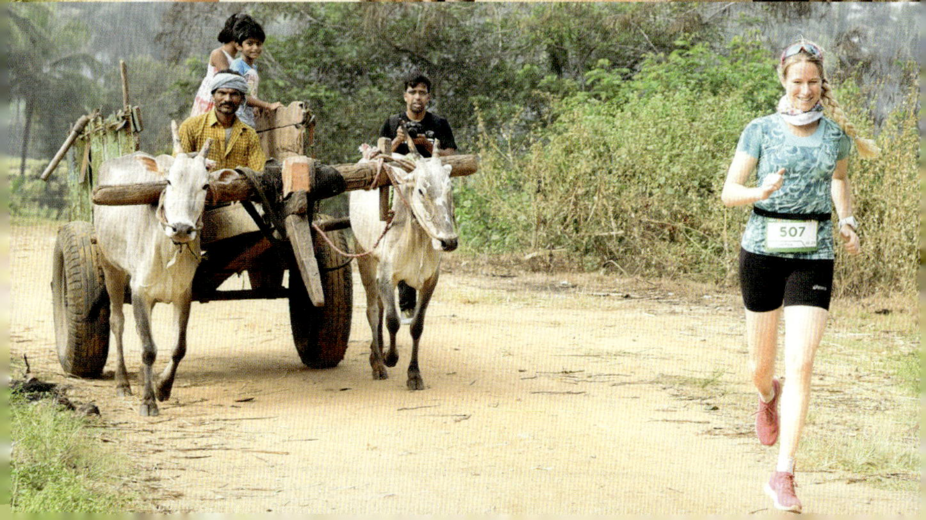
507

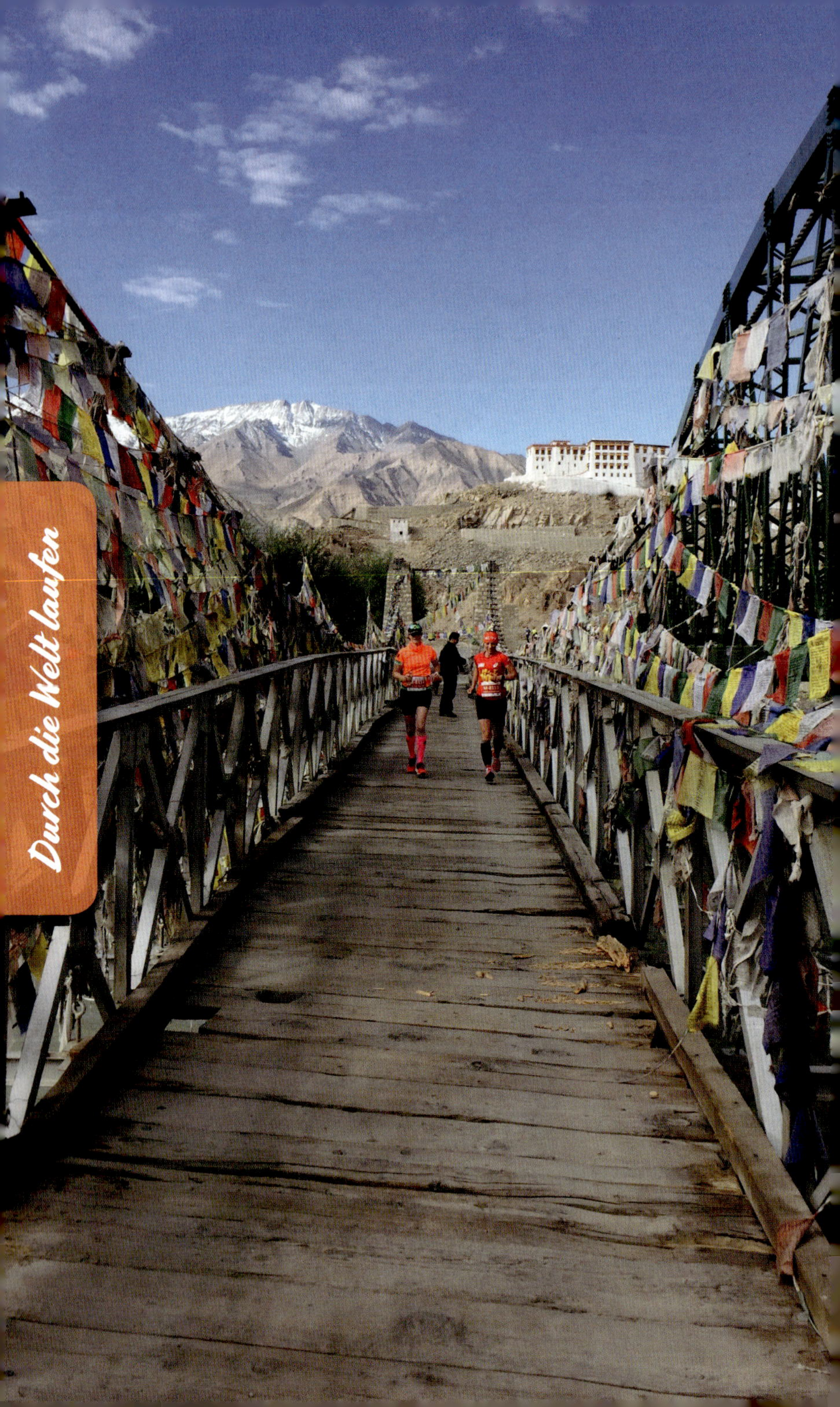

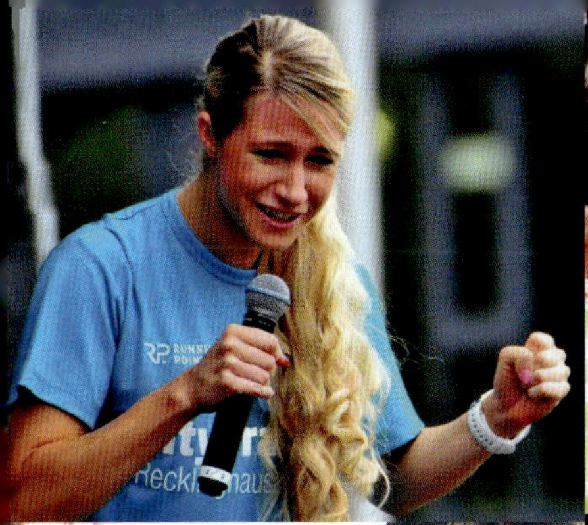

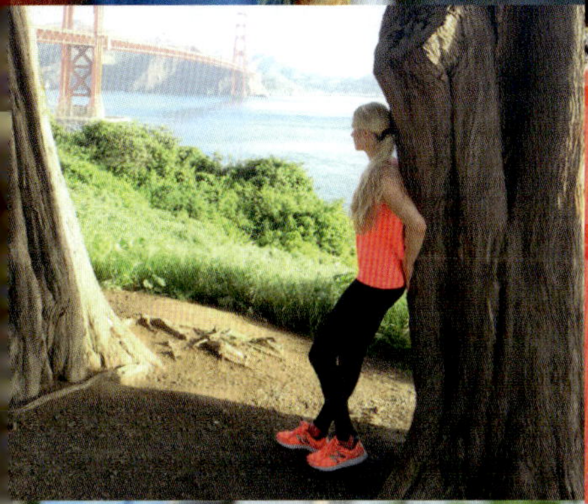

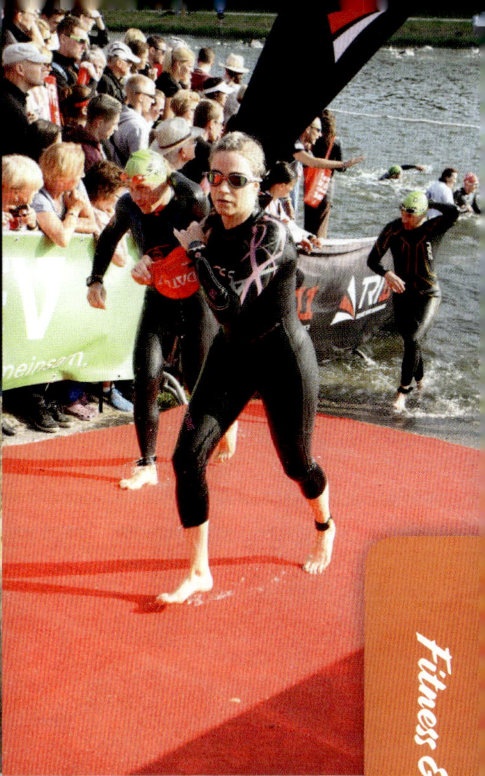

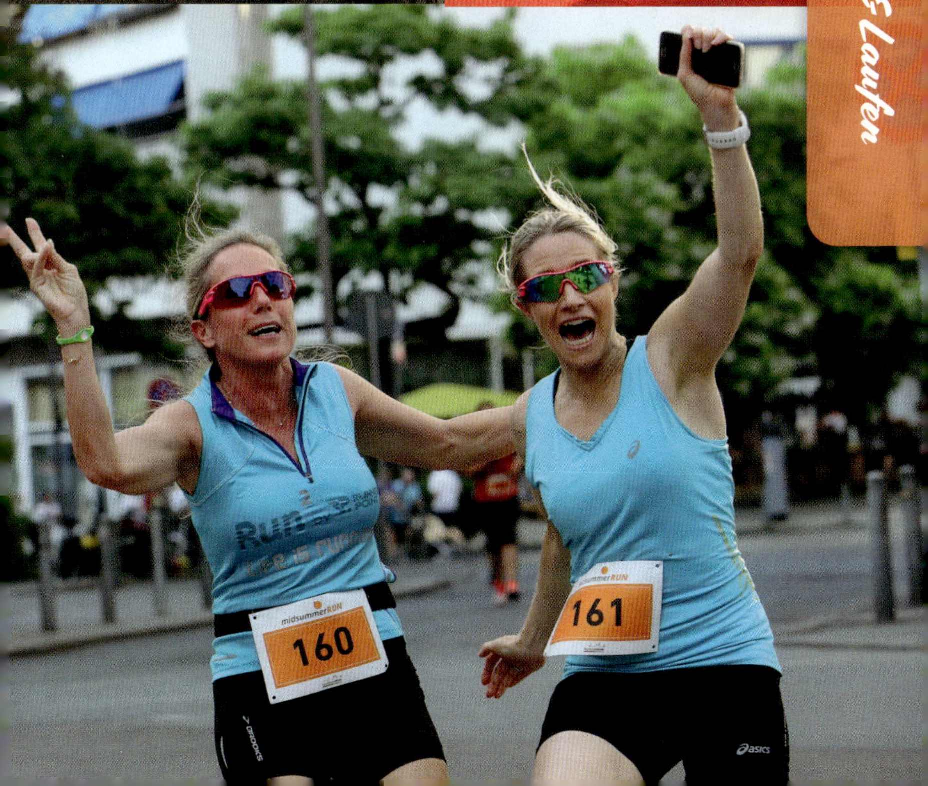
midsummerRUN
160
midsummerRUN
161

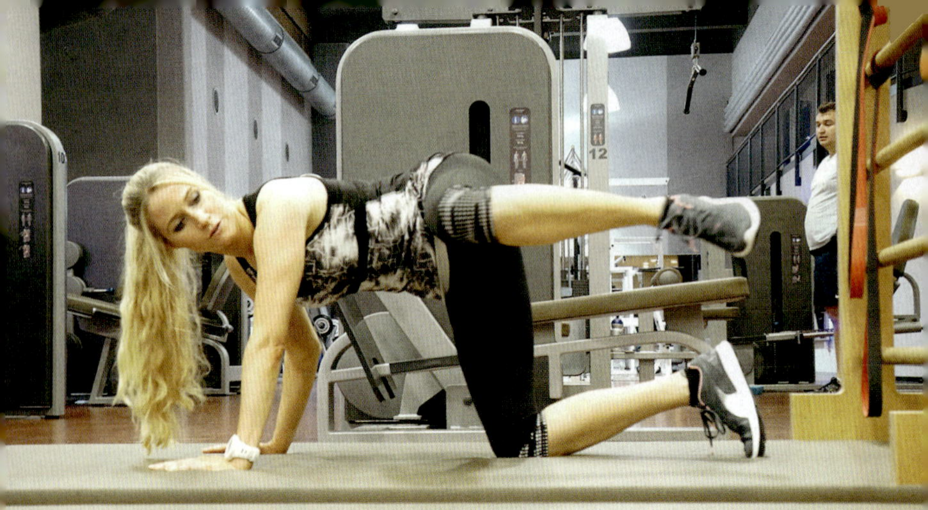

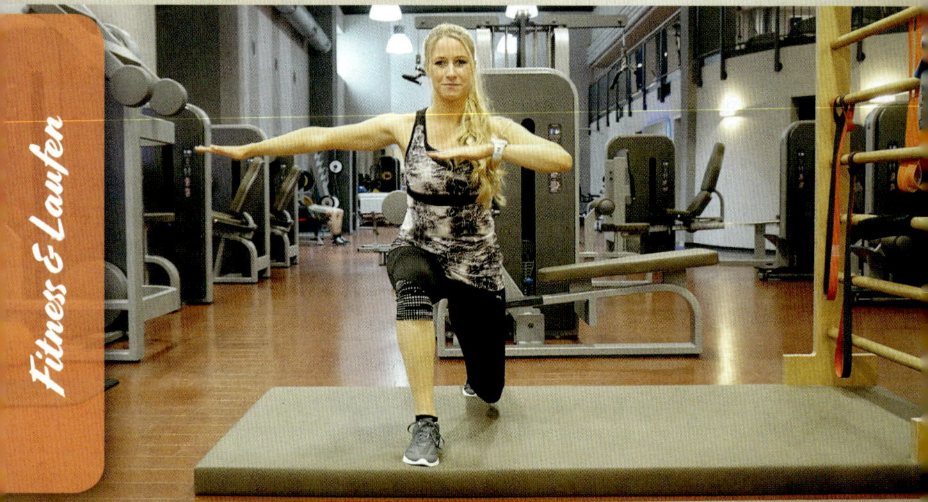

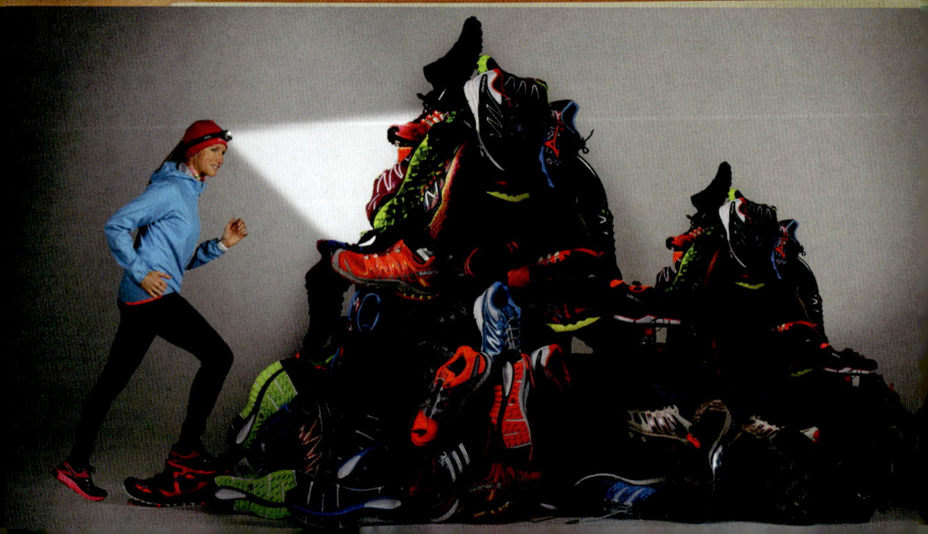

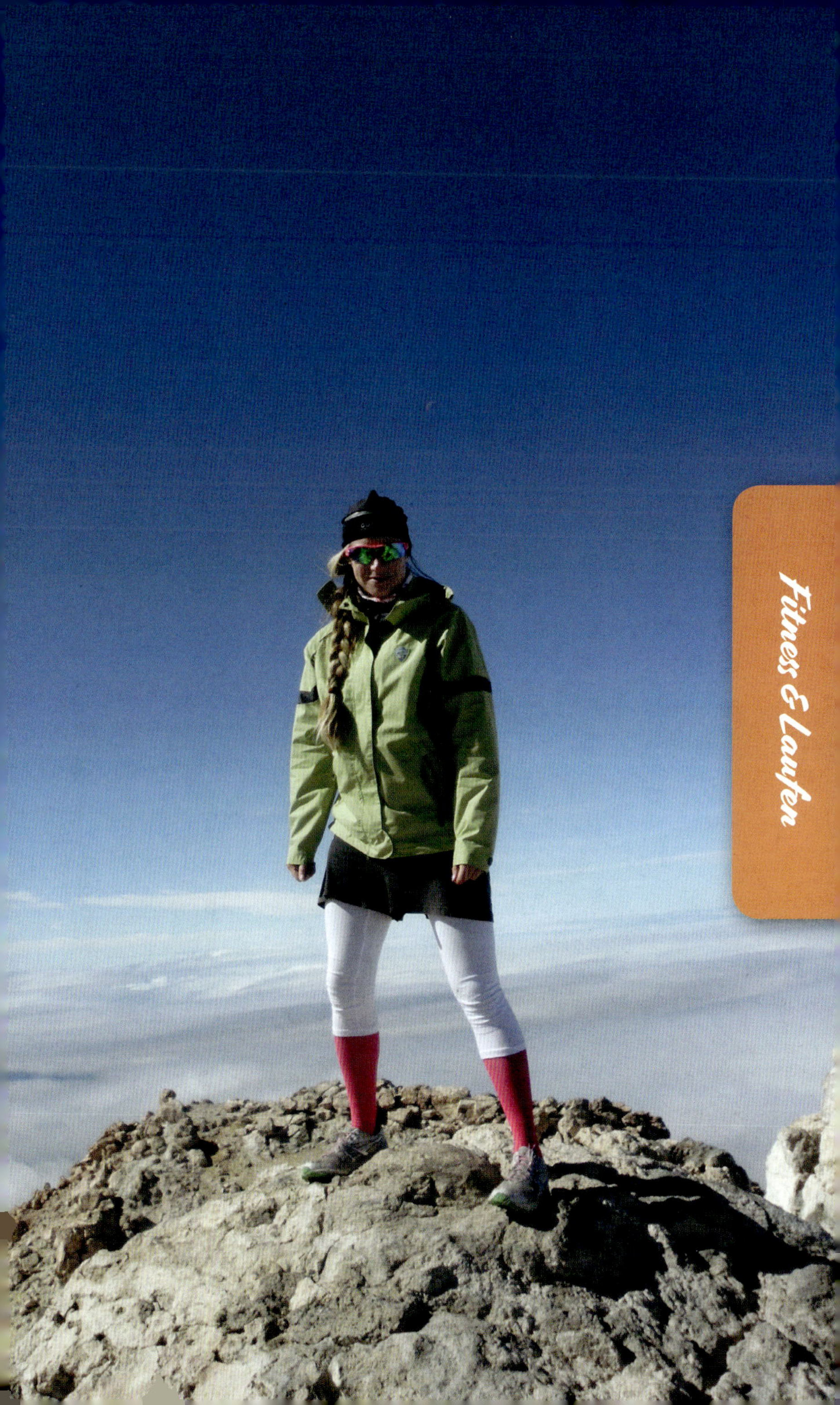

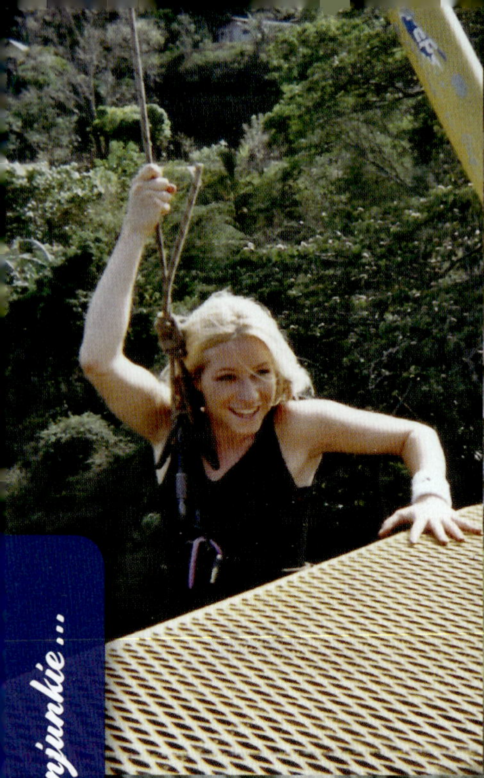

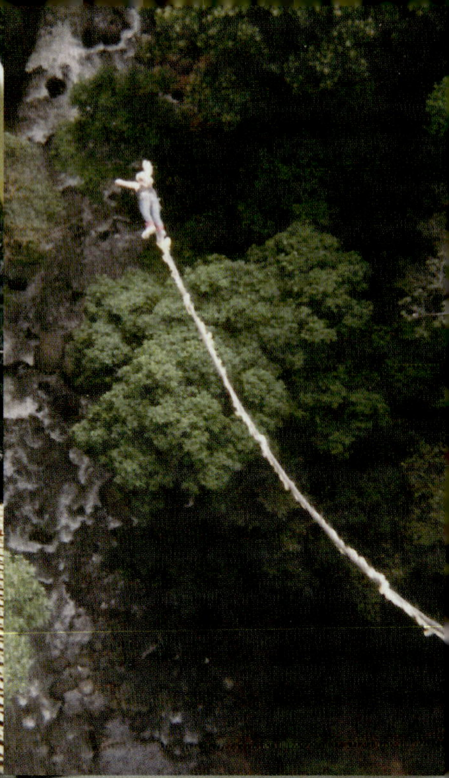

Adrenalinjunkie ...

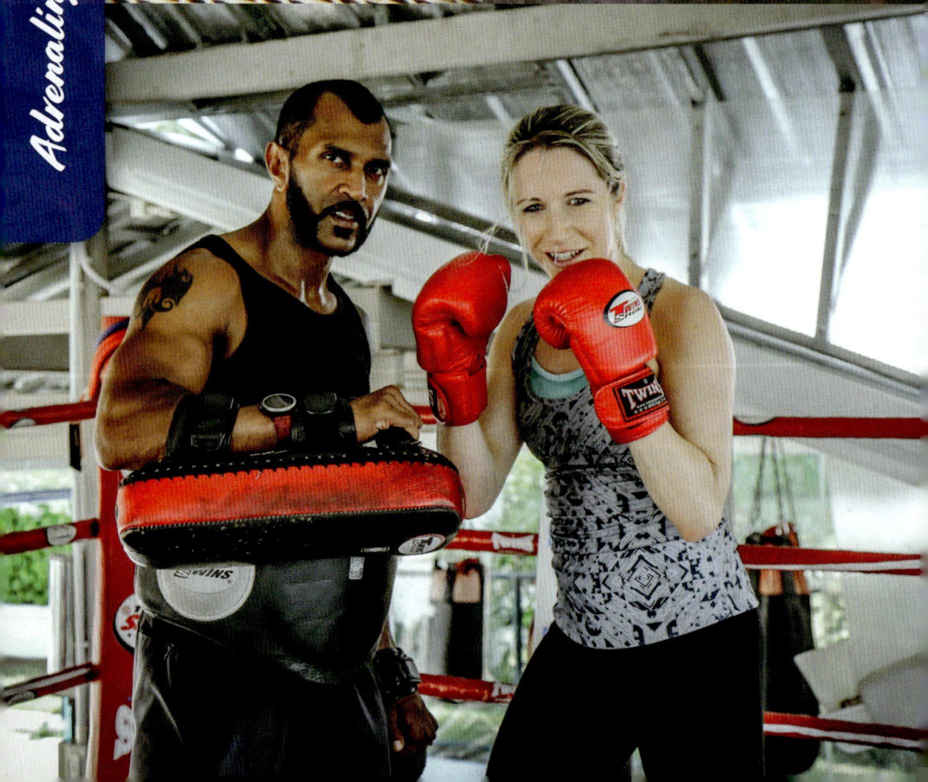

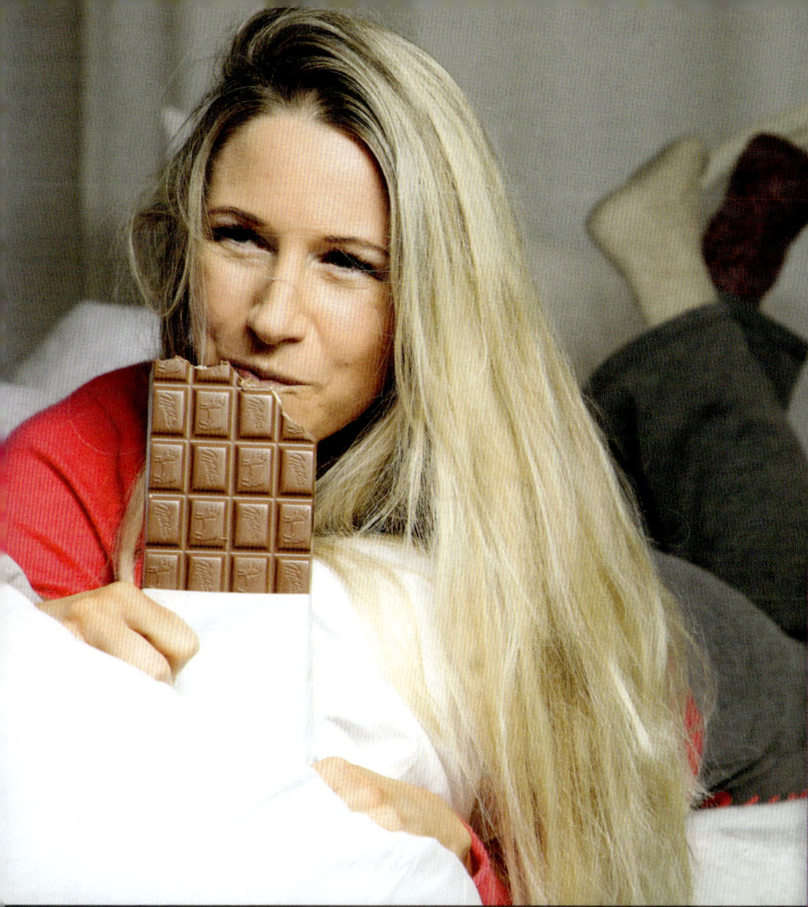

Heute habe ich Heißhunger, aber...

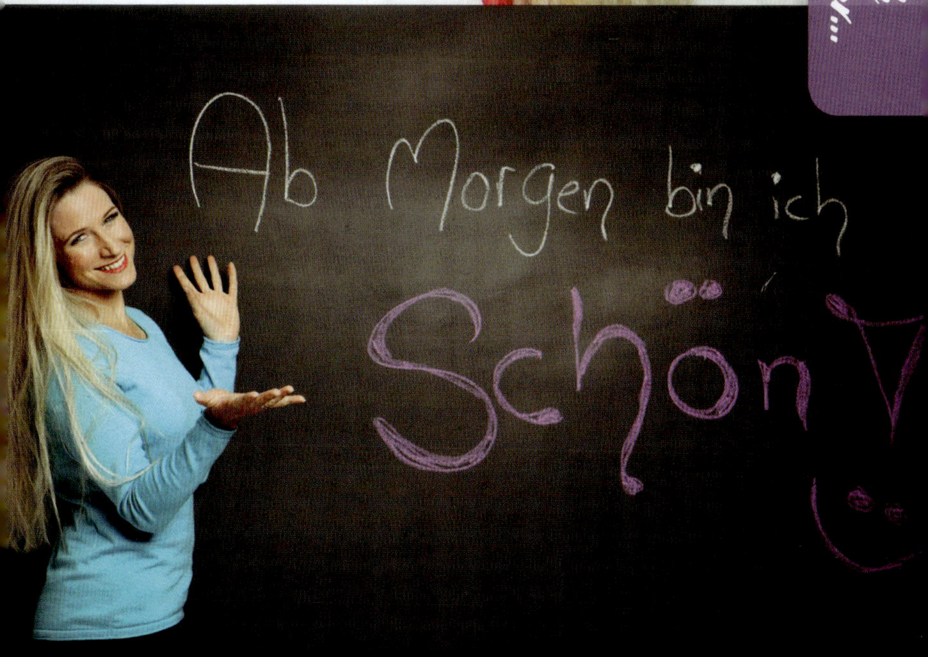

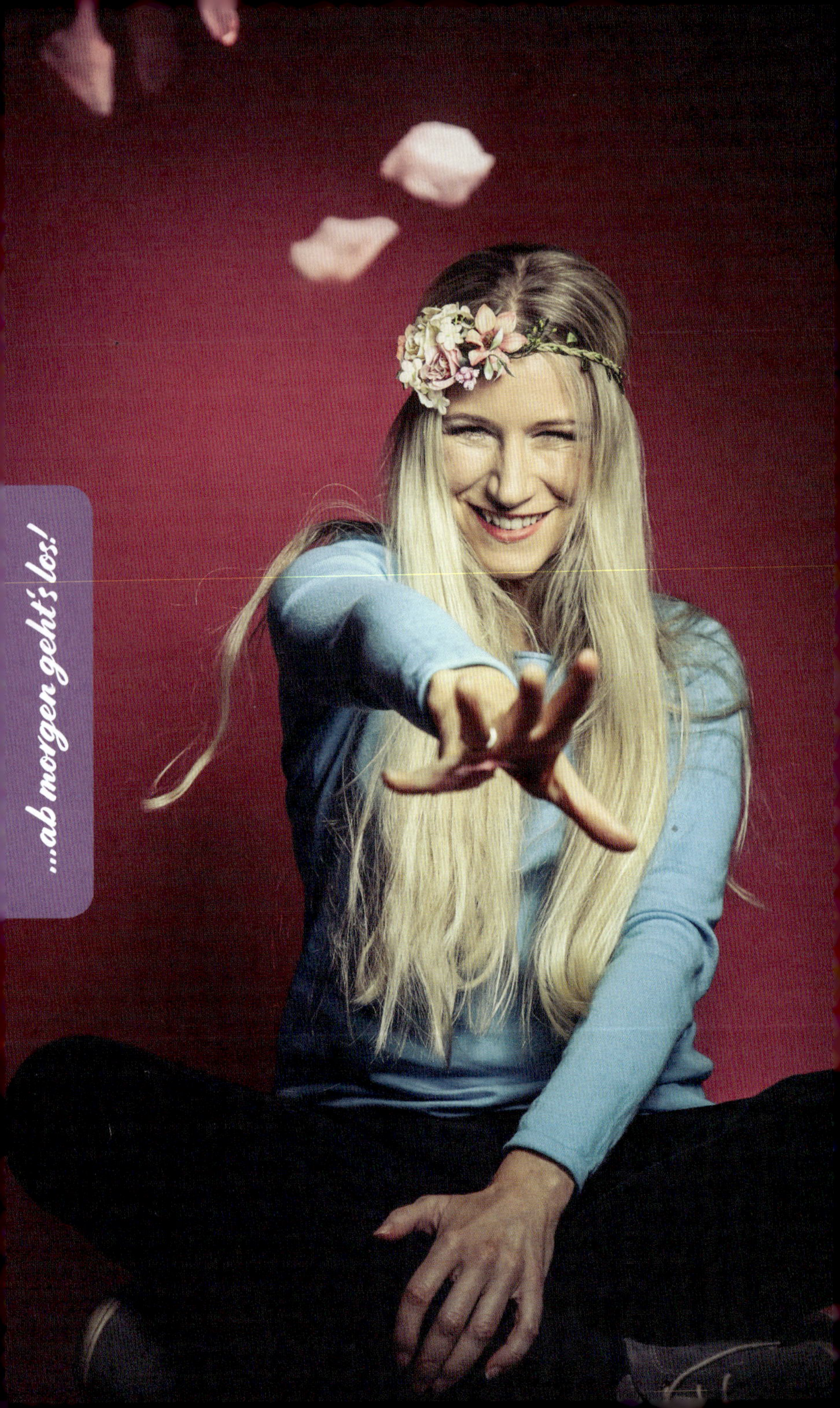
...ab morgen geht's los!

Wenn Gott und der Friede, den er uns schenken will, unser Zentrum, unser Zielhafen und unser Anker ist, dann kann echte Stille ins Leben kommen. Stille, die uns keine Angst macht, sondern für all unsere Wege Kraft und Mut gibt.

Meditation heißt für mich: Nachsinnen über ein Bibelwort oder einen geistlichen Text. Die Worte wirken lassen, statt schon direkt ins nächste Thema zu wechseln.

Besonders heilsam und inspirierend sind für mich die Psalmen, weil sie eine ganze Bandbreite von Emotionen anbieten und die Anliegen und Fragestellungen der Psalmdichter nach wie vor aktuell sind. Oft geht es um Freude, Lob, Dank und pure Begeisterung, aber auch um Angst, Wut, Sehnsüchte, Schmerzen, Not, Leid, Unverständnis, Kummer – und alles wird Gott offen und frei gesagt. Und die Psalmen enden doch immer mit dem Blick nach oben, dem Entschluss, zu vertrauen und die Dinge dem abzugeben, der uns kennt und liebt. Das macht sie sehr wertvoll für unseren Alltag.

Die Psalmen helfen mir, meine Haltung zu verändern – von der Meckerei auf Dankbarkeit umzuschalten. Wenn ich mich wieder einmal selbst nicht ausstehen kann, dann lese ich den 139. Psalm. Er beginnt mit den Worten: «Herr, du erforschst und kennst mich …» Eine Zeit lang habe ich den Text nach jedem Aufstehen rezitiert. Es war der beste Entschleunigungs- und Achtsamkeits-Unterricht meines Lebens:

«HERR, du erforschest mich und kennest mich. Ich sitze oder stehe auf, so weißt du es; du verstehst meine Gedanken von ferne. Ich gehe oder liege, so bist du um mich und siehst alle meine Wege. Denn siehe, es ist kein Wort auf meiner Zunge, das du, HERR, nicht schon wüsstest. Von allen Seiten umgibst du mich

und hältst deine Hand über mir. Diese Erkenntnis ist mir zu wunderbar und zu hoch, ich kann sie nicht begreifen.

Wohin soll ich gehen vor deinem Geist, und wohin soll ich fliehen vor deinem Angesicht? Führe ich gen Himmel, so bist du da; bettete ich mich bei den Toten, siehe, so bist du auch da. Nähme ich Flügel der Morgenröte und bliebe am äußersten Meer, so würde auch dort deine Hand mich führen und deine Rechte mich halten. Spräche ich: Finsternis möge mich decken und Nacht statt Licht um mich sein –, so wäre auch Finsternis nicht finster bei dir, und die Nacht leuchtete wie der Tag. […]

Denn du hast meine Nieren bereitet und hast mich gebildet im Mutterleibe. Ich danke dir dafür, dass ich wunderbar gemacht bin; wunderbar sind deine Werke; das erkennt meine Seele. Es war dir mein Gebein nicht verborgen, als ich im Verborgenen gemacht wurde, als ich gebildet wurde unten in der Erde. Deine Augen sahen mich, als ich noch nicht bereitet war, und alle Tage waren in dein Buch geschrieben, die noch werden sollten und von denen keiner da war. […] Erforsche mich, Gott, und erkenne mein Herz; prüfe mich und erkenne, wie ich's meine. Und sieh, ob ich auf bösem Wege bin, und leite mich auf ewigem Wege.»
(Luther 2017)

Ich mag auch die Texte alter Lieder, zum Beispiel die folgende Dichtung von Paul Gerhardt:

Befiehl du deine Wege
und was dein Herze kränkt
der allertreusten Pflege
des, der den Himmel lenkt.
Der Wolken, Luft und Winden
gibt Wege, Lauf und Bahn,
der wird auch Wege finden,
da dein Fuß gehen kann …

Über die Jahre habe ich einige Lieder gesammelt, nämlich solche, die mich besonders zum Guten motivieren und aus emotionalen Löchern hieven. So habe ich immer einen «Erinnerungs-Werkzeugkasten» zur Verfügung. Er befindet sich als Zettelsammlung in meinem Nachttisch und als digitale Version auf meinem Handy, wenn ich unterwegs bin.

Im Winter gestalte ich meine «Stille Zeit» geradezu feierlich. Ich stelle Kerzen auf und höre zur Einstimmung ein Klavierkonzert von Chopin, ein Klarinettenkonzert von Mozart oder eine Bach-Kantate. Im Sommer wasche ich mein Gesicht in Eiswasser, um wach zu werden, und setze mich dann auf den Balkon oder gehe in den Wald für meine Zeit mit Gott. Sie immunisiert mich gegen üble Launen und schwierige Umstände. Die «Stille Zeit» hilft mir, mich nicht von meinen Gefühlen kontrollieren zu lassen. Stattdessen kann ich souveräner auf meine Empfindungen eingehen und mit ihnen arbeiten.

Gebet verbinde ich regelmäßig mit Spaziergängen oder Läufen. Das geht auch zu zweit – so haben meine Schwester und ich es uns angewöhnt, bei unseren Wanderungen für alle Familienmitglieder ausführlich zu beten. Und da wir eine große Familie sind, nimmt das schon mal eine Stunde in Anspruch.

Sich eine Gebets-Kumpanin zu suchen, ist im wahrsten Sinne des Wortes wundervoll – so werden erhörte Gebete stärker wahrgenommen, weil man sich darüber austauscht und sich gegenseitig daran erinnert. Und man kann füreinander vor Gott einstehen, sich betend begleiten. Das stärkt die Freundschaft und hat auch gesundheitliche Vorteile: Wer redet, sich öffnet, der befreit sich von Ballast und kann die ausgesprochenen Dinge besser verdauen und einsortieren.

12

Mitstreiter suchen

Nichts motiviert mich bei einem Langstreckenlauf so sehr wie die richtigen Mit-Läufer neben mir und Freunde am Straßenrand, die mich anfeuern. Und nichts raubt mir so viel Kraft wie der Anblick eines schnaufenden Teilnehmers vor mir, der wild mit den Armen rudert, prustet, ächzt und irgendwann auf den Bürgersteig kotzt. Dann möchte ich am liebsten auch anhalten und mir eine andere Freizeitbeschäftigung suchen.

Kein Mensch ist eine Insel.

Wir sind, mit wem wir zusammen sind.

Der Faktor der sozialen Eingebundenheit ist sehr interessant – so haben mehrere Untersuchungen gezeigt, dass Menschen, die regelmäßig Zeit mit ihren Enkeln verbringen, länger leben. Das gilt aber nicht nur für «Quality Time» mit den Enkeln – generell scheint zu gelten: Wer sich um andere Menschen kümmert, lebt länger.

Es gibt wohl tatsächlich einen Zusammenhang zwischen

Gewicht und Bekanntenkreis. Schlank und Schlank gesellt sich gern, genauso wie Kugelig und Kugelig. Wir verstärken unsere Normen und Standards.

Mehr als alles andere prägen uns Menschen. Wem wir begegnen, haben wir nicht immer in unserer Hand, aber mit wem wir uns anfreunden, ja, das schon.

Es gibt toxische Menschen, die unsere Gedankenwelt vergiften und unsere guten Absichten mit negativen Kommentaren zunichtemachen. Sie muss man, so grausam das klingt, auf Abstand halten.

Investiere dich dagegen in gute Freundschaften, organisiere einen Bruder-Schwester-Tag und feiere deine ältesten, treusten Freunde mit einem besonderen Ausflug. So sammelt ihr auch neue Schätze mit den neuen Erfahrungen, was wiederum die Freundschaft stärkt und Langeweile oder Routine vertreibt.

Schreibe einmal in der Woche jemandem einen ermutigenden Brief oder eine Karte. Grundlos eine Freude zu machen, ist ein großer Spaß und eine riesige Überraschung! (Nebenbei: Wer doppelt punkten will, schreibt auch mal 'nen Brief von Hand! Macht erfahrungsgemäß immer Eindruck!)

Übrigens kann dicker Umgang dicker machen. Das sagen jedenfalls einige Studien. Kinder gewöhnen sich an die großen Portionen ihrer Eltern, und wenn deine Freunde immer ordentlich zuschlagen, wirst auch du mehr essen. Kein Grund, seine Freunde auszutauschen – aber vielleicht trefft ihr euch demnächst lieber zum gemeinsamen Spaziergang als zum Brunchen. Oder ihr verbindet beides: Bewegung und Belohnung – aber in Maßen, so dass ihr hinterher noch gehen könnt … ☺

Wenn ich Besuch habe, wird dieser immer mit einem Spaziergang verbunden. Das ist eine tolle Sache. Statt zu sitzen und sich vollzuquatschen kriegt man so noch frische Luft ins Hirn und tut was für seine Gesundheit. Ich kenne einen sehr erfolgreichen Geschäftsmann, der sogar Geschäftstermine nur zusagt, wenn dabei spaziert werden kann. Lustige Angewohnheit. Er ist fast achtzig Jahre alt und immer noch topfit. Auch mein Vater, der immerhin schon über siebzig Jahre alt ist, verbindet seelsorgerliche Gespräche immer mit einem Spaziergang – solange es nicht regnet.

Die Angewohnheit, einmal pro Woche jemandem eine Freude zu machen, habe ich mir in Indien angeeignet. Ich möchte sie mir auch für die Zukunft beibehalten. Und manchmal geht es ja auch ganz schnell und einfach. Probiere es mal!

Mein Ratschlag: Schreib eine Woche lang jeden Morgen eine wertschätzende E-Mail an einen der Menschen, die du lieb hast. Sie muss gar nicht lang sein, sollte aber von Herzen kommen. Es wird deiner Gesundheit guttun, das zeigte kürzlich auch eine Studie:

Dankbarkeit und Loben stärkt unsere Gesundheit, vor allem wenn wir morgens damit in den Tag starten, anderen eine Freude zu machen und uns zehn Dinge laut aufzusagen, für die wir dankbar sind oder sein sollten. Und das Gute ist: Du musst dich nicht mal dankbar fühlen – selbst wenn du grummelig bleibst, hat die Aufzählung dessen, was dich dankbar machen sollte, einen Effekt auf deine Gesundheit.

Was mir geholfen hat, fröhlicher und entspannter zu werden, war das Verteilen von Komplimenten. Statt sich darauf zu fokussieren, was jemand besser kann oder ob jemand schöner ist, kann man das Schöne in anderen sehen und benennen. Ja, das kann man üben! Ich sage es aus eigener Erfahrung. Ich finde es grundsätzlich viel einfacher, Kritik zu üben als zu loben. Dabei sagen alle Experten aus der Beziehungs- und Glücksforschung, dass man vier bis fünf Mal mehr loben sollte, als man kritisiert. Mir wäre es vom Naturell her andersherum viel lieber …

Anfangs kam ich mir total dämlich vor, wildfremden Menschen etwas Nettes zu sagen, aber mit der Zeit gewöhnt man sich ja an alles ☺. Und es ist doch überraschend, wie sehr sich viele Menschen über ein nettes Wort freuen. In Deutschland passiert das offensichtlich nicht so oft; wir sind wohl zu sehr mit unseren eigenen Optimierungsarbeiten beschäftigt.

13

Diäten vergessen

Manche wollen sich die mühselige Beschäftigung mit den Tatsachen und Gesetzmäßigkeiten des eigenen Körpers sparen. Sie setzen stattdessen auf eine angebliche «Super-Diät», die ihnen alle Probleme und Pfunde vom Leib schafft.

Diese Wunder-Diät gibt es allerdings nicht.

Eigentlich bin ich ein großer Diät-Fan – zumindest ein Fan von dem, was das Wort ursprünglich bedeutete: «Lebensführung».

Doch heute verstehen wir unter Diät nicht eine gesunde Lebensweise, sondern eher zeitlich begrenzte Schlankheitskuren. Wir wollen damit entweder abspecken oder eine Krankheit bekämpfen, meist wollen wir einfach nur wieder in unsere Hosen passen.

Bei Krankheiten ergibt es durchaus Sinn, für eine Zeit lang auf bestimmte Dinge zu verzichten, um dem Körper in seinem Heilungsprozess zu helfen. Es gibt viele Lebensmittel, die Entzündungen fördern, und andere, die entzündungshemmend wirken. Auch als Start in eine gesündere Lebensweise ist es gar nicht verkehrt, eine Diät zu machen oder zu fasten. Nur folgt meist auf die paar Wochen der Maßnahme keine Umstellung, sondern vielmehr ein Rückfall in alte Muster, und damit kommen die Kilos alle schön zurück – und ein paar mehr noch dazu, wenn es schlecht läuft.

Eigentlich wissen wir es ja auch alle: Diäten bringen nicht viel, wenn man gesund und dauerhaft abnehmen will. Im Gegenteil, es gibt viele Studien, die beweisen, dass spätestens nach zwei Jahren das ursprüngliche Gewicht wieder erreicht ist – sich oft sogar noch erhöht hat – und die Gesundheit unter dem damit verbundenen Stress leidet. Je früher man damit anfängt und je öfter man es tut, desto mehr versaut man sich seinen Stoffwechsel.

Manche Ernährungsapostel erklären es so: Der Körper denkt ständig, er befinde sich wieder mal kurz vor einer Hungersnot, und speichert wie ein Weltmeister … Aber ein anderer Faktor ist bei vielen nicht so auf dem Schirm: Bei einer Diät wird nicht nur Fett, sondern meist auch Muskelmasse verloren – so verringert sich der Grundumsatz, also die Energiemenge, die der Körper pro Tag, bei Indifferenztemperatur (28°C) und bei völliger Ruhe während eines Tages zur Aufrechterhaltung seiner Funktion benötigt.

Trotz mangelhafter Leistung bei langfristigen Ergebnissen macht die Industrie weiter Milliardengewinne mit dem Traum von einer Traumfigur.

Diäten können aufgrund ihrer Einseitigkeiten nicht nur unsere Gesundheit, sondern auch unsere Laune gefährden. Wir werden für unsere Mitmenschen schnell ungenießbar. Außerdem gründen sie sich meist nicht auf wissenschaftliche Erkenntnisse, sondern sind vielmehr abhängig von der jeweiligen Weltanschauung und Mode. Es gibt einen Guru für jeden Ansatz – das «richtige» Essen ist heute fast schon zu einer Religion mutiert, und so streiten sich Veganer und Paleo-Anhänger um die Wahrheit, als ginge es um ihre Seele.

Diäten gibt es wie Sand am Meer. Manche dürften eigentlich nur einen gewaltigen Brechreiz auslösen.

Mich fasziniert, welchen Strapazen sich Menschen unterziehen, um abzunehmen. Ich habe mir selbst eine Liste der irrsten Diäten zusammengestellt: zum Lachen und zur Abschreckung.

Wie kann man zum Beispiel freiwillig Parasiteneier schlucken, um einen Bandwurm in sich «aufzunehmen» und damit schlanker zu werden? Kein Scherz! Die Wurm-Diät war mal richtig angesagt. Der Bandwurm wuchs dann im Körper und fraß fleißig mit.

Schon mal die «Kau-Diät» versucht? Im Jahr 1903 wurde diese von einem gewissen Horace Fletcher als großer Erfolg verkündet. Tatsächlich soll der Mann vierzig Pfund dadurch abgenommen haben, dass er jeden Bissen erst 32-mal kaute und die Überreste anschließend ausspuckte. Dass wir vermeiden sollten, unsere Mahlzeiten hinunterzuschlingen, sondern stattdessen mit ordentlichem Kauen schon mal mit der Vorverdauung im Mund zu starten, ist sicherlich eine gute und sinnvolle Idee – aber die Kombination aus Kauen und Spucken klingt doch etwas spaßbefreit.

Ich habe es mit Markus zusammen ausprobiert. Ich kaute 32-mal, es war aber ganz schön mühsam, und zum Spucken blieb gar nichts übrig. Markus kam auf zwölf Kauvorgänge:

«Das ist doch völlig bescheuert, so was schafft man höchstens bei einem großen Stück Steak, aber nicht mit Salat im Mund!»

Die Frage ist, wie das mit dem Spucken bewerkstelligt werden sollte. Ich stelle es mir etwas schwierig vor, bei diesem Kau-Ritual in Gesellschaft nicht außergewöhnlich unhöflich zu erscheinen – vor allem während eines Restaurantbesuchs …

Die Schrubb-das-Fett-weg-Diät klingt ziemlich dämlich, war aber tatsächlich der Renner Anfang des 20. Jahrhunderts. Damals kamen ein paar clevere Leute auf die Idee, dass man das Fett vielleicht schlicht und ergreifend vom Körper wegschrubben könne, so wie Dreck von den Händen. Eine gute Bekannte von mir nutzte eine Art Chili-Paste, um ihren ganzen Körper bis auf das Gesicht damit zu massieren. Sie war fest davon überzeugt, dass es die Fettverbrennung in ihrem Körper begünstigen würde. Dazu schluckte sie auch noch jeden Morgen eine zerteilte Chili-Schote mit einem Glas lauwarmem Wasser und ein paar Gänseblümchen. Immerhin hatte sie eine gute Verdauung.

Die sogenannte Zigaretten-Diät gab es schon Anfang des 20. Jahrhunderts und wurde sogar von Ärzten verschrieben. Die Überzeugung, dass Rauchen beim Abnehmen hilft, ist auch heute noch bei manchen Fumoir-Gesellen verbreitet. In meinem Freundeskreis an der Uni wurde leider fleißig geraucht. Mir fiel es schwer zu verstehen, dass sich gebildete, teils auch sportliche junge Menschen so etwas antun. Zwei von ihnen erklärten mir immer wieder beharrlich, sie würden dank der Zigaretten abnehmen – und Übergewicht sei ja viel gefährlicher als das Rauchen.

Zum Lachen brachte mich die «Schneewittchen-Diät». Diese besagt, dass man einfach nur viel schlafen sollte, weil man im Schlaf nicht essen kann (außer man ist ein Schlafwandler; vor dem ist kein Kühlschrank sicher). Elvis Presley soll ein Anhänger dieser Methode gewesen sein, was nicht gerade für sie spricht, denn als der «King of Rock'n'Roll» vergleichsweise früh starb, war sein Körper doch ziemlich füllig.

In Japan soll die «Dornröschen-Diät» populär sein. Um dieselbe Wespentaille zu bekommen, die Dornröschen in dem Disney-Film hat, schwören Japaner angeblich auf Beruhigungsmittel, um in einen komatösen Schlafzustand zu gelangen. «Wer 15 Stunden schläft, kann nicht essen – also nimmt man auch nicht zu.»

In den USA sorgte in den 60er Jahren die «Trinker-Diät» für Furore. Der Erfinder Robert Cameron, der damit einen Bestseller landete, schlug in seinem Bestseller «The Drinking Man's Diet» vor, zu jeder Mahlzeit etwas Hochprozentiges zu trinken. Das würde die Pfunde nur so zum Schmelzen bringen.

«Die Blaue-Brille-Diät» habe ich von einem Fernfahrer gelernt. Er trat mir mit einer Brille entgegen, die blau umrandet und bläulich getönt war.

«Und, was sagst du?,» fragte er.

«Ähh, steht dir … ganz gut …», versuchte ich etwas überrumpelt zu antworten.

«Na, weißt du denn nicht, dass das der neuste Abnehm-Trick ist?», fragte er mich völlig enttäuscht.

Ich wusste tatsächlich nichts davon, dass die Farbe Blau appetitzügelnd wirken soll.

«Die hilft mir, dass ich nicht so viel esse. Denn Essen wirkt bei gelb-rötlichen Farben besonders appetitlich. Wenn es blau aussieht, schmeckt es nicht so doll, und man isst weniger davon!»

Kennst du den «Jetzt ist eh alles egal»-Effekt? Ich kenne ihn sehr gut. Aber noch besser kennt ihn Lilly. Zusammen waren wir unschlagbar, wenn es um verrückte Ideen ging. Wir trainierten zusammen, und ich war immer wieder fasziniert von Lillys Diät-Lust. Wenn es wieder an der Zeit war, nahm sie sich die 1000-Kalorien-pro-Tag vor. Und sie konnte sehr fokussiert sein und es wirklich ein paar Tage diszipliniert durchziehen. Aber wenn dann irgendwas passierte – wir zum Beispiel bei einer Party waren oder sie sich aus Versehen bei einem Geburtstag doch hinreißen ließ, ein Stück Torte zu essen (und damit ihre 1000-Kalorien-Grenze leider überschritten wurde) –, hatte sie das Gefühl, den Tag eh in den Sand gesetzt zu haben. Jetzt war ohnehin alles egal und verloren.

«Ab morgen fange ich wieder an, dann aber richtig!», so lautete dann die Devise, und weil der Tag eh verkorkst war und sie es ja doch nicht geschafft hatte, war der Rest jetzt auch wurscht. Das Ganze endete dann in einer ausgiebigen Orgie – statt einem Stück aß sie drei Stück Torte, und beim Sekt schüttete sie auch tüchtig nach. Denn «ab morgen!» war ja mit all der Schlemmerei Schluss, und was jetzt passierte, war eh wurscht.

So wurde aus einem Ausrutscher jedes Mal eine Völlerei. Mund auf und durch. In betrunkenem Zustand pflegte Lilly dann immer ihren Lieblingsspruch zu sagen: «Irgendwann sind wir eh tot, dann kümmert ein Kilo mehr oder weniger auch niemand mehr.»

Ich glaube, es ist wahr, was viele Experten sagen: Wir sind oft so gestresst, dass wir die Fähigkeit verlieren, uns selbst zu beobachten und zu kontrollieren. Wir merken ja nicht mal mehr, wenn wir satt sind oder was die angemessene Portion für unseren Körper ist.

Und je mehr Diäten wir machen, desto mehr verlieren wir das Gefühl für echten Hunger. Wir sind voll, aber nie satt. Wir haben immer Appetit. Wir verlassen uns auf unsere Kalorientabelle oder einen Plan oder auf die Waage, auf jeden Fall lieber auf Zahlen, statt wieder auf unseren Körper hören zu lernen. Wenn wir unsere Regeln nicht halten, verlieren wir jeglichen Halt und stopfen uns voll. Wir haben komplett vergessen, wie es sich anhört und anfühlt, wenn unser Körper uns sagt, was er wirklich braucht.

Die allermeisten Diäten, vor allem jene, bei denen wir nicht wirklich viel an unseren Gewohnheiten ändern und uns einschränken müssen, taugen nichts. Und sie haben fast alle Nebenwirkungen, die unseren Körper und unser Leben schwerer machen. Trotzdem täuschen sie uns immer wieder und treffen bei uns einen Nerv.

Eine Diät wirkt auf unseren Körper allerdings wie eine Existenzbedrohung. Er macht solch eine Phase ein oder zwei Mal noch mit, aber danach wehrt er sich – das haben viele Experimente gezeigt. Obwohl man weniger Kalorien zu sich nimmt, sinkt das Gewicht dann doch nicht mehr.

Auch Stars schaffen es nicht, trotz der besten Diät-Berater, ihr Gewicht zu halten. Oprah Winfrey, die erfolgreichste Talkshow-Moderatorin der Welt, ist auch bekannt für den «Oprah-Effekt». Mit unterschiedlichen Diäten hungerte sie sich runter auf 57 Kilo. Leider hielt sie das Gewicht nicht – es ging hoch auf 96 Kilo, dann dank einer Diät wieder runter auf 65 Kilogramm, um dann bei fast 110 Kilogramm zu landen.

Nachdem sie erneut eine Diät gemacht und ein Gewicht von 72 Kilogramm erreicht hatte, zierte sie mit ihrem neuen Aussehen sogar stolz das Cover eines großen Magazins. Das Tragische ist: Vier Jahre später wog sie wieder 90 Kilogramm und war extrem enttäuscht.

Das kiloweise Hin und Her wiederholt sich nicht nur bei ihr. Die deutsche Variante ist der Joschka-Fischer-Effekt. Der ehemalige Außenminister erlebte den bekannten «Jojo-Effekt»: Sein Gewicht bewegte sich auf und nieder, auf und nieder. Mal war er «Wonneproppen», mal war er Magermännchen.

Diese Beispiele zeigen die fatalen Nebenwirkungen der Diäten: Sie wirken auf unseren Körper wie eine Existenzbedrohung. Unser Body wehrt sich mit aller Macht; er entwickelt dann eine gegenteilige Strategie zu dem, was wir selbst eigentlich wollen: Obwohl wir weniger Kalorien zu uns nehmen, sinkt sein Gewicht nicht mehr. Unser Körper lässt uns auflaufen. In diesem Punkt ist er störrisch und eigensinnig. Und das eigentlich ganz zu Recht.

Fakt ist: Diäten bringen auf Dauer den Stoffwechsel komplett durcheinander.

Warum machen wir trotzdem Diäten, obwohl wir wissen, dass die Erfolge ausbleiben und der Jojo-Effekt den Körper sehr stark belastet? Weil wir uns für die große Ausnahme halten. Und weil es deutlich leichter ist, kurzfristig abzunehmen, als langfristig etwas in unserem Leben umzustellen.

Wenn Abnehmen so einfach wäre, wie es in den Medien oft versprochen wird, wären wir alle gertenschlank.

TV-Shows wie «The Biggest Loser» oder «Extreme Makeover: Weight Loss Edition» begeistern uns, denn sie beweisen, dass extreme Gewichtsabnahme tatsächlich möglich ist. Das

Problem ist nur: Wir Zuschauer sind beim Sitzen und Snacken nicht dünner geworden. Und die Teilnehmer der Sendung bekommen ihr Fett nicht nur weg, sondern früher oder später meist auch wieder zurück.

Bei fast allen Teilnehmern der amerikanischen Sendung «The Biggest Loser» war nach sechs Jahren wieder ein Zustand der Fettleibigkeit erreicht – nur einer einzigen Teilnehmerin ist es gelungen, weiter abzunehmen. Im Schnitt hatten die Teilnehmer wieder fast einen halben Zentner zugelegt. Danny Cahill beispielsweise kam 2009 mit 195 Kilo Gewicht in die Sendung. Nach dreißig Wochen hatte er sich auf 86 Kilo abgespeckt. Vier Jahre lang konnte er sich danach unter 115 Kilo halten und trat oftmals als «Biggest Loser»-Redner öffentlich auf. Weitere zwei Jahre später war er wieder bei 134 Kilo angelangt und putzt inzwischen in kurzer Zeit ganze Tüten voller Chips weg, obwohl er nach eigenem Bekunden «nur fünf Stück essen wollte und mich hinterher frage: Was habe ich da wieder getan?»

Warum ist das so? Zum einen trägt der veränderte Grundumsatz dazu bei. Wer abnimmt, braucht weniger Kalorien. Es findet sozusagen eine Anpassung des Stoffwechsels statt, und die Betroffenen müssen deutlich weniger essen, damit sie nicht wieder zunehmen. Interessant bei der Studie war, dass sich durch den extremen Gewichtsverlust bei einigen Teilnehmern offenbar der Stoffwechsel verlangsamt hatte und sie längst nicht so viel essen konnten wie Menschen mit dem gleichen Gewicht, aber ohne eine derart heftige Diätstrapaze.

In kurzer Zeit viel Gewicht zu verlieren, ist durchaus möglich – vor allem, wenn es ein konkretes Ziel gibt und man unter Beobachtung und in (ärztlicher) Begleitung ist – wie bei der TV-Show.

Genau wie bei Filmen, die mit der Hochzeit aufhören, hören diese Shows mit der «Hoch-Zeit» auf. Es folgt das echte Leben, der Alltag im gewohnten Umfeld ohne Trainer, Motivator und Ernährungsberater, ohne ein festes Ziel und tolle Belohnungen wie Geld und Ruhm oder ein großes Event. Auf sich alleine gestellt ist es deutlich schwieriger, im Alltag dauerhaft einen gesunden Weg zu gehen.

Dass die Teilnehmer der Fett-weg-Shows es auf Dauer meist nicht schaffen, gesund und schlank zu bleiben, nehme ich für mich als Antrieb: Es kommt also nicht auf eine kurzfristige Leistung an. Es ist eine entsprechende Lebenseinstellung nötig, damit es nicht ständig zum Auf und Ab kommt. Und man braucht Schlankheitstipps, die auf die eigene Situation zugeschnitten sind.

Einige Abnehm-Tipps kann ich tatsächlich empfehlen. Darum geht es in den nächsten Kapiteln.

14

Gewicht verlieren

Auch wenn «Plus-Size-Models» und «Curvy Models» gerade im Trend sind: Schlanke Menschen haben es generell leichter.

Dabei ist das Körpergewicht natürlich auch Schicksalssache.

Manche Menschen haben einfach in der Lebens-Lotterie gewonnen und das Schlankheits-Gen erwischt. Es gibt sie tatsächlich: jene unausstehlichen Gesellen, die sich tonnenweise Kuchen, Burger und Chips reinschieben, ohne dass es etwas an ihrem Gewicht verändert.

Nur zur Beruhigung: Diese Menschen nehmen vielleicht nicht zu, aber gut geht es ihnen nicht, wenn sie sich schlecht ernähren. Ich habe sie oft genug getroffen. Es ist nicht leicht, sich gesund zu ernähren, wenn der Körper einen nicht mit Speckröllchen bestraft. Er verfettet aber oft innen – in den Organen. Und das ist auch kein Spaß.

Also: Nicht neidisch sein auf diese Sonderlinge. Denn sie sind die absoluten Ausnahmen.

Es gibt aber auch andere, hausgemachte Gründe für einen schlanken Körper.

Schlanke Menschen haben nicht einfach einen besseren Stoffwechsel. Laut wissenschaftlichen Studien schaffen sie es aber, ihre Kalorienzufuhr besser zu balancieren. Nach einem Tag des Schlemmens haben sie zum Beispiel – ohne es bewusst zu planen – ganz automatisch eine Mahlzeit ausfallen lassen. Sie sind keine obsessiven Kalorienzähler, sie spüren einfach, dass nach einer langen Partynacht kein üppiges Frühstück dran ist. Ihr Stoffwechsel ist deshalb im Gleichgewicht, ihr Gewicht konstant.

Natürlich trinken schlanke Menschen auch weniger Alkohol, schließlich hat ein Glas Wein genauso viele Kalorien wie ein Stück Kuchen. Von Softdrinks halten sie sich auch fern. Sie belassen es bei drei Mahlzeiten, essen zwischendurch nur ganz wenige Snacks.

Einer meiner liebsten Diät-Experten ist der «Wasserdoktor» und hauptberufliche Pfarrer Sebastian Kneipp, nach dem die berühmten Wasserkuren benannt sind. Er schrieb als Antwort auf die Frage, wie oft man täglich essen soll: «In diesem Punkt wird viel gefehlt. Viele glauben, ohne vier bis fünf Mal zu essen, könne man nicht bestehen. Am vernünftigsten scheint es mir zu sein, täglich dreimal zu essen: morgens, mittags und abends. Isst man zu oft, kommt der Magen nie zur Ruhe. Von der einen Essenszeit zur anderen soll im Magen aufgeräumt werden.»

Auch wenn das paradox klingt: Schlanke Menschen kochen gerne selbst. Sie essen deshalb nicht mehr als andere, aber dafür bewusster. Sie ernähren sich nicht durchweg von Fertigprodukten oder Kantinengerichten. Dadurch haben sie ganz automatisch mehr im Blick, was sie zu sich nehmen.

Wer beispielsweise einen Kuchen backt, ist sich der Mengen an Zucker und Butter doch etwas bewusster als der, der sich den Stollen kauft. In vielen Fertiggerichten versteckt sich viel Zucker, und wer sich überwiegend damit ernährt, verliert das Gefühl für die Realität und die wirkliche Zusammensetzung der Nahrung auf seinem Tisch. Ich selbst kann nur dazu raten, beim Einkaufen die Liste mit den Zutaten genau zu studieren. Wer viele Fertiggerichte isst, nimmt Glutamat auf – einen Geschmacksverstärker, der den Appetit steigern und das Sättigungsgefühl lahmlegen soll.

Es gibt noch andere Schlankheits-Booster, allen voran Seelenruhe. Wenn wir gestresst sind, produziert unser Körper Stresshormone. Sie sorgen dafür, dass unser Körper reichlich Fett speichert, denn in Krisenzeiten brauchen wir mehr davon.

Genauso schlankheitsfeindlich wie Stress ist Schlafmangel. Wer chronisch müde ist, sollte also dringend seine Lebensweise überdenken und ändern. Natürlich gibt es Phasen im Leben, wo Schlafmangel nur schwer zu vermeiden ist – etwa für frischgebackene Eltern. Aber diese Phasen sollten vorübergehender Natur sein. Denn glücklich, gesund und schön werden wir ganz sicher nicht, solange wir nicht zur Ruhe kommen.

Übrigens gibt es Orte, an denen es mehr schlanke Menschen gibt als anderswo: die Berge. Bergluft scheint schlank zu machen, und in der Höhe nimmt man offensichtlich schneller ab als unten im Flachland. Ein Untersuchungsresultat, das Tageszeitungen zur Headline motivierte: «Jetzt ein Fondue im Himalaja!»

Ich musste sehr lachen, als mich vor wenigen Tagen eine Freundin anrief und erzählte, ihre Tochter (die ohnehin schon sehr dünn ist) habe – ohne es zu wollen – weiter an Gewicht verloren, weil sie für einige Monate in den Bergen Perus gelebt hatte. Bergluft, so wurde auch in mehreren Forschungen festgestellt, sorgt anscheinend dafür, dass man schneller satt wird und auch ohne Diät und viel Bewegung schneller abnimmt. Dabei wird auch der verringerte Luftdruck eine Rolle spielen.

Interessanterweise verloren die Probanden bei der Studie nicht nur in den Bergen an Gewicht, sie konnten es auch nach der Zeit in den Bergen recht lange halten. Vielleicht sollten wir einfach öfter Zeit in den Bergen verbringen und schauen, was sie mit uns machen!

Schlanke Menschen bewegen sich im Vergleich recht viel. Und oft mehr, als sie selbst wahrnehmen. Sie haben sich an einen aktiven Lebensstil gewöhnt und denken gar nicht darüber nach – sie nehmen die Treppenstufen, spazieren zum Supermarkt oder machen auch mal einen Gang mehr als ihre Kollegen, sie halten sich unbewusst an die «10.000 Schritte»-Regel. Sie unterbrechen ganz automatisch längere Sitzphasen und bewegen sich kurz, um dann weiterzuarbeiten. Und sie bewegen sich auch mehr mit ihren Kindern zusammen. Fahren gemeinsam Rad oder machen gemeinsame Fitness-Übungen. Sie haben auch eine aktivere Körpersprache, gestikulieren mehr mit den Händen. Besonders entscheidend ist: Sie haben mehr Spaß am Sport.

Es gibt allerdings auch Menschen, die sich sportlich abplagen und dennoch kaum Gewicht verlieren. Wie Judith. «Tabitha, ich renne jeden Tag eine Stunde und nehme trotzdem nicht ab!» Ich weiß noch genau, wie Judith vor mir stand und mich ansah, als hätte ihr jemand eine «Nicht-Abnehm-Pille» ins Getränk geschüttet. Es stellte sich heraus, dass Judith überdurchschnittlich viel Sport machte, aber auch überdurchschnittlich viel futterte. Sie belohnte sich ausgiebig für ihr Training. Sie dachte, dass sie es sich nach einer guten Stunde in der Muckibude leisten konnte, Currywurst und Pommes mit reichlich Ketchup und Mayo zu essen.

Ein tückischer Schlankheitsfeind und Leistungsbremsklotz ist die gute alte Routine: Wenn du immer im gleichen Tempo die gleiche Runde läufst und das gleiche Essen isst – dann passiert irgendwann nicht mehr viel in deinem Körper. Unser Körper passt sich schnell an. Um neue Erfolge zu erleben, sind immer auch neue Impulse notwendig. Also bring Abwechslung und verschiedene Intensitäten in deinen Trainingsalltag und gönne ihm nach drei Wochen – spätestens aber nach sechs Wochen – neue Reize.

Intervalle sind zum Beispiel ein super Fatburner. Laufen in Kombination mit einem Zirkeltraining ist ebenfalls sehr effektiv: Laufe dreißig Minuten mit drei kleinen Sprints, abschließend drei verschiedene Bauchübungen, die du viermal hintereinander durchführst, 45 bis 60 Sekunden pro Übung.

Ich selbst achte seit vielen Jahren genauer auf meine Ernährung. Die meisten «Erfolge» habe ich aber damit erzielt, die folgenden Maximen zu berücksichtigen:

- Drei Mahlzeiten am Tag, dazwischen gibt es nur Wasser und ungesüßten Tee. Achte darauf, dass du genug trinkst. Nutze eine Karaffe zur Selbstkontrolle.
- Alternativen für Nasch-Attacken bereithalten. Dunkle Schokolade mit einem Kakaoanteil ab 70 % kaufen, selber einfaches Eis herstellen. Nimm Xylitol statt Zucker. In Maßen soll Xylit gut für unsere Zähne und für den Fettstoffwechsel sein. Außerdem soll es die Ermüdung der Muskulatur verzögern und

antikatabolisch wirken. Aber ich selbst benutze es nur sparsam, genau wie Honig, Stevia und Kokosblütenzucker. Am besten Datteln und eine reife Banane in Wasser einweichen und eine Paste daraus machen – ist super als Süßungsmittel und kann eingefroren werden. Wenn der Heißhunger oder die Lust auf Süßes kommt: Zwanzig Minuten warten oder die Zähne putzen, dann ist das Gefühl meist verschwunden.

- Jeder Schritt zählt! Treppen statt Aufzug nehmen – unbedingt angewöhnen! Alle zwanzig Minuten mal vom Schreibtisch aufstehen und sich strecken oder kurz ein paar Schritte gehen. Verdauungsspaziergänge einführen. Putzen und Gartenarbeit sind auch Bewegung!
- Finde einen Sport oder eine Bewegungsform, die dir dauerhaft Kraft und Freude gibt.
- Nie hungrig einkaufen und im Laden dann auf die Inhaltsstoffe achten: Produkte mit Zucker, künstlichen Farb- und Konservierungsstoffen und Transfettsäuren meiden. So natürlich wie möglich einkaufen. Denk an die «Kassenfallen». Statt dich auf die Süßigkeiten zu fixieren, überliste dich selbst ein wenig und mach kurz den «Einbeinstand» oder Fußübungen.
- Drei Stunden vorm Schlafen nichts mehr essen.

Übrigens habe ich einen Weg gefunden, meine Gewohnheit der «Aufschieberitis» zu nutzen: Dinge vor mir herschieben und auf später verlegen kann ich nämlich echt gut. Das mache ich jetzt auch mit Süßigkeiten. Ich verschiebe das Naschen aufs Wochenende. Es hilft und ist viel leichter, als zu Süßem für immer «Nein!» zu sagen.

Ich gönne mir am Wochenende «Disziplin-Auszeiten»,

schlecke dann Eis, trinke Wein oder lasse mir ein schönes Stück Torte schmecken. Wer sich eine gesunde Ernährung und regelmäßige Bewegung zur Gewohnheit macht, kann ohne Bedenken ab und zu auch eine Kalorienbombe vertragen und sie dann auch viel mehr genießen.

15

Gesund ernähren

Bei gesunder Ernährung geht es nicht nur um das, *was* wir essen. Genauso entscheidend ist das «Wie» und das «Wann» unserer Ernährung.

Am Anfang steht wieder einmal die Selbst-Erkenntnis.

Experimente aus der Ernährungsberatung zeigen, dass wir uns meist selbst betrügen, wenn es um die tägliche Kalorienaufnahme geht. So nehmen viele Menschen nur sechzig Prozent von dem wahr, was sie über den Tag verteilt so zu sich nehmen. Die kleinen Snacks, die wir ganz nebenbei «reinschieben und runterspülen», verdrängen wir schnell. Es ist einfach, sie auszublenden, weil wir sie nicht auf einen Teller legen und dafür danken, bevor wir sie essen; wir brauchen oft ja nicht mal Messer und Gabel.

Die Ernährungswissenschaft ist eine vergleichsweise junge Disziplin. Aber eines scheint sicher zu sein: Es gibt nicht *das richtige* oder *das gesunde Essen für alle.* Wir sind nicht dafür ausgestattet, uns rein vegan zu ernähren, und schon gar nicht, ganz auf Fleischkonsum zu setzen. Unser Blutzucker reagiert ganz individuell auf die einzelnen Lebensmittel. Der eine Mensch kann Bananen essen, ohne dass dies den Blutzucker beeinflusst, während die gleiche Frucht den Blutzucker eines anderen Mannes in die Alarmzone bringt.

Der richtige Weg zur Fitness führt dementsprechend nur über eine für dich selbst maßgeschneiderte Lebensweise. Selbst gesunde Lebensmittel können je nach Person unterschiedlich wirken. Generelle Ratschläge nutzen also nur bedingt etwas.

Der beste Rat kann folglich nur lauten: Experimentiere. Beobachte und dokumentiere über mehrere Wochen oder Monate hinweg und finde heraus, wie dein Körper auf verschiedene Dinge reagiert.

Beginne am besten damit, all jene Nahrungsmittel aus deiner Einkaufsliste zu streichen, die bei den meisten Menschen ungünstige Nebenwirkungen verursachen: verarbeitetes, fetthaltiges Essen und konservierte oder chemisch aufgepolsterte Nahrungsmittel, viel rotes Fleisch, Süßigkeiten, Fertigkuchen und viel Alkohol. Lass diese Dinge mal für eine Woche weg und iss mehr Gemüse, Fisch, Beeren, Geflügel sowie Hafer oder Hirse.

Und dann analysiere dich selbst ein wenig: Wie fühlst du dich? Hast du jetzt mehr Energie? Oder weniger? Notiere tagebuchartig, wie es dir seelisch und körperlich geht, was deine Highlights des Tages waren und wann du was und wie viel gegessen hast.

Wer sich zu solcher Selbstbeobachtung nicht überwinden kann, sollte zumindest tagsüber nach den Mahlzeiten mal in seinen Körper hineinhören: «Mein lieber Body, wie fühlst du dich zwei Stunden nach dem Essen?»

Schnellverdauliches ist schon nach zwei Stunden verdaut, Reis zum Beispiel. Bei Schwerverdaulichem dauert es hingegen bis zu sechs Stunden, bis es verarbeitet ist. Daher ist es auch weder schlau noch gesundheitsfördernd, sich abends vorm Schlafengehen noch eine Tüte Chips reinzuziehen. Denn das bringt Hirn und Verdauung schon wieder auf Trab, dabei bräuchten sie über Nacht dringend mal eine Pause, um die Reparaturmaßnahmen im Körper zu starten.

Gib dir Pausen, auch beim Essen. Du wirst dich wundern, wie viel besser es dir gehen wird – und wie viel schöner du dich fühlen wirst.

Länder, in denen es feste Essenszeiten gibt, sind schlanker. Amerikanische Studenten essen immer und überall. In Frankreich oder Italien haben Restaurants nur zu bestimmten Zeiten offen. Super! Soziale Normen schaffen Gewohnheiten, die Willenskraft durch automatische mentale Prozesse ersetzen. Die Leute müssen dann keine bewusste Entscheidung treffen, ob sie jetzt einen Imbiss nehmen oder nicht, sondern können sich auf ihren Umsetzungsplan verlassen: «Es ist 16 Uhr, also esse ich nichts!»

Es spielt nicht nur eine Rolle, wie oft wir essen, sondern auch zu welcher Tageszeit. Unser Körper ist auf den Rhythmus von Tag und Nacht eingestellt. Wenn es dunkel wird, kommt das Schlafhormon Melatonin zum Einsatz. Unser Körper fährt langsam runter – wenn wir dann spät noch zum Kühlschrank gehen und uns einen Snack gönnen, bringen wir ihn durcheinander. Denn er will eigentlich längst notwendige Wartungsprozesse starten und braucht dafür Ruhe. Er hat eine Menge zu tun, auch das Gehirn muss in dieser Zeit gereinigt werden. Daher gilt es, abends möglichst auf Riesenmengen von Food zu verzichten – das bringt als Belohnung bessere Regeneration in jeder Hinsicht.

Auch die Schlafqualität ist so deutlich besser. Gönn dir lieber morgens Kohlenhydrate, denn zu dieser Zeit soll unsere Insulinempfindlichkeit besonders hoch sein, und unser Körper kann Brot, Müsli und Co. gut verarbeiten und nutzen. Im Laufe des Tages soll die Insulinresistenz zunehmen. Probiere es am besten einfach mal aus und dokumentiere, wie du dich nachts und am nächsten Morgen fühlst, wenn du am Abend mal früher und weniger Kohlenhydrate isst.

Wir müssen auch unsere Essmotivation hinterfragen.

Wir essen meist nicht aufgrund von Hunger, sondern um uns zu beruhigen, zu trösten oder ein seelisches Loch zu stopfen.

Oft ist der Hunger nur ein Gefühl. Er kommt, und er geht auch wieder. Aber wir warten nicht, bis er geht. Wir füttern ihn sofort, statt zu warten, bis er die Biege macht.

Behandle ihn mal wie andere Gefühle, denen du auch nicht immer sofort nachgibst. Kommt der Hunger zu unpassender Zeit um die Ecke (zum Beispiel nach einer Mahlzeit), dann schick ihn fort. Mit der Zeit lässt er uns in Ruhe, wenn wir ihm nicht so viel Beachtung schenken. Ansonsten bleibt er andauernd in der Offensive, weil er merkt, dass wir uns offenkundig sehr stark nach ihm richten.

Wir essen übrigens mehr, je größer der Teller ist – also: Kleine Teller und Schalen verwenden, die großen verschenken!

Es gibt eine gute Alternative zum übermäßigen Essen und Reinschaufeln, das über unsere tatsächlichen Bedürfnisse hinausgeht: das Trinken. Oft haben wir keinen Hunger, sondern Durst – aber statt zu trinken, verputzen wir Snickers- oder

Mars-Riegel. Wenn der kleine Hunger sich meldet, sollten wir lieber erst mal ein Glas Wasser trinken, am besten kaltes Wasser, denn das geht schneller durch den Körper hindurch.

Übrigens gibt es Lebensmittel mit hohem Wassergehalt, die unsere Hydrierung enorm verbessern können. Pflanzen sind mit ihren rund achtzig Prozent Wasseranteil die perfekten Wasserspender, sie versorgen uns gleichzeitig auch noch mit wertvollen Mineralstoffen und erreichen unseren Körper in den tiefsten Schichten, weil dieses «gel-förmige Wasser» effektiver arbeitet. So sollen uns Gurken, Romanasalat, Wassermelonen und Erdbeeren zum Beispiel weit besser versorgen als Wasser aus der Flasche.

Zu viel Wasser kann aber auch hinderlich sein, vor allem bei den Mahlzeiten. Probiere einmal, beim Essen nichts zu trinken, sondern ordentlich zu kauen! In Indien ist es völlig normal, bei der Mahlzeit keine Flüssigkeit zu sich zu nehmen. Hierzulande tut man sich damit schwer. Dabei spült man so das Essen eher runter, statt es ordentlich zu kauen und die Verdauung schon im Mund starten zu lassen.

Ich mag auch lieber ein kühles Getränk zu meinem Essen. Aber tatsächlich kaue ich deutlich besser und esse langsamer, wenn ich das Getränk mal weglasse.

Auch wenn es eine Binsenweisheit ist, stimmt sie dennoch: Bei der Ernährung ist weniger oft mehr und Maßhalten ein Muss.

Ich liebe Kaffee. Ihn gibt es als Belohnung nach der Stillen Zeit und dem Frühsport. Am liebsten mag ich ihn mit einer Prise Zimt oder Vanille.

Und da ich ein Kaffee-Fan bin, freue ich mich natürlich, dass immer mehr Studien «Beweise» liefern, dass er doch gesund ist und viel besser als sein Ruf.

Ein bis zwei Tassen pro Tag sind demnach gesundheitsfördernd. Kaffeetrinker sollen gemäß neuster Untersuchungen weniger in der Gefahr stehen, an Herz-Kreislauf-Erkrankungen zu leiden, als Nicht-Kaffeetrinker.

Viele Ernährungsexperten raten, den Wachmacher nicht mit Milch zu trinken, sondern mit Mandelmilch oder Hafermilch. Ich habe es probiert – schmeckt mir nicht. Also bleibe ich bei meiner guten alten Milch – aber von Kühen, die noch wissen, was eine Wiese und Sonnenschein ist.

Einige Alltagstipps, die sich bei mir bewährt haben, sind die folgenden:

- Statt Limonaden und Saft lieber selbst gemachtes Fresh-Lime-Soda oder Gurkenscheiben, Gänseblümchen oder Basilikum nutzen.
- Karaffe mit Mineralwasser/Leitungswasser füllen und gefrorene Himbeeren und Minzblätter beigeben.
- Frische Minze statt Teebeutel verwenden.
- Gefrorene oder frische Kräuter kaufen statt getrocknete.
- Wenn grüner Tee getrunken wird, die Beutel einfrieren und als Augenmaske nutzen.

Und jetzt komme ich zum «Abnehm-Feind» Nummer eins:

Dem Zucker.

Es ist kein Geheimnis, das wir viel zu viel davon konsumieren. Was auch mit all den «Anti-Fett-Kampagnen» zusammenhängt, denn mit ihnen kam als Geschmacksträger mehr Zucker in viele Nahrungsmittel. Dabei war Zucker bis ins Barrockzeitalter Medizin und Würzmittel. Man gebrauchte ihn für die Verdauung. Und auch, um Medizin schmackhafter zu machen.

Aber lange Zeit war Zucker nur etwas für die Elite, die Aristokraten. Dann kam die industrielle Revolution, Arbeiter bekamen Tee mit Zucker, um mehr Energie zu haben, und eine machtvolle Lobby übernahm das Ruder. Sie ist bis heute extrem stark und gut vernetzt.

Viele Gesundheitsexperten halten Zucker für genauso gefährlich wie Alkohol und Nikotin.

Ich persönlich glaube nicht, dass er uns in Maßen schon enormen Schaden zufügt – aber ich halte es für ein gewaltiges Problem, dass wir gar nicht mitkriegen, welche Unmengen von Zucker wir durch Fertiggerichte, Dosen-Food, Backwaren und Soßen sowie den ganzen Süßkram und viele Getränke wirklich zu uns nehmen. Er versteckt sich nicht nur in den uns bestens bekannten Bösewichten wie Sweeties und Gebäck, sondern auch in Brot, Joghurt oder Pizza.

Ich habe mir früher oft mal einen «gesunden» Buttermilch-Drink gegönnt, nie auf die Inhaltsstoffe geschaut und dann mit Schrecken festgestellt, dass ich mal ganz nebenbei 23 Würfel Zucker runtergeschluckt habe. Wo «gesund» draufsteht, ist noch lange nicht zwingend etwas Gesundes drin. Generell ist es ratsam, so viele Lebensmittel wie möglich in natürlicher Form zu kaufen und dann selbst zu süßen und zu würzen. So weiß man, was drin ist.

Die «empfohlene» Menge liegt bei sechs Teelöffeln am Tag – das sind um die 25 Gramm. Eine Dose Limonade enthält aber schon zehn Teelöffel Zucker.

Viele Europäer müssten ihre tägliche Dosis an Zucker um mindestens fünfzig Prozent reduzieren. Aber es fällt ihnen zu schwer. Ich kann das verstehen. Denn Zucker macht irgendwie süchtig.

Ein besonderes Problem sind Softdrinks und Säfte. Keiner von uns isst fünf Orangen am Stück, aber den Saft von fünf Orangen trinken wir in Sekundenschnelle. (Für einen halben Liter frisch gepressten Saft braucht man etwa fünf bis sechs Orangen.) Daher empfehle ich, im Alltag Obst lieber zu essen, statt es zu trinken. Beim Essen von Obst nehmen wir auch die Ballaststoffe auf, die Verdauung beginnt schon im Mund durch das Kauen, und es dauert etwas länger, bis der Zucker seinen Weg in unseren Körper nimmt, statt schnell hindurchzurauschen.

Eine Reihe von Versuchen mit Zehntausenden von Jugendlichen in Strafanstalten brachte Erstaunliches zutage: Als die Gefängnisleitung zuckerhaltige Nahrung und raffinierte Kohlenhydrate vom Speisezettel strich und durch Obst, Gemüse und Vollkornprodukte ersetzte, gingen Ausbruchsversuche, Gewalt und andere Probleme deutlich zurück. Zucker verändert auch etwas in unserem Gehirn.

Ich wollte einmal selbst wissen, wie anders sich das Leben ohne den süßen Stoff anfühlt. Vor zwei Jahren habe ich es probiert. Denn die Studien, die ich gelesen hatte, waren voller Versprechungen: Ohne Zucker sollten sich mehr Glücksgefühle einstellen. Das Diabetes-Risiko sollte reduziert werden, die Haut sich verbessern, dazu auch der Schlaf. Dass man dabei auch abnehmen würde, verstand sich von selbst.

Einen Monat lang habe ich komplett auf Zucker verzichtet. Ich fühlte mich wirklich deutlich fitter, schöner und wohler in meinem Körper nach den vier Wochen ohne Zucker.

Aber danach dauerte es nicht lange, und die Schokolade schlich sich auf wundersame Art und Weise wieder in mein Leben.

Warum in aller Welt konnte ich so schlecht aufs Naschen verzichten? Warum bevorzugt unser Gehirn Fettes und Süßes? Alles, was zur Selbsterhaltung und Vermehrung führt, lässt anscheinend das Belohnungssystem in uns direkt anspringen. Untersuchungen haben gezeigt, dass ein Nahrungsmittel besonders attraktiv ist, wenn es zu 35 % aus Fett und zu 45 % aus Kohlenhydraten besteht.

Warum macht Schokolade glücklicher als ein Apfel? Das liegt nicht daran, wie oft irrtümlich angenommen wurde, dass durch Schokolade der Serotoninspiegel im Gehirn und damit auch unsere Stimmung steigt.[2] Es liegt daran, dass vor allem Milchschokolade Zucker und Fett im «perfekten» Verhältnis enthält. Diese hohe Energiedichte befriedigt uns, das Belohnungssystem im Gehirn wird aktiviert.

Zucker ist für uns so verlockend, weil er uns spontan Kraft zu verleihen scheint.

Es gibt allerdings auch ganz gesundes Kraftfutter, das viel nachhaltiger und gesundheitsförderlicher ist.

Mein liebstes Powerfood ist Hirse.

---

[2] In Schokolade ist die Aminosäure Tryptophan enthalten, eine Vorstufe des Glückshormons Serotonin. Dieses soll den Stress senken und entspannen. Frauen brauchen Schokolade scheinbar häufiger als Männer. Der Grund dafür soll lauten, dass der Serotoninspiegel kurz vor der Menstruation stark abnimmt. Die Folge sind wechselnde Stimmungen und Reizbarkeit, wobei die Hoffnung vorhanden ist, diese durch Schokolade ein wenig abpuffern zu können. Da der Serotoninspiegel bei geringer Sonneneinstrahlung fällt, vermutet man einen erhöhten Schokoladenbedarf in Wintermonaten. Das erklärt wohl auch, warum in südlichen Gefilden weniger Schokolade gegessen wird als in nördlichen Regionen. Allerdings enthält Schokolade zu geringe Mengen von dem stimmungsaufhellenden Hormon, als dass es wirken könnte. Es sind wohl eher die Erwartungshaltung und der Essgenuss, welche die Belohnungssysteme aktivieren.

Hirse ist gesund und schmeckt super – sowohl süß als auch herzhaft. Für Haut, Haare und Nägel kann das mineralstoffreichste Getreide der Welt viel tun, denn es enthält außerordentlich viel Kieselsäure. Außerdem bekommen wir dreimal mehr Eisen als von Weizen. Neben Kieselsäure, Eisen, Fluor und Magnesium enthält Hirse auch Zink, Kalium, Natrium, Phosphor und reichlich B-Vitamine.

Wichtig bei der Zubereitung: Hirse muss zuerst gut abgewaschen werden, bevor sie gekocht wird. Wenn dir das Hirsekochen zu aufwendig ist, kannst du auch Braunhirse auf dein Hafermüsli geben oder in deinen Joghurt. Meine Mutter hat es lange für die Stärkung ihrer Haare genommen. Und mittlerweile steht auch in meinem Schrank immer eine große Packung, ich gönne mir einen bis zwei Esslöffel pro Tag im Joghurt, Hafermüsli oder Wasser. Die Braunhirse wird nicht geschält – und so bleiben die Schalen und sämtliche Nährstoffe enthalten und werden roh vom Körper sehr gut verarbeitet.

Die enthaltene Kieselsäure sorgt nicht nur für bessere Haut und schönere Haare, festere Nägel und die Gesundung der Zähne, sondern soll auch das Lungengewebe kräftigen und die körpereigenen Abwehrkräfte stärken.

Da der Kieselsäuregehalt im Gewebe mit dem Alter abnimmt, macht es Sinn, ihn durch die gekochte Hirse oder das Braunhirsepulver zu versorgen. Falten, Krampfadern, Gelenkentzündungen und Bindegewebsschwächen muss man ja nicht kampflos hinnehmen.

Neben Hirse schwöre ich auf Joghurt.

Wenn du wie ich ein Joghurt-Fan bist, wirst du dich jetzt freuen: Joghurt macht schlank und fit. Milchsäurebakterien können Frauen beim Abnehmen und Gewichthalten helfen. Joghurt soll eine gesundheitsfördernde und vielleicht sogar verjüngende Wirkung haben. Milchsäurebakterien sorgen nicht nur für mehr Hautglanz und bessere Elastizität, sondern haben auch Einfluss auf die Faltentiefe.

Bestimmte Milchsäurebakterien können das Immunsystem stärken und so Entzündungsprozesse ausschalten. Das ist gerade bei Übergewicht und im Alter sehr hilfreich. Bei einer großen Studie der Harvard-Universität wurden jahrzehntelang Ernährungsgewohnheiten von über 120.000 Menschen beobachtet. Das Ergebnis: Joghurt ist ein Schlankmacher erster Güte. Je mehr wir Frauen davon essen, desto geringer fällt die Gewichtszunahme aus, von der wir normalerweise mit dem Alter betroffen sind. Nicht auf den Fettgehalt, sondern auf die Fermentierung kommt es an, Laktobazillen lassen Kilos purzeln und Fett verschwinden.

Also: Genieß deinen Naturjoghurt, tune ihn mit Nüssen, Samen, Braunhirse und Beeren.

Ich rate auch zu Krill-Kraft und Leinöl-Power.

Krill wird in der Kosmetik und Alternativmedizin benutzt. Ich schlucke es, weil ich zu selten Fisch esse. Krill soll laut einigen Studien mit seinen enthaltenen Omega-3-Fettsäuren gegen Allergien und Entzündungen helfen. Es soll auch leichter verdaulich und hochwertiger als Fischöl sein.

Nachdrücklich empfehlen kann ich Ingwer.

Ingwer ist aus meinem Leben nicht mehr wegzudenken. Ich esse jeden Tag einen Zentimeter der Wurzel frisch, klein gehackt auf meinem Nuss-Brot mit Kurkuma, Quark und Honig. Oder ich mache mir einen Tee mit der Knolle. Die Wurzelkraft macht fit und stärkt das Immunsystem. Kurkuma mindert Entzündungen im Körper.

Unterschätzt wird auch Unkraut, jedenfalls das, was wir manchmal fälschlich so bezeichnen, obwohl es sehr fitnessförderlich ist. Ob Gänseblümchen, Löwenzahn oder Zinnkraut – alle drei sind richtig gesund und sehr zu empfehlen. Es lebe das Unkraut!

Vor zwei Jahren habe ich mit meinen Nichten und Neffen Gänseblümchen gegessen – eher aus Scherz. Sie schmeckten richtig gut und durften ab sofort immer auf den Salat gestreut werden. Statt Minze oder Melisse können auch Wildkräuter in die Karaffe oder die Trinkflasche zugefügt werden, sie reichern das Wasser mit Mineralien und Vitaminen an, und es schmeckt herrlich.

Eine oder zwei Handvoll Nüsse am Tag machen nicht dick, sondern eher schlank! Außerdem wird die Gefahr einer Herz-Kreislauf-Erkrankung deutlich gemindert und das Risiko für Krebs ebenfalls reduziert.

Auch Olivenöl und Leinöl gilt es guten Gewissens zu nutzen. Hochwertiges Olivenöl enthält Substanzen, die Alterungsprozesse bremsen sollen. Leinöl reduziert Entzündungen im Körper. Wir haben immer noch ständig Angst vor Fett. Aber das ist Quatsch. Es kommt auf die Art des Fettes an, das wir zu uns nehmen. Transfettsäuren (Pommes, Chips, frittiertes Süßzeug) sollten wir besser meiden.

Was Käse betrifft, empfehle ich Rohmilchprodukte. Pasteurisierung und Homogenisierung machen zwar haltbarer, zerstören aber wertvolle Inhaltsstoffe. Und ich versuche meinen Konsum auf ein Glas Milch pro Tag zu beschränken.

Auch wenn dich nicht alle meiner Ratschläge überzeugen

werden, halte dich wenigstens an die folgende Empfehlung für eine gute Ernährung: **Du solltest, wenn es nicht unbedingt sein muss, keine künstlichen Geschmacksverstärker, Zucker oder Fertigprodukte zu dir nehmen.** Dann wirst du besser leben.

In der Ernährungslehre würde man jetzt auf die Energiebilanz eingehen: also auf die Differenz zwischen der Energiezufuhr und dem Energiebedarf einer Person. Bei einer negativen Bilanz nimmt man demnach eher ab, bei einer positiven eher zu.

Das klingt erst mal logisch: Wer mehr Energie zu sich nimmt, als er (ver-)braucht, nimmt zu. Wir brauchen Energie für den sogenannten Grundumsatz – dazu gehören vor allem die Versorgung der Leber, der Skelettmuskulatur, des Gehirns, des Herzens und der Nieren, aber auch aller anderen Organe, der Aufbau und Umbau von Zellen und alle Stoffwechselprozesse. Nehmen wir zu viel Energie auf, dann speichert unser Körper diese in Körperfett – egal, ob diese Energie aus Fett oder Kohlenhydraten kommt.

Allerdings gibt es Menschen, deren Stoffwechsel die Nahrung besser verwerten kann; andere haben da eine weniger effiziente Verwertung. Durch Krankheiten und Eingriffe kann es zu Störungen des Regelkreises kommen. Menschen mit mehr Muskeln haben einen höheren Wirkungsgrad und verbrennen mehr.

Es gibt allerdings immer mehr Kritiker des Energiebilanzmodells. Denn Studien zeigen, dass es nicht nur darauf ankommt, wie viel Energie man zu sich nimmt und wie viel man sich bewegt, sondern auch darauf, wie der jeweilige Körper mit der überschüssigen Energie umgeht. Das kann sehr unterschiedlich aussehen.

Nichtsdestotrotz macht es Sinn, sich mal mit seiner Energiebilanz auseinanderzusetzen und dabei gezielt zu beobachten, wie der eigene Körper auf die Menge und Art der Energie reagiert.

16

Gar nix essen

Es hat sich schon herumgesprochen:

Fasten ist super für den Körper und hilfreich fürs Gehirn. Smarte Leute tun es, um leistungsfähiger und effizienter zu sein, Gesundheitsapostel können ohne nicht mehr leben, und in allen großen Religionen gehört der Verzicht zum Leben dazu.

Bei Experimenten mit unterschiedlichsten Personen und Krankheitsbeschwerden wurde durch das Fasten die Gesundheit in fast allen Fällen verbessert. Es reduziert Entzündungen, der Energiestoffwechsel verändert sich, und die Fettverbrennung wird angekurbelt. Und weil es ja darum geht, fitter und fröhlicher zu werden: Fasten soll uns jung halten. Der Zerfall soll durch die reduzierte Energie sowohl beim Teilfasten als auch beim «richtigen Fasten» verlangsamt werden.

Ich selbst faste mindestens einmal pro Monat für einen Tag. Ganz wichtig: Ich tue das nicht, um abzunehmen, sondern weil es meinem Körper unheimlich guttut. Wenn wir fasten, nur um abzunehmen, dann ist es auch nur eine Diät. Fasten ist der ideale Start in eine Nahrungsumstellung und optimal, um dem Körper mal eine Pause zu geben und ihn «durchzuspülen».

In Indien habe ich angefangen, einen Tag pro Woche zu fasten – notgedrungen, weil ich dort regelmäßig mit allen möglichen Krankheitserregern in Kontakt kam und durch die Fastentage meine Abwehrkräfte stärken konnte.

Ich fühle mich nach solch einem Fastentag immer, als hätte ich eine richtige Zauberkur gemacht: Der Körper kommt mal richtig zur Ruhe, Magen und Darm sind völlig entspannt und mein Hirn deutlich frischer als sonst. Auch meiner Haut tut es gut. Natürlich war es anfangs nicht gerade einfach. Aber wer mal eine schöne indische Magen-Darm-Geschichte hatte, weiß, dass es dann einfacher fällt, nichts zu essen …

Du kannst aber auch eine leichtere Version ausprobieren: An zwei Tagen pro Woche nicht mehr als 500 Kalorien zu dir nehmen und anschließend fünf Tage lang ganz normal essen. Mit dieser Wochenstruktur können innerhalb von einem Monat schon tolle Ergebnisse erreicht werden.

Oder du reduzierst die Zeit, in der gegessen werden darf, auf acht Stunden oder weniger. Das ist dann das sogenannte «Intermittent Fasting» (Intervallfasten) – ein unterbrochenes Fasten, das ich im Alltag viel nutze, wenn es zum richtigen Fasten mit der Willenskraft gerade nicht reicht.

Fasten hilft, das Gehirn stärker zu machen: Es kann dann in stressigen Situationen besser arbeiten und lernt und erinnert sich besser. Diese Effekte sollen übrigens auch beim Ultra-Laufen beobachtet worden sein. Übermäßiger Sport wie Langstreckenläufe und Fasten führen beide zu interessanten Prozessen:

Die Proteine im Gehirn werden verändert, mehr neue Zellen werden produziert.

Ich kann mich noch genau an meine erste echte Fastenwoche erinnern:

Ich probiere gern neue Dinge aus. Als ich meinen Kollegen bekanntgab, dass ich mal eine Woche lang fasten möchte, grinsten sie zuerst nur. Denn sie bekamen ja jeden Tag zu sehen, wie gerne ich esse.

Ich habe mich gut eingelesen, zwei Entlastungstage gemacht mit Gemüse und Obst und mir natürlich auch einen «Irrigator» gekauft – ehrlich gesagt waren dieses Gerät und seine Funktionen bzw. die Gebrauchsanleitung zunächst etwas beunruhigend. Aber nach dem ersten Versuch hatte sich diese Sorge verpufft. Meinem Darm hat die Reinigung gutgetan. Jetzt konnte es losgehen: viel Wasser, Kräutertee und Gemüsebrühe.

Die ersten zwei Tage waren richtig schwierig. Aber dank der Arbeit und der Beobachtung meiner Kollegen nahm ich es sportlich und hielt durch. Ab dem dritten Tag ging es mir blendend. Ehrlich gesagt: Es ging mir so gut wie noch nie. Mein Körper war so leicht und unbelastet, die Gedanken waren glasklar, ich machte sogar Sport und fühlte mich gar nicht schlapp oder übermäßig hungrig. Mein Körper kam zur Ruhe, reparierte hier und da, und der Darm fühlte sich ganz anders an als sonst.

Es war ein Erlebnis der Freiheit und Leichtigkeit. Außerdem hatte ich viel mehr Zeit als sonst, weil ich nichts in der Küche zu suchen oder zu erledigen hatte.

Sehr eigenartig war der Wocheneinkauf am vorletzten Tag. Ich ging in einen großen Supermarkt und war völlig überfordert. Ich stand in der Milchprodukte-Abteilung und starrte in den Gang. Dieses Übermaß an Auswahl, diese Massen an Nahrungsmitteln machte mich fertig. Ich hatte schon oft gedacht, dass kein Mensch 56 verschiedene Joghurtprodukte zur Wahl benötigt oder 23 verschiedene Käsesorten. Aber in diesem Moment traf es mich wie ein Schlag, all diesen krankhaften Überfluss zu sehen. Ich wünschte, ich hätte diesen Eindruck konservieren können …

Nach dem Ende der Woche folgte ein Wiedereinstiegstag mit Gemüse und Obst. Unglaublich, wie mein erster Apfel nach der Fastenkur schmeckte. So süß und unglaublich intensiv! Alles schmeckte intensiver, und ich merkte, dass ich langsamer aß, genüsslicher.

Dann besuchte ich meinen Bruder. Die Weihnachtszeit stand vor der Tür, und wir gingen auf einen kleinen Markt. Eine Explosion von Gerüchen! Wir gönnten uns eine Crêpe mit Schokolade. Ich weiß, ich sollte jetzt sagen: Wir gönnten uns einen veganen Smoothie … Nein, wir gönnten uns eine Crêpe, und ich habe noch nie – und nie wieder – eine solch leckere Crêpe gegessen. Es war eine wahre Geschmacksexplosion in meinem Mund.

Trotz meines wenig vorbildlichen Verhaltens nach der Fastenzeit spürte ich bereits einige Veränderungen in meinem Körper. Mein Immunsystem war den ganzen Winter über deutlich stärker, ich war geistig und körperlich leistungsfähiger, und meine Hautstruktur hatte sich verbessert.

Fasten zeigt sehr starke Wirkung. Es verringert das Fett in der Leber, normalisiert den Blutzucker, hilft bei Rheuma, Bluthochdruck und Ähnlichem. Und wem der Totalverzicht zu heftig ist, der kann auch eine andere Version des Fastens ausprobieren, die absolut alltagstauglich ist.

Teilzeit-Fasten – der Weg zum jungen, fitten Körper?

Das unterbrochene Fasten oder intermittierende Fasten habe ich ja bereits erwähnt. Es ist schon seit einigen Jahren ein echter Renner. Models und Sportler lieben es, genau wie Filmstars und ganz «normale Menschen» wie unsereiner. Ich bin auch ein großer Fan. Hier geht es nicht um eine Null-Diät oder sieben Tage Totalverzicht, sondern darum, dass man abwechselt zwischen Phasen, in denen normal gegessen wird, und Phasen des Essensverzichts.

Es ist kein großer Aufwand nötig, und es ist auch keine allzu anstrengende Umstellung. Der Körper kann Luft holen und Reparaturmaßnahmen durchführen, die Verdauungsorgane werden entlastet und gestärkt, das Immunsystem ebenso, und der ganze Körper wird leistungsfähiger und robuster. Wir verlieren Gewicht und Giftstoffe, und der Körper stellt sich auch nicht auf Energie-Entzug um wie bei Diäten oder langen Fastenkuren.

Das Wechselspiel aus normalen Essenszeiten und «Hungertagen» entspricht sehr viel mehr einem natürlichen Leben, wie es früher der Fall war, als wir unser Essen noch jagen und pflücken mussten. Forschungen zeigen, dass das Wechselspiel aus Essens- und Fastentagen den Stoffwechsel besonders stark anregt und Abnehmen damit noch leichter gelingt.

Aber das Fasten soll nicht nur gesundheitlich förderlich sein und zur Gewichtsreduzierung beitragen, sondern auch den Körper jung halten. Fasten gegen das Altern. Eine Studie der Harvard-Universität hat das bestätigt: Die Lebensspanne wird verlängert und der Alterungsprozess hinausgezögert. Das liegt vereinfacht formuliert an Mitochondrien, die für die Zellalterung zuständig sind und die durch das Fasten positiv beeinflusst werden.

Eine entscheidende Rolle spielen beim intermittierenden Fasten die Essenszeiten. Besonders das frühe Abendessen und das späte Frühstück.

Es gibt verschiedene Modelle, und es ist sehr sinnvoll, das mal auszuprobieren, um herauszufinden, welche Version auf dein Leben am besten passt. Aber diese Form des Verzichts ist nicht für alle Menschen ideal, zum Beispiel sollten Diabetiker und Essgestörte vorsichtig sein.

- **16 zu 8 /** Die alltagstaugliche Methode. In einem Zeitraum von acht Stunden werden die Mahlzeiten eingenommen. Anschließend wird für 16 Stunden komplett auf Nahrung verzichtet. Ich nehme ein frühes Abendessen, dann faste ich die 16 Stunden, gehe morgens locker laufen und freue mich dann auf ein spätes Frühstück.
- **36 zu 12 /** Faste jeden zweiten Tag. Zwischen 8 und 20 Uhr werden am ersten Tag die Mahlzeiten eingenommen, am Tag darauf wird komplett gefastet.
- **20 zu 4 /** Für die Harten im Garten und auch für nicht besonders aktive Menschen zu empfehlen. Der Zeitraum, in dem hier am Tag gegessen werden darf, reduziert sich auf vier Stunden. Ich fand diese Version nicht so gut durchführbar. Aber probiere es doch selbst gern mal aus.
- **Einzelne Fastentage /** Hier wird an einem oder zwei Tagen pro Woche auf Nahrungsmittel verzichtet. Eine Freundin von mir macht auch nur zwei Fastentage pro Monat und fühlt sich damit sehr gut. Ich habe diese Version in Indien angefangen, und es hat mir sehr gutgetan. Da ich dort leider zwangsläufig und andauernd mit allen möglichen Viren, Bakterien und Giften in Kontakt kam, war es der beste

Weg, um mein Betriebssystem immer wieder zu entlasten und zu stärken. Allerdings habe ich an diesen Tagen nicht ganz aufs Essen verzichtet – mittags oder abends gab es eine Gemüsesuppe.

In der Fastenphase sind ungesüßter Tee und Kräutertee (ohne Aromastoffe und Zusätze), stilles Wasser (mit Minze und Zitrone) sowie schwarzer Kaffee erlaubt. Ich empfehle aber, mal auf Kaffee zu verzichten.

Mein Fastentag besteht aus stillem Wasser mit Zitrone und Melisse oder Minze, mittags etwas Gemüsebrühe und Kräutertee und abends ein Glas Kefir («Sportlerversion»). Wer Kefir noch nicht kennt: Das dickflüssige Sauermilchprodukt stammt ursprünglich wohl aus der Kaukasus-Region und entsteht ähnlich wie Joghurt durch einen Gärungsprozess. Es wird bis heute vor allem im Kaukasus und in Tibet als heilsames Getränk bei Darmbeschwerden empfohlen. Immer wieder wird Kefir als das Getränk der Hundertjährigen bezeichnet. Auch der Nobelpreisträger Ilja Metschnikow war fest davon überzeugt, dass Kefir das Leben verlängert. Ich kann aus Eigenversuchen nur versichern, dass es den Darm stärkt und das Wohlbefinden steigert. Ob ich damit hundert Jahre alt werde? Keine Ahnung.

Am Abend vor dem Fasten nehme ich eine Mahlzeit ohne Kohlenhydrate zu mir, das hat sich als besonders effektiv erwiesen.

Alternativ kann man auch eine Art Semi-Fasten praktizieren, also die Nahrungsaufnahme einfach nur drastisch reduzieren. Ich habe mir angewöhnt, einen Tag in der Woche als Gesundheitstag einzuführen. Bei mir ist das der Freitag. An diesem Tag esse ich nur Suppe und Gemüse. Wenn meine Willenskraft dafür gerade nicht reicht, verzichte ich ganz auf Brot, Nudeln und jeglichen Zucker. Abendessen weglassen wirkt Wunder. Stattdessen nur Kräutertee und früh ins Bett.

Um etwas gegen die körperlichen Auswirkungen von Stress, Angst, Bewegungsmangel und ungesunder Ernährung zu tun, eignet sich auch eine sogenannte «basische Woche» oder regelmäßig ein «basischer Tag». Eine gute Freundin von mir hat nach einigen Krankheiten damit angefangen und sehr gute Erfolge erzielt. Auch ihren Kindern ging es dadurch deutlich besser. Salome isst an Wochentagen basisch – viel Gemüse und Obst, Hafer, Kräuter und Sprossen, Keime, Nüsse und Samen.

Es gibt also viele Möglichkeiten für einen Ernährungs-Neustart. Finde heraus, was dir guttut.

Fit und fröhlich dank Darm: Es leben die Bakterien!

Wenn du auf natürliche Weise geboren wurdest, hast du auf dem Weg durch den Unterleib deiner Mutter eine ordentliche Bakterien-Umarmung genossen, und so verringert sich das Risiko, eine ganze Reihe von Krankheiten zu entwickeln und übergewichtig zu werden. Teile der kindlichen Bakterien-Packung halten fürs ganze Leben.

Neben einer «normalen Geburt» sind auch das Leben auf dem Land und das Stillen ideale Gesundheitsjoker. Wer als Kind ordentlich Dreck futtert und vor Desinfektionsmitteln verschont bleibt, ist gut gewappnet. Je mehr Bakterien unsere Immunabwehr im jungen Alter trifft, desto besser. So kann sie trainieren und wird im späteren Leben bei Pollen und Staub nicht so schnell überreagieren.

Aber zur Beruhigung für alle Kaiserschnitt-Kinder: Euer Lebensstart ist kein Grund zur Verzweiflung, die Zusammensetzung unserer Darmbakterien hängt von viel mehr ab als nur von der Art, wie wir auf die Welt kommen.

Unser Darm ist unser zweites Gehirn. Die Bakterien, die dort wohnen, beeinflussen unsere Psyche, sie steuern und stärken unsere Immunabwehr, die Verdauung und Entgiftung. Ihre Zusammensetzung ist von Bedeutung dafür, wie gesund wir sind, wie viel wir wiegen und was wir fühlen und denken! Wenn wir unsere «guten Darmbewohner» richtig füttern, werden wir seltener krank und leben länger.

Viele von uns haben schlichtweg zu wenig verschiedene Bakterienarten in ihrem Darmtrakt und deshalb eine Menge körperliche und psychische Probleme. Wir brauchen so viele verschiedene Bakterientypen wie möglich. Ein sehr wichtiger Signalstoff, den die Darmbakterien mitbilden, ist etwa der Neurotransmitter Serotonin. Ein Stoff, von dem Depressive nicht genug haben.

Zu viele Kalorien bringen unseren Darm in Stress. Auch Zucker lässt die Bakterien-Diversität stark schrumpfen. Er führt dazu, dass die Darmwand undicht wird und Gifte sowie ungute Bakterien schneller eindringen können.

Das Gleiche passiert nach der Einnahme von Antibiotika, hohem Fleischkonsum (vor allem fettreiches rotes Fleisch, Wurst und Speck) und übermäßigem Verzehr von glutenhaltigen Speisen. Es werden seit Jahren Kornarten mit extra viel Gluten gezüchtet (für eine bessere Konsistenz wird es sowohl Brötchen, Gemüsebrühwürfeln, Energieriegeln, gerösteten Zwiebeln als auch Fertiggerichten und Bier zugesetzt). Auch Emulgatoren in Eis, Dressings, Mayo und Fertiggerichten sollen unsere Darmbakterien verringern.

Die gute Nachricht ist: Es dauert nur ein paar Wochen, um die Anzahl und Zusammensetzung der Bakterien im Darm zu ändern und sich fitter und fröhlicher zu fühlen. Schon nach sechs Wochen kalorienarmer Kost mit vielen Pflanzenproteinen und Ballaststoffen erhöht sich sowohl die Anzahl als auch die Vielfalt der Darmbakterien deutlich.

Gemüse und Joghurt sind optimale Muntermacher für den Darm. Manche Darmbakterien sind imstande, das Gemüse, das wir essen, in Stoffe umzuwandeln, die ein Sättigungsgefühl vermitteln. Das macht es dann leichter, rechtzeitig mit dem Essen aufzuhören und nicht in regelrechte Fressorgien zu verfallen.

Wenn du Lust auf Süßes hast, iss frische Beeren, dunkle Schokolade, Nüsse und Mandeln. Sie sind eine Leibspeise für Darmbakterien.

Einige Darmbakterien können sogar Krebszellen zum Stolpern bringen – indem sie Stoffe aus Brokkoli, Himbeeren oder Walnüssen in krebshemmende Stoffe umwandeln.

Wer viele Ballaststoffe isst, hat auch ein verringertes Risiko für Diabetes, Fettleibigkeit, Herz-Kreislauf-Erkrankungen und Darmkrebs. Erbsen, Spargel, Kohl oder Zwiebeln entgiften und halten den Cholesterinspiegel im Gleichgewicht. Wer bisher nur wenig Ballaststoffe isst, sollte die Mengen langsam steigern, damit der Körper sich umstellen kann.

Neben den genannten Lebensmitteln sollten auch regelmäßig Fisch, Samen und Kerne, Sauermilchprodukte, Hafer, Hirse, Buchweizen, Quinoa, Kartoffeln, Grünkohl, Hülsenfrüchte und Linsen, Leinsamen, Flohsamenschalen und Kleie auf unserem Teller landen.

Und nicht vergessen, genug zu trinken: mindestens zwei Liter pro Tag. Auch das hilft dem Darm und so unserer Gesundheit. An der Farbe des Urins kann man ja ganz einfach feststellen, ob genug getrunken wird. Ist er dunkelgelb, sollte man schleunigst den nächsten Wasserhahn anpeilen und fröhlich aufdrehen …

17

Sport treiben

Ich danke Gott jeden Tag, dass er den Sport erfunden hat. Mir erscheint es jedenfalls so – denn sonst hätte er unseren Körper nicht so optimal dafür hergerichtet. Wir sind ganz sicher nicht zum ständigen Sitzen gemacht.

Die Nebenwirkungen von Sport sind grandios: Er macht uns gesünder, schlauer, stressfreier, erfolgreicher, attraktiver und sorgt für ein längeres Leben. Vor allem eine Mischung aus Kraftübungen und Ausdauertraining hält uns ganzheitlich fit!

Am besten fangen wir früh an, Sport zur Gewohnheit zu machen. Denn ohne entsprechende Reize beginnt schon im zarten Alter von 25 Jahren die Reduzierung der Knochensubstanz, und ab dem 40. Lebensjahr nimmt die Muskulatur mit jedem Jahr etwas stärker ab. Zum Glück können schon fünfzehn Minuten tägliches Krafttraining dem entgegenwirken. Man muss auch kein Bodybuilder werden oder extreme Zirkeltrainings durchhalten – es reichen Übungen mit dem eigenen

Körpergewicht, um den Apparat zu stärken. Statt Schrumpfen lieber Stützen:

Unterarmstütz, Seitstütz, Liegestütz, Beckenstütz.

Probiere mal, wie lange du diese Positionen halten kannst. Mein Vater, der schon in seinen 70er Jahren ist, schafft es mittlerweile, die Plank (Unterarmstütz) fünfeinhalb Minuten lang zu halten. Das soll ihm erst mal einer nachmachen! Ich fange nach anderthalb Minuten schon an zu zittern. [Information an die Leserschaft: Papa Bühnes Rekord hat sich während der Bearbeitungszeit dieses Buches, also innerhalb von wenigen Monaten, von drei auf sagenhafte fünfeinhalb Minuten erhöht. Wir werden als Verlag dranbleiben und in kommenden Auflagen dieses Buches selbstverständlich jeweils die neuen Rekorde durchgeben, so denn die Sechs-Minuten-Marke purzeln sollte! – Der Verlag. ☺]

Wer sich morgens noch vor dem Duschen ein kurzes Workout zur Gewohnheit macht, startet frischer und fitter in den Tag.

Auch wenn ich Sport für das optimale Mittel zur Stressreduktion und Gesundheitsförderung halte, hat Bewegung seine Grenzen, vor allem, wenn es um unser Gewicht geht. Du kannst wie eine Verrückte Sport treiben – wenn du dich falsch ernährst, wird das nicht viel bringen.

Die Ernährung macht einen Großteil von dem aus, wie dein Körper sich präsentiert. Deshalb gilt die Regel: Achtzig Prozent macht das Essen, zwanzig Prozent macht der Sport.

Aber Sport bringt erhebliche Verbesserungen – körperlich und seelisch.

Du musst kein «Freak» werden wie ich. Die gute Nachricht für totale Sportmuffel lautet: Schon ein dreißigminütiger Spaziergang verbessert aktiv deine Gesundheit. Schon zweimal pro Woche eine halbe Stunde im Grünen zu spazieren verbessert dein Wohlbefinden! Und dafür sollten wir uns auf jeden Fall öfter die Zeit nehmen.

Ich möchte ein Loblied auf das Gehen singen. Es scheint leider ein weitläufig unterschätztes Gut zu sein. Der bereits zitierte dänische Philosoph Sören Kierkegaard sagte einst, dass er nie die Lust am Gehen verloren hat. «Ich gehe jeden Tag zu meinem Wohlbefinden und entferne mich so jeder Krankheit. Ich habe mir meine besten Gedanken ergangen, und ich kenne keinen noch so großen Kummer, den man nicht weggehen kann.» Herrlich. Danke dafür. Ein Spruch für meinen Kühlschrank. Gehen macht fit und fröhlich und weise. Naja, sagen wir: weiser. Ein Kierkegaard werde ich selbst nach einer Umwanderung der Welt nicht werden.

Ein weiterer Tipp für mehr Bewegung im Alltag: Nutze jede Pause und jede Wartezeit für kleine Übungen. Ja, die Leute gucken vielleicht komisch, wenn du in der Schlange mit den Armen ruderst oder auf einem Bein stehst und die Augen zumachst. Aber vielleicht machen sie auch mit. Naja, wohl eher nicht. Es gibt auch unauffälligere Übungen.

Wenn ich im Zug, im Wartezimmer oder in einem langweiligen Meeting sitze, mache ich das «Zeitvertreibs-Workout»: Pobacken zusammenkneifen und entspannen, zwei Minuten lang. Dann lasse ich die Füße kreisen, erst links und dann rechts herum und bewege sie anschließend auf und ab.

Denn was unserem Körper auf Dauer unheimlich wehtut, ist der Stillstand und das ständige Sitzen. Gewöhn dir an, nach zwanzig Minuten Sitzen aufzustehen und ein paar Schritte zu gehen oder dich mal zu strecken. Stell dir im Büro einen Timer aufs Pult, der dich ans Aufstehen und Gehen erinnert, bis dein

Körper sich automatisch auf die kleinen Bewegungspausen eingestellt hat. Es heißt nicht umsonst, dass das Sitzen das neue Rauchen ist.

Du musst nicht mal in ein Fitnessstudio gehen, sondern kannst in deinen eigenen vier Wänden aktiv werden.

Wie wäre es zum Einstieg mit einem 7-minütigen Mini-Workout:

- Sechzig Sekunden auf der Stelle laufen (dabei immer schneller werden).
- Es folgen zehn Liegestützen.
- Erneut sechzig Sekunden auf der Stelle laufen.
- Jetzt sind zwanzig Kniebeugen dran.
- Wieder eine Minute auf der Stelle laufen.
- Nun kommen 30 bis 45 Sekunden im Unterarmstütz (achte auf einen «geraden» Rücken und aktiviere deine Bauchspannung).
- Erneutes Laufen auf der Stelle für sechzig Sekunden.
- Wer noch Puste hat, macht das Ganze noch einmal.

Das Internet ist voll mit YouTube-Clips, in denen Übungsreihen vorgemacht werden. Allerdings gilt es auch hier, die Vorschläge mit Vorsicht zu genießen und nicht zu übertreiben. Oft werden Übungen auch falsch vor- oder ausgeführt.

Falls du möchtest, kannst du auch sehr gerne meinen Übungen folgen, die ich gegen Ende des Jahres auf YouTube stellen werde. Ich werde alles dafür tun, dass meine Übungen niemanden überfordern oder zu falschen Bewegungen verleiten.

Ich will hier aber nicht nur Lust aufs Krafttraining machen, sondern vor allem:

Beine machen.

Dir.

Damit du endlich zu laufen anfängst.

Dauerlaufen, wie das früher hieß.

Ich kann die Nervenzusammenbrüche gar nicht zählen, die mir das Laufen erspart hat.

Laufen gibt mir so viel Kraft, dass ich gerade an Tagen mit vielen Terminen, schwierigen Entscheidungen oder großem Druck erst recht eine Runde drehen muss.

Und es verbrennt Kalorien effektiver als jede Hantelübung. Vor allem, wenn man gerne lange läuft.

18

Abwehr stärken

Der ärgste Feind des morgendlichen Joggings ist die Erkältung.

Da hilft nur eins: Vorbeugen. Dafür müssen wir unsere Komfortzone verlassen. Wer fit sein will, muss eben auch leiden. Wie wär's mit einem Eisbad nach dem Aufwachen oder einem Barfuß-Walk durch den Schnee?

Es ist eine herrliche Sache und eine meiner liebsten Winter-Kindheits-Erinnerungen: mit nackten Füßen eine kleine Strecke durch den Schnee laufen und anschließend ein warmes Fußbad nehmen. Wir sind damals um das Haus herumgerannt, haben gequiekt und gelacht, auch ein bisschen gejault, weil es so zwiebelte unter den Fußsohlen. Aber wenn man dann wieder ins Haus kam und die großen warmen Schüsseln für die Füße dampfend warteten, kam Leben in die Füße und ein großes Glücksgefühl in den ganzen Körper. Ich kann es nur empfehlen.

Es gibt ja auch noch verrücktere Leute, die im Winter mit dem ganzen Körper im See baden gehen. Das wäre mir zu viel des Guten. Da mach ich lieber meine Barfußrunde und habe es bald geschafft.

Oder ich mache mir ein schönes Aufwach-Eisbad fürs Gesicht.

Zugegeben, wenn unerwartet Besuch kommt und ich gerade mit dem Kopf in einer Schüssel hänge, ist es etwas peinlich. Vor allem, wenn in der Schüssel Eiswürfel, Gurkenscheiben und Blüten schwimmen. Aber bisher (es ist zweimal passiert, dass ich in meinem wunderbaren Ritual unterbrochen wurde) fanden meine Besucher es sehr interessant und wollten es auch mal versuchen. Allerdings nicht, weil *ich* es mache – sondern weil das Super-Model Kate Moss dieses Ritual auch nutzen soll.

Das morgendliche «Aufwach-Gesichts-Eisbad» geht ruckzuck:

- Eiswürfel am Abend vorher «herstellen» (Wasser und etwas frischer Zitronensaft).
- Großen Glasbehälter mit kaltem Wasser füllen.
- Viele Eiswürfel und Gurkenscheiben dazugeben.
- Gesicht hinein ins kühle Vergnügen – am besten drei Mal, so lange es geht.

Es gibt aber auch eine einfachere Möglichkeit: eine Teebeutel-Augenmaske.

Dafür verwende ich benutzte Teebeutel (Kamille, Schwarztee oder Grüntee, aber nur, wenn sie keine Aromastoffe enthalten). Wenn du dir also einen Tee gemacht hast, schmeiße die gebrauchten Beutel nicht weg – sondern lege sie ins Tiefkühlfach. Mit ihnen bekommst du super erfrischende Augenmasken nach einer kurzen Nacht; Augenmasken, die meiner Erfahrung nach besser wirken als viele gekaufte Produkte.

Das beste Immunstärkungs-Präparat ist aber mit weitem Abstand:

Wasser.

Man könnte unseren Körper fast ein Gewässer nennen – schließlich besteht er zu einem Großteil (zwischen 55 und 70 Prozent, je nach Alter und Geschlecht) aus Wasser. Wenn wir nicht ausreichend hydriert sind, ist auch alles andere, das wir tun, um gesund zu sein, ohne echten Nutzen. Unser Hirn braucht Wasser. Hat es nicht genug davon, drohen Stimmungsschwankungen, Konzentrationsprobleme und im schlimmsten Fall Alzheimer.

Um Verletzungen vorzubeugen, brauchen wir genug Feuchtigkeit für die Faszien, die Weichteil-Komponenten des Bindegewebes; Dehydrierung kann Migräne und Muskelkrämpfe verursachen. Ob unser Herz, unser Blut, unser Darm, unser Stoffwechsel oder unser Immunsystem – unser Körper ist auf Wasser angewiesen.

Aber nicht nur die Wasseraufnahme, auch das Ausschwemmen ist unverzichtbar. Letzteres geschieht über unsere Haut, sie ist ein bedeutendes Hydrierungsorgan und muss die Giftstoffe entsorgen und gleichzeitig Wasser im Körper halten.

Wenn ich zu Hause bin, beginnt mein Tag mit 300 ml warmem Wasser und frisch gepresster Zitrone. Im Winter gibt es auch mal heißes Wasser mit kleingehacktem Ingwer. Ich weiß nicht mehr, wann ich damit angefangen habe, es tut mir jedenfalls unheimlich gut. Da ich früher oft nicht ans Trinken gedacht habe, steht seit ein paar Jahren immer eine Karaffe auf meinem Schreibtisch. Ich habe mir angewöhnt, sie zweimal am Tag zu füllen und zu leeren. Weil mir Wasser oft nicht so richtig schmeckt, gebe ich frische Minzeblätter und gefrorene Himbeeren dazu oder Zitronenscheiben mit frischen Melissenblättern.

Weitgehend unterschätzt wird auch der positive Effekt richtiger Beleuchtung.

Sorge für genug Licht in deinem Leben!

Einige Jahre lang war ich von Oktober bis März immer unbeschreiblich müde, schlapp, wie ausgeknipst und schwermütig. Ständig fing ich mir eine Erkältung ein und konnte es mir wirklich nicht erklären, weil ich mich gesund ernährte und nicht übermäßig belastet war. Keiner der Ärzte kam auf die Idee, mal meinen Vitamin-D-Wert zu prüfen. Das war vor sieben Jahren – bis ich einen Artikel las über die «Volkskrankheit Vitamin-D-Mangel». Ich ließ kurze Zeit später meinen Wert auf eigene Kosten ermitteln und staunte nicht schlecht: Der Wert war dermaßen niedrig, dass die Ärztin sich wunderte, dass ich überhaupt noch «funktionieren» konnte.

Ich bin nicht alleine: Siebzig bis neunzig Prozent der Menschen in Deutschland haben einen Vitamin-D-Mangel. Daher sollte man entweder Nahrungsergänzungsmittel nehmen oder drei mal dreißig Minuten pro Woche in die Sonne – aber so, dass drei Viertel der Körperfläche auch wirklich Sonne abbekommen! Allerdings sind die Strahlen der Sonne auch ein Grund für vorzeitige Alterung – und es gibt Personen, die produzieren trotz Sonne nicht genug des D-Hormons. Mit Lebensmitteln lassen sich leider nur zwischen zehn und zwanzig Prozent des Bedarfs decken.

Das Sonnenhormon ist so essenziell fürs Hirn, fürs Herz, für die Knochen und die Muskeln. Es kann Erkältungen vorbeugen, Grippe, Knochenerkrankungen, Osteoporose und auch das krebstypische ungesunde Zellwachstum verhindern. Vitamin-D-Mangel kann Übergewicht bewirken, chronische Entzündungen, Diabetes, Herz-Kreislauf- und Autoimmun-Erkrankungen – wie zum Beispiel Depressionen oder Demenz.

Ich habe seit dem Artikel und der Erkenntnis vor sieben Jahren immer im Winter Vitamin D genommen. Bis ich nach Indien zog. Dort ist der Mangel noch schlimmer, was vielleicht irritiert – aber dunkelhäutige Menschen scheinen weniger aufzunehmen bzw. zu produzieren, übergewichtige auch, doch das Hauptproblem ist ein anderes: Man geht nicht gern in die Sonne, weil man dort nicht noch mehr Farbe bekommen will. Ich hatte es irgendwie nicht auf dem Schirm und dachte auch, dass ich Vitamin D dort nicht bräuchte.

Als ich in diesem Frühjahr zurück nach Deutschland zog und mich wieder wahnsinnig schlapp und angreifbar fühlte, ging ich zum Arzt. Natürlich wurde alles andere untersucht, aber nicht mein Vitamin-D-Wert. Also zahlte ich es selbst. Ergebnis: Extremer Mangel. Ich weiß also, was zu tun ist. Bald wird es mir wieder besser gehen, wenn der Speicher gefüllt ist.

19

Schönmachen

Vielleicht bist du inzwischen genervt. Du hast dir das Buch gekauft, weil der Titel dir ein Menu von Schönheitstipps versprochen hat. Und bis jetzt gab's nur Schwarzbrot.

Ich habe ja bereits deutlich gemacht, dass ich vom Schönheitsdiktat, das die Kultur über uns verhängt, nicht viel halte und elementare Gesundheitstipps viel wichtiger finde. Körperpflege ist die Pflicht, alles andere ist Kür.

Einige Tipps für das bessere Aussehen habe ich natürlich auch. Nichts Revolutionäres. Basic Beauty eben.

Lippenpflege

Schmiere, wenn möglich, nichts auf die Haut, was du nicht auch essen würdest. Vor allem bei den Lippen. Denn wir essen laut Untersuchungen zwanzig Gramm Lippenstift pro Jahr.

Viele Lippenbalsamprodukte kriegen regelmäßig miserable Noten, wenn sie getestet werden. Und sie enthalten Stoffe, die teilweise sehr ungesund und sogar krebserregend sind. Lippenbalsam kann man ganz einfach selber machen. Entweder mit Honig, Bio-Kokosöl oder Shea-Butter.

Für eine angenehme Lippenpflege nutze dieses einfache Rezept: Bienenwachs, Kakaobutter und Kokosöl jeweils zu gleichen Teilen (15 bis 20 Gramm) in einem Wasserbad erhitzen, mischen und dann in ein Gläschen geben, dieses luftdicht verschließen und für kurze Zeit zum Auskühlen in den Kühlschrank geben.

Gesichtspflege

Ich massiere zweimal pro Woche mein Gesicht vorm Schlafengehen mit Kastoröl oder Kokosnussöl ein und gebe es dann auch auf die Lippen. Ansonsten gilt es, der Haut über Nacht das zu geben, was ihr bei den Reparaturprozessen helfen kann.

Seit ich in Indien gelebt habe, bin ich von solchen Ölen begeistert. Sie halten auch recht gut Falten in Schach. Feuchte zuerst deine Haut mit etwas Rosenwasser oder normalem Wasser an und tupfe dann ein paar Tropfen des Öls aufs Gesicht und auf den Hals. Die Augenpartie bitte nicht einreiben, sondern sanft einklopfen.

Ich verwende keine Duschgels mehr und auch keine Körperlotionen. Früher habe ich sie in Massen gekauft und gebraucht.

Gute Bio-Öle, Joghurt, Gurken, Heilerde und Quark reichen als Wasch- und Körperemulsion. Sonnencreme bzw. eine

Tagescreme mit Lichtschutzfaktor ist das Einzige, was ich noch als fertiges Pflege-Produkt kaufe.

Dadurch spare ich nicht nur Geld, sondern fühle mich besser und schone auch etwas die Umwelt.

Kaffeesatz-Peeling

Als Peeling nehme ich zweimal in der Woche den Kaffeesatz. Einmal nutze ich ihn beim Duschen als Ganzkörper-Peeling. Und das andere Mal mische ich ihn mit Joghurt und mache daraus eine Gesichtsmaske. Nach beidem – Peeling und Maske – ist die Haut total erfrischt und weich. Bitte beim Verteilen auf der Haut sanft und nicht mit Druck vorgehen.

Bürsten am Morgen vertreibt Kummer und Sorgen

Vom Bürsten am Morgen hatte ich schon oft gelesen: Genauso, wie man sich seine Haare kämmt, kann man auch seinen ganzen Körper mal kurz «sauberschrubben».

Nicht nur das, was wir aufs Brot schmieren, sondern auch das, was beim Baden, Duschen und Einreiben auf unsere Haut gelangt, ist oft nicht wirklich gesund. Gels, Cremes, Body Lotions und andere Mittelchen mit chemischen Substanzen sollen leider dazu führen, dass die Haut mit einem Film «zugeklebt» wird. Dadurch kann unsere Haut ihre Aufgabe nicht mehr erledigen und nicht frei «atmen» – die Säure- und Giftausscheidung wird auf diese Weise verhindert, und abgestorbene Hautzellen werden nicht so schnell abgetragen.

«Eine Trockenbürsten-Massage am Morgen hilft der Selbstregulierung der Haut, so dass sie wieder ins Gleichgewicht kommt», erklärt mir Ursel und kitzelt mit der Bürste meine Nase, was ich nicht besonders hygienisch finde, aber vielleicht hilft es ja der Nasenatmung. «Schon der Hydrotherapeut und Naturheilkundler Pfarrer Kneipp hat diese Bürstenmassage empfohlen, weil sie ein einfaches und effektives Mittel ist, um den Körper in Schwung zu bringen und die Hautstruktur zu verbessern.»

Ich habe lange Zeit nur meine Haare gebürstet. Dass sich der Rest meiner Haut auch darüber freuen könnte, war mir schon bekannt, ja, aber die Bürsten, die ich mal ausprobiert hatte, waren irgendwie zu kratzig. Aber dann probierte ich es mit einer weicheren Holzbürste mit Naturborsten und kam auf den Geschmack.

Zweimal pro Woche habe ich meine «Schrubbel-Zeit». Morgens, direkt nach dem Aufstehen, trinke ich ein Glas Wasser, mache meine Stille Zeit und ein paar kleine Dehn- und Streckübungen, und danach wird der Körper einmal trocken abgebürstet. Der Körper wird wohlig warm, die Haut wird weich. Herrlich. Fünf Minuten reichen völlig aus. Anschließend dusche ich kalt. Dann bin ich wirklich wach, fühle mich frisch und bin bereit für den neuen Tag.

Und die Wirkung des Trocken-Bürstens? Bessere Durchblutung, Ausleiten von Giften und Säuren, Aktivierung des Lymphsystems, Anregung des Kreislauf- und des Nervensystems, und langfristig soll es auch bei Cellulite helfen und die Nieren, die Leber und den Darm anregen.

Das Gesicht sollte ausschließlich mit einer speziellen Bürste «bearbeitet» werden, verletzte Hautbereiche bitte großflächig aussparen. Vorgehensweise: Die trockene Haut vorm Duschen mit der Bürste massieren. Dabei mit langen Strichen und leichtem Druck vorgehen, vom rechten Fuß bis zum Rumpf. Kleine Kreise am Po und Oberschenkel. Dann kommt das linke Bein dran. Von unten her außen nach oben, dann folgt die Innenseite, inklusive Oberschenkel und Po. Dann kommen die Arme dran – von der Hand bis zur Schulter, auch hier beide Seiten. Den Bauch- und Brustbereich kann man kreisförmig bürsten.

Und nach dem Bürsten eine schöne kalte Dusche: Ein idealer Start in einen lebensfrohen Tag!

Du kannst aber auch zu mehr Schönheit gelangen, indem du sie dir schlicht einbildest.

Ich habe dieses Experiment an mir selbst vollzogen:

Ab heute bin ich schön: der 24-Stunden-Praxistest.

Ich kam darauf, als ich einen Artikel darüber las, wie unterschiedlich Männer und Frauen auf ihr eigenes Spiegelbild reagieren. Männer sehen sich demnach positiver, als sie wirklich sind, und Frauen sehen sich selbst kritischer, als sie in Wirklichkeit aussehen.

Als mir dann in den sozialen Medien ein Foto von einer jungen Frau auffiel, die singend und voller Lebensfreude und Energie in der Badewanne liegt, dachte ich: Das müsste man ausprobieren. Mein Mann ist so einer, der morgens aufsteht und sich gut findet, egal, wie er gerade in Form ist. Ich will das auch mal erleben. Auch wenn es sich total bescheuert anfühlt. Aber ich will planen, mich mal für einen Tag konsequent und unabhängig von den Umständen schön zu finden.

Am Abend vor dem großen Tag schreibe ich mir zur Erinnerung eine Karte und lege sie auf mein Handy, das auf dem Nachttisch neben meinem Bett liegt – damit ich es auch ja nicht vergesse. In großen Lettern steht auf dem Papier: «Heute bin ich schön!»

(Ich hoffe nur, dass Markus das nicht sieht. Er denkt wahrscheinlich: «Jetzt ist sie völlig durch den Wind.» Aber er merkt nichts. Er merkt solche Sachen irgendwie nie.)

Ich habe mir einen denkbar ungünstigen Zeitpunkt ausgesucht: Ich habe meine Tage, mein Kopf schmerzt, und mein rechtes Bein ist verletzt. Ich kann nicht laufen und fühle mich aufgedunsen und hässlich, und meine Haare müssten auch dringend wieder gewaschen werden. Aber ich will mein Selbstexperiment nicht wieder aufschieben, das tue ich ja schon lange genug.

Ich konzentriere mich am Morgen im Bad nur auf meine Schokoladenseiten. Ich verbringe sehr viel weniger Zeit im Bad als sonst.

Ich esse etwas Gesundes, weil ich mich ja schön fühle, ja – ich brauche etwas Frisches, denn das ist das, was schöne Menschen essen. Und natürlich ziehe ich mir sogar etwas Schönes an, um das Ganze auch wirklich durchzuziehen. Irgendwie ist es aber doch etwas seltsam:

Als ich mich mit einer Freundin kurz auf einen Kaffee treffe, fragt sie mich:

«Was hast du denn heute noch vor, dass du so schick aussiehst?»

Meine Antwort: «Gar nichts, ich hab nur beschlossen, heut mal schön zu sein.»

Sie lacht, dann hält sie kurz inne: «Eine komische Idee. Funktioniert das?»

Ich zucke mit den Schultern. «Ist ein wenig gewohnheitsbedürftig. Aber ich dachte, dass das Gefühl vielleicht hinterherkommt, wenn man sich mal dazu entscheidet. Bis jetzt macht der Kopf mit, aber das Herz noch nicht so richtig …»

Thea nickt: «Wahrscheinlich muss man das regelmäßig machen.»

Ich seufze.

Auf Kommando schön zu sein ist irgendwie anstrengend.

Deshalb eine neue Entscheidung:

Morgen bin ich wieder ich.

20

Falten kriegen will gelernt sein. Oder: Altern ist nichts für Feiglinge

Heutzutage ist es nicht mehr schön, alt zu sein. Man reagiert auf Falten und graue Haare wesentlich weniger entspannt, als es früher der Fall war. Wer im Alter alt aussieht, ist selbst schuld – so lautet das allgemeine Urteil. Man muss – koste es, was es wolle – mindestens zehn Jahre jünger aussehen, und die Tochter sollte bestenfalls als Schwester durchgehen. Alles, nur nicht wie Ü60 aussehen. Auch wenn der Körper ständig Signale sendet, dass der Verschleiß seine Spuren setzt: Sehen soll es keiner!

Spüren tun wir es dennoch.

Von der amerikanischen Schauspielerin Mae West stammt der Satz: «Altern ist nichts für Feiglinge.» Mit Mut hat das Älterwerden aber auch nichts zu tun. Es passiert einfach. Doch wer rechtzeitig vorbeugt, kann den Prozess zumindest etwas verlangsamen. Allerdings hat man dann schon sehr früh viel zu tun.

Der Alterungsprozess startet schon Mitte zwanzig.

Ich weiß noch, wie ich mit 23 Jahren für ein Event geschminkt wurde und die Make-up-Artistin mir sagte: «Kind, du musst bald mit Botox anfangen. Es geht dem Ende zu!» Mit 23 Jahren! Ich nahm kein Botox. Aber ich kaufte mir in einem Drogeriemarkt zum ersten Mal in meinem Leben eine «Anti-Falten-Creme». Vorsorgen kann ja nicht schaden.

Wissen schützt leider nicht vor Dummheit. Dass zu viel Sonne alt macht, wusste ich. Aber das hat mich trotzdem nicht davon abgehalten, mich ständig der Strahlung auszusetzen. Besonders dämlich war es außerdem, dass ich aufgrund meines Hauttyps gar nicht braun werden konnte. Versucht habe ich es dennoch ständig – als Teenager bin ich ins Solarium gerannt, habe mir in Urlauben regelmäßig die Haut verbrannt und immer gehofft, dass ich doch irgendwann braun würde. Es hat nicht geklappt.

Stattdessen bekam ich Sommersprossen.

Und Pigmentflecken.

Und dann mit etwas Verzögerung auch Falten.

Da helfen nur noch Nachsorge und Sonnenschutz zur Vermeidung weiterer Schäden.

Eine Freundin von mir, die als Model arbeitet, schwört auf Gurken gegen Falten. In Gurken stecken neben einem enorm hohen Wassergehalt die Vitamine A, B1 und C, dazu auch Eisen, Kalzium und Aminosäuren.

Auch beim Eiweiß (Eiklar) handelt es sich um ein altes Schönheitsmittel für geschmeidigere und bessere Haut. Darin stecken viele Proteine, und das Niacin wirkt entzündungshemmend. Wer will, kann sich ja mal eine Gurken-Eiklar-Maske machen, diese 15 bis 20 Minuten wirken lassen und dann mit lauwarmem Wasser abspülen.

Meine Strategie besteht darin, die Haut vor den Reparationsprozessen in der Nacht gut mit Feuchtigkeit zu versorgen. Vorm Schlafengehen sprühe ich mein Gesicht mit Rosenwasser ein und tupfe sanft Kokosöl oder Castor Oil auf die Haut der Augenpartie, Stirn, Hals und Mundwinkel.

Neben der schlaffen Haut ist auch die schlaffe Muskulatur eine Zumutung des Alters, die man nicht tatenlos hinnehmen muss.

Ab dem 40. Lebensjahr reduziert sich die Muskulatur jährlich um etwa ein Prozent. Das tut sie einfach so, ganz ohne zu fragen. Doch man kann etwas dagegen tun: Schon fünfzehn Minuten Krafttraining können diesem Effekt entgegenwirken. Und dafür muss man nicht ins Fitnessstudio gehen und schwere Gewichte in die Höhe stemmen. Es reichen auch Übungen mit dem eigenen Körpergewicht: Liegestütze, Unterarmstütz, Kniebeugen – oder die Nutzung eines guten alten Trimm-dich-Pfades.

Dass zu viel Sonne, zu viel Stress, zu viel Rauchen uns älter aussehen lassen, wissen die meisten. Aber Cremes allein werden uns nicht jung und fit halten. Gemäß Forschungsergebnissen gibt es eigentlich einfache Gegenmittel, wie man das biologische Altern verlangsamen und das Leben verlängern kann: regelmäßig Sport treiben, sich ausgewogen ernähren, schlank bleiben, schädliche Einflüsse wie Rauchen und zu viel UV-Strahlung sowie zu viel Alkohol meiden.

Womit ich wieder beim Sport bin.

Die Königsdisziplin ist nun mal die Bewegung. Bereits mäßiger Sport erweist sich als das potenteste Mittel gegen Stress und körperlichen Verfall. Denn offensichtlich bremst regelmäßiges Training den Schrumpfungsprozess der Telomere aus. Telomere sind wie Kappen an den Enden linearer Chromosomen und tragen zu deren Stabilisierung und zum Schutz bei. Tatsächlich ließ sich in den Forschungsarbeiten feststellen, dass die Körper der Aktiven messbar jünger blieben. Und die Zellverjüngung ist selbst für Normal-Trainierte und Nicht-Trainierte möglich. Selbst bei Un-Trainierten sind schnelle Effekte nachweisbar. Sport macht die Telomerase doppelt so aktiv wie bei Nichtsportlern. Besonders starken Einfluss hat hierbei das Ausdauertraining.

Laufen hält tatsächlich jung.

Richtige Ernährung auch.

Es gibt viele Indizien, dass Menschen, die mehr Vollkornprodukte, Gemüse, Nüsse oder Fisch mit reichlich Omega-3-Fettsäuren essen, längere Telomere in ihren Blutzellen aufweisen als diejenigen, die eher Weißbrot, Fleisch, Wurst oder Fast Food konsumieren.

Wer gesund alt werden will, der kann sich auch etwas von der Ernährung der Japaner abschauen. Genauer gesagt: von den Menschen in Okinawa, der ärmsten Region Japans. Seit über vierzig Jahren zeigen Untersuchungen, dass die Langlebigkeit dieser Greise auf vier gut nachvollziehbaren Faktoren basiert:

- regelmäßige Bewegung an der frischen Luft,
- eine kalorienarme, aber nährstoffreiche Ernährung,
- moderater Alkoholkonsum sowie
- soziale Eingebundenheit.

Außerdem essen sie fast ein Kilo Gemüse pro Tag, dazu gibt es Sojabohnen, Obst, frischen Fisch und fettarmes Fleisch. Also: Womöglich bald umstellen auf «Schlemmen auf Okinawa-Art»!

21

Weise werden

Im Alter hat jeder das Gesicht, das er verdient. Ich meine damit nicht die Anzahl der Falten um die Augen, sondern das Leuchten darin. Vielleicht bilde ich es mir auch nur ein, aber ich glaube schon, dass es in vielen Fällen zutrifft: Wer egoistisch gelebt hat, wird die Spuren der seelischen Hässlichkeit irgendwann auch äußerlich zeigen. Dagegen sind Senioren, die Güte und Milde ausstrahlen, wunderschön.

Es gibt einen Unterschied zwischen Zornesfalten und Lachfalten. Ich möchte lieber Letztere vermehren. Natürlich darf man das nicht verallgemeinern, aber wer lacht und gütig durch die Welt läuft, der kriegt hoffentlich nicht so schnell runterhängende Mundwinkel und einen griesgrämigen Gesichtsausdruck, der alles andere überschattet. Ich will daran glauben, dass mein jetziges Leben Spuren hinterlässt. Und ich will im Alter in meinem Gesicht keine Bitterkeit sehen, sondern Dankbarkeit – und in den Augen immer noch ein Leuchten.

Um langfristig zu denken und zu leben, brauchen wir Weisheit. Ich habe noch nicht viel davon. Ich vermisse sie in meinem Leben zurzeit noch.

Wenn der aussichtslose Kampf gegen die Windmühlen des Alters unsere Energie absorbiert, leben wir am Sinn unserer Existenz vorbei, werden alt, ohne klug zu werden.

Manchmal verschlafe ich mein Leben, nur um nicht so schnell zu altern. Ich treibe Sport. Ich esse kaum noch Zucker. Ich tue alles, was ich kann – und verliere trotzdem. Ich muss dumm sein, zu denken, ich sei die große Ausnahme und könne dem Alter und dem Verfall auf lange Sicht ein Schnippchen schlagen. Die Zeit läuft mir davon. Und das macht mir Angst.

Alt-Sein bedeutet, schwächer zu werden, abhängig, weniger mobil, weniger eingebunden ins Arbeitsleben und in soziale Prozesse – und eben auch näher dran sein am Loslassen, am Sterben, am Tod. Aber daran möchte der heutige Mensch natürlich nicht denken, nein, daran darf ihn nichts erinnern, schon gar nicht sein eigenes Gesicht.

«Umarmt das Alter», so hieß es letzthin in irgendeiner Tageszeitung als Reaktion auf die steigenden Schönheitsoperationen in Deutschland. Guter Satz. Aber: Wie macht man das, sein Alter umarmen?

Schönheit ist ein Geschenk an die Jugend. Wenn wir uns zu sehr daran klammern, gewinnen wir nicht viel, aber verlieren ein gewisses Maß an Würde und die Chance, weise zu werden. Alles hat seine Zeit, und ich glaube, wenn wir das Leben in Phasen, in «Jahreszeiten» sehen, können wir in jedem Abschnitt etwas Besonderes finden, etwas Neues lernen und wachsen.

Ich treffe manchmal ältere Leute, die voller Inbrunst über

«die Jugend von heute» schimpfen: Sie würde sich dumm verhalten und nur schön sein wollen und Selfies machen. Natürlich kann man auch über die «Mittelalten» murren, denn die verhalten sich auch nicht viel besser, wenn sie um jeden Preis wie ihre Töchter aussehen wollen.

Das Altern ist keine leichte Sache, vor allem für Frauen. Bei Männern ist das ein bisschen anders, und das ist eigentlich eine Frechheit. «Falten machen einen Mann männlicher, eine Frau älter.» Dieses Zitat stammt von der Schauspielerin Jeanne Moreau. Ich kenne nur wenige Frauen, die gelassen ihre Falten walten lassen können. Die meisten sehen sie als persönlichen Angriff.

In unserer Gesellschaft ist irgendwie kein Platz für das Alter. Wir haben einen Kult aus der Jugendlichkeit geschaffen, und der holt uns ein. Es gibt zu wenig Alte, die weise und gütig sind, und zu viele Junge, die schon bitter und misstrauisch geworden sind. Wo sind sie denn, die alten schönen Menschen, die uns im Alltag zeigen, dass alles seine Zeit hat? Die uns mit ihrem Leben prägen, motivieren, inspirieren und vorangehen – und von denen wir uns noch so gerne was sagen ließen? Die von innen her so schön sind, so faszinierend, so tief, so lebensklug, dass wir so werden wollen wie sie?

Gott sei Dank habe ich ein paar ältere Frauen von dieser Sorte kennen gelernt. Und sie machen mir Mut, diese Frauen, dass es auch anders gehen kann. Wir brauchen Vorbilder in allen Bereichen, so auch in diesem.

Weisheit bedeutet für mich zweierlei. Zum einen: Das Leben aus der Ewigkeitsperspektive zu sehen. Zum andern: Nach einer Erfüllung zu suchen, die von Dauer sein darf; einer Erfüllung, die wir uns nicht selbst geben müssen – denn wir werden sie in uns selbst nicht finden und schon gar nicht produzieren können –, sondern die von außen in unser Leben einfließen darf. Als Geschenk eben. Als Gnade.

Um weiser zu werden, rate ich zu folgendem Schritt:

Lies Bücher von Menschen, die seit mindestens fünfzig Jahren tot sind.

Nimm dich selbst mal nicht so wichtig und blende den ganzen Influencer-Kram deiner Zeit hin und wieder aus. Das beste Mittel gegen Dummheit und Oberflächlichkeit ist ein schönes altes Buch. Dostojewski lässt grüßen.

Weisheit bedeutet auch, seine Zeit klug zu investieren.

Wenn das Leben zu Ende geht, wollen wir vermutlich nicht unsere Trophäen, unseren teuersten Schmuck und unsere besten Kleider bei uns haben. Wahrscheinlich interessiert uns dann auch kein Spiegel mehr und kein besonders schönes Foto, das uns von der besten Seite zeigt. Keiner sagt in diesem Moment: «Mensch, hätte ich doch noch mehr Zeit im Büro verbracht, hätte ich doch noch mehr gearbeitet! Hätte ich doch noch mehr geleistet, noch weniger gegessen und noch schöner ausgesehen!» Von einem Pastor, der schon viele Menschen auf den letzten Metern ihres Lebens begleitet hat, weiß ich, dass fast alle Sterbenden bedauern, dass sie nicht mehr Zeit ihres Lebens für ihre Liebsten investiert haben: für den Ehepartner, die Kinder, die Freunde, die Enkel, die eigenen Eltern, die Menschen im Umfeld. Dass sie sich nicht mehr damit beschäftigt haben, was bleibt – wenn der Körper wieder zu Staub wird.

Wir haben das Alter und den Tod aus unserem Sichtfenster verdrängt und werden doch jeden Tag aufs Neue an ihn erinnert. Aber dagegen gibt es ja Cremes, Pillen und Spritzen. Wir geben für sie Milliarden aus.

Ist es nicht seltsam, dass wir so viel Geld für eine Sache ausgeben, die die einzige ist, die wir doch nicht bekommen können? Also, ich meine, dieser Kampf ist schon vergeben, er ist schon verloren; wir können ihn nur hinauszögern. Wir wollen ihn aus unserem Leben verbannen, dabei kommen wir ihm jeden Tag ein bisschen näher, ob wir das nun wollen oder nicht. Ja, ich rede vom Tod. Wir werden altern, wir tun es schon.

Wir wissen, dass wir Schönheit nie behalten können. Und trotzdem tun wir alles dafür, um diesen Prozess aufzuhalten.

Ehrlich gesagt bin ich froh, dass der Tod nicht das Ende ist. Dass ich fest davon überzeugt sein darf, dass es danach erst richtig losgeht – mit einem Körper, der nie wieder krank sein oder schwach werden wird. Keine Angst, keine Tränen der Trauer mehr. Darauf freue ich mich. Und je mehr ich mich auf den Himmel freue, desto einfacher fällt es mir, das Altern zu akzeptieren.

Um ein entspannteres Verhältnis zum Altern zu bekommen, habe ich meine Prioritäten neu geordnet.

In meinem bisherigen Leben sah es lange so aus:

- Auf Platz 1 stand: «Schön aussehen und fit sein.»
- Auf Platz 2: «Gute Beziehungen haben zu meiner Familie und zu Gott.»
- Auf Platz 3: «Den Mann fürs Leben finden.»
- Auf Platz 4: «Erfolg im Beruf und im Sport.»
- Und auf Platz 5 meiner Prioritätenliste: «Lebensfreude und Reisen.»

Warum stand Weisheit nicht auf meiner Liste? Sie könnte mich doch viel weiter bringen als «Schön aussehen». Weisheit und Wohlwollen, sie gehören unbedingt mit auf diese Liste! Und ich übe lieber jetzt schon mal, bevor es irgendwann nicht mehr geht. Durchaus auch in der Hoffnung darauf, dass die innere Schönheit, die dabei entsteht, nach außen hin sichtbar wird.

Humor ist auch eine Lösung

Die Königin des Kriminalromans, Agatha Christie, scheint den Humor im Alter noch ganz speziell kultiviert zu haben. Sie sagte:

«Je älter ich werde, desto interessanter werde ich für meinen Mann.»

Und die Pointe? – Ihr Mann war Archäologe.

Das Uralt-Prähistorische war sein Metier!

Herrlich!

Ich will auch so entspannt sein wie die humorige Agatha, wenn es ums Älterwerden geht. Es wäre doch schön, wenn Shakespeare Recht behält mit seiner Erkenntnis: «Was die Zeit dem Menschen an Haar entzieht, das ersetzt sie ihm an Witz.»

Wie wir über das Altern und das Alter denken, ist wahrscheinlich sehr unterschiedlich und auch von unseren Erfahrungen und Erwartungen abhängig.

Für die einen ist es «eine Zeit für ein neues Geschäft» – wie es Goethe nannte – oder «die Zeit der Ernte». Vielleicht handelt es sich bei dieser Gruppe um Menschen, die die meiste Zeit ihres Lebens mit der Ansammlung von Wissen und Weisheit verbracht haben – so wie Markus, mein Mann, der keine Angst vor dem Herbst des Lebens zu haben scheint.

Oder man gehört zu denjenigen, die wie Euripides (einer der großen klassischen griechischen Dramatiker) vom Alter «nur Leid, Schmerz und Tod» erwarten.

Wir wissen nicht, was im Alter kommt und wie es uns dann ergehen wird. Aber mir macht Mut, dass man nicht zwingend rasten und irgendwann auch rosten muss. Das zeigt mir mein Vater, der, statt in Rente zu gehen und auszuruhen, lieber weiter aktiv ist und Menschen hilft. Aber es gibt noch viele andere wundervolle Beispiele, die zeigen, dass wir im Alter nicht automatisch tatenlos werden «müssen».

So schrieb Immanuel Kant erst mit 73 Jahren die «Metaphysik der Sitten». Konrad Adenauer wurde im gleichen Alter Bundeskanzler. Michelangelo machte sich mit Anfang 70 an die Bauleitung des Petersdoms. Mit 80 brachte Verdi seine Oper «Falstaff» zu Ende, Goethe mit sagenhaften 81 Jahren seinen «Faust 2». Naja, ob das so eine gute Idee war, darüber streiten sich einige Literaturwissenschaftler noch immer …

Die Australierin Lis Kirkby hatte den Mut, mit 85 Jahren noch ein Geschichts-Studium zu beginnen. Dafür musste sie sich erst mal an die Arbeit mit einem Computer gewöhnen. Anschließend hat sie promoviert. Thema ihrer Dissertation: «Die Depression der 1930er Jahre». Bei ihrem Doktorvater kam keinerlei Depression auf, sondern nichts als Freude! Mit 92 bekam sie ihren Doktortitel. Wahnsinn …

Die Deutsche Johanna Quaas schwang sich auch als 90-Jährige noch auf den Barren. Sie ist heute die älteste Wettkampfturnerin der Welt.

Der Kanadier Benjamin Rivie lernte mit 80 Jahren endlich Griechisch, weil er in jungen Jahren nie die Zeit dafür gefunden hatte.

Kürzlich habe ich von einer Krankenschwester gehört, die mit 93 Jahren noch Menschen pflegt und viel Freude daran hat.

Clint Eastwood ist fast 90 Jahre alt und dreht immer noch fleißig Filme.

Von Abraham heißt es in der Bibel, dass er mit fast 100 Jahren seinen Sohn Isaak gezeugt hat. Es ist offensichtlich nie zu spät, noch was Wundervolles auf die Beine zu stellen. Das geht aber nicht, wenn man sich jammernd in die Ecke setzt und mit verschränkten Armen in seinem Schaukelstuhl vor sich hinschmollt.

Sollte ich alt werden, dann möchte ich mit 80 Jahren noch so fit und fröhlich sein wie nur möglich. Natürlich können Dinge passieren, die wir nicht beeinflussen können. Trotzdem bin ich davon überzeugt, dass ich einen Einfluss darauf habe, wie ich als Greisin sein werde. Zu einem Großteil hängt es davon ab, wer ich heute bin und welche Entscheidungen ich in dieser Woche treffe. Und in der nächsten. Und in der übernächsten. Ich kann nicht erwarten, dass ich im Alter plötzlich ganz andere Gewohnheiten und Eigenschaften bekomme. Und wenn ich nicht bitter werden will, nicht unzufrieden und nicht muffelig, dann sollte ich wohl besser schon heute was dafür tun, damit sich diese Dinge in meinem Leben nicht ausbreiten.

Charakterschwächen vermehren sich mit der Zeit wie Unkraut. Ich war noch nie gut im Jäten von Beeten, vor allem nicht in meinem eigenen Garten. Aber ich will dranbleiben, zumindest in meinem Charaktergarten.

22

Motivation spritzen

Keine Angst, ich gebe jetzt keine Doping-Tipps. Jedenfalls keine, die mit chemischen Substanzen zu tun haben.

Das Eigen-Doping, von dem ich schreibe, bezieht sich auf erprobte Mittel der Selbst-Motivation.

Oft fehlt uns bei den Versuchen, uns zu verändern, der positive Anreiz.

Die Möglichkeit, in dreißig Jahren einen Herzinfarkt zu erleiden, motiviert uns nicht wirklich, jetzt unseren Lebensstil zu ändern. Das Ziel, im Alter gesund sein zu wollen, ist ja ganz nett – aber es kommt nicht an gegen unseren hektischen Tagesablauf oder die eingefahrene Trägheit. Wir leben im Hier und Jetzt und wollen sofortige Belohnungen, nicht welche in ein paar Jahrzehnten.

Wer sich vornimmt, gesund zu leben und Sport zu treiben, hört meist schon innerhalb von sechs Monaten wieder auf. Das ist kein Wunder – wer will schon ständig eine bittere Pille schlucken? Für viele Menschen ist Sport genau das: eine Quälerei, eine Bestrafung. Klar, etwas mehr Bewegung wäre schon gut, aber das sagt nur der Kopf. Herz und Bauch wollen lieber chillen.

Deine Erfahrungen mit Sport in der Vergangenheit beeinflussen maßgeblich deine heutige Sicht, was es für dich bedeutet und ob du dich entscheidest, es zu tun oder nicht. Vielleicht wurdest du als Kind zu irgendeinem Sport gezwungen oder hast Leistungssport gemacht und erinnerst dich nicht gerne daran. Dein Herz geht nicht auf, wenn du daran denkst. Oder du verbindest Sport mit unangenehmen Ereignissen im Sportunterricht, insbesondere mit «Bodyshaming», also der Erfahrung, für deinen Körper ausgelacht zu werden.

Wir tun oft so, als wären wir vernünftige, logisch handelnde Wesen. Aber in den meisten Situationen hat nicht unser Kopf den Hut auf, sondern unser Bauch. Wir suchen, was sich gut anfühlt, und vermeiden, was sich schlecht anfühlt. Wir wissen alle, dass Bewegung gesund ist und dass sie auf unsere To-do-Liste gehört. Aber das Wissen allein hilft uns nicht. Wir werden erst aktiv, wenn wir nicht nur mit dem Kopf, sondern auch mit dem Herzen und dem Bauch involviert sind. Daher ist es so wichtig, Ziele, Motivationsanreize und Verhaltensweisen zu finden, die das widerspiegeln, was am meisten zu uns ganz persönlich passt und uns etwas bedeutet.

Traurig, aber wahr: Die meisten Menschen sehen in Sport nicht einen Spaßspender, sondern eher ein Mittel zur Schadensbegrenzung.

Der Grund, warum wir Sport machen, beziehungsweise das Ziel, das wir damit verfolgen, hat unmittelbaren Einfluss auf unsere Ergebnisse.

In einem großen Experiment gab es folgende Verteilung, die ich für recht interessant und repräsentativ halte:

- 75 % der Menschen machten Sport, um abzunehmen. Und aus Gesundheitsgründen.
- Nur 25 % der Teilnehmer trieben Sport, weil sie dadurch mehr Lebensqualität erfuhren und sich damit einfach wohler fühlten.

Traurig ist es wegen der daraus folgenden Resultate. Denn rate mal, wer von den beiden Gruppen effektiver trainiert.

Wer als Gründe für Sport «Gewichtsverlust» oder «bessere Gesundheit» nennt, verbringt sehr viel weniger und oft ineffektiver Zeit mit Bewegung. Das Gleiche gilt für Frauen, die nur aus optischen Gründen – also für die Figur – Sport machen.

Wie bekommst du das, was du wirklich willst?

Unsere Motivation ist nicht nur der Schlüssel zum Erfolg, sondern auch dazu, wie wir Sport empfinden. Ob sich gute oder schlechte Gefühle einstellen, ob wir in unserem Hirn neue Belohnungsmuster installieren.

Wer seinen Sport genießt, wird gemäß Forschungsergebnissen den erreichten Gewichtsverlust auch nach drei bis fünf Jahren noch halten können. Wer sich nicht gerne bewegt, nimmt schneller wieder zu. Abnehmen ist ein berechtigter Grund, um aktiv zu werden, gewiss, aber er taugt nicht für eine langfristige Lösung.

Wenn du Sport machst, weil du es von Herzen willst, freust du dich darauf. Es gehört zu den Dingen, die für dich wichtig sind, die du magst, die zu dir gehören. Du bist glücklich, wenn du dich bewegst, und bekommst durch die Bewegung neue Freude und Kraft für alle Aufgaben.

Aber wie soll das gehen, wenn du mit Sport nur Quälerei verbindest, nur negative Erinnerungen hast an deine Versuche, sportlicher zu werden, und noch nie gut darin warst?

Da gibt es nur eine Lösung: Finde eine Bewegungsform, die dir neue Erlebnisse und positive Gefühle verschafft. Es gibt sie – und nur *du* kannst herausfinden, welche das für dich ist.

Du musst nicht über die Schmerzgrenze gehen, um Resultate zu erzielen. Es gibt auch positive Trainingseffekte diesseits der Schmerzgrenze.

Ich gebe zu: Ich gehörte selbst lange zur «Nur wenn es wehtut, bringt es was»-Partei. Alltägliche Praktiken wie Dehnübungen, mit dem Rad zur Arbeit fahren, langsames Joggen oder Spazierengehen hatten für mich mit Sport nichts zu tun.

Mein Mann tickt ähnlich. Oft höre ich: «Ich habe doch nur eine halbe Stunde Zeit, da lohnt es sich nicht zu joggen. Das bringt ja nichts für die Fitness.» – Stimmt nicht. In einer halben Stunde kannst du so viel für deine Gesundheit tun, dass dir die Ohren schlackern würden, wenn es dir bewusst wäre. Schon fünfzehn Minuten täglich bringen einen deutlichen gesundheitlichen Vorteil – das zeigen beispielsweise Studien, in denen der Zusammenhang zwischen der Bewegungsaktivität und dem Sterblichkeitsrisiko untersucht wurde.

Ein zwanzigminütiger Spaziergang, den ich jetzt mache, ist besser als der 20-Kilometer-Lauf, den ich nie mache.

Mit anderen Worten: Sport muss nicht wehtun.

Deshalb: Suche dir eine Sportart, die dich mit Freude erfüllt. Finde Menschen, die dich positiv motivieren. Und irgendwann wirst du sogar Lust haben, über die Schmerzgrenze hinauszugehen, und dich daran freuen, wenn du den «inneren Schweinehund» überwunden hast.

Auch ich muss mich manchmal überwinden, die Laufschuhe anzuziehen, vor allem an Schmuddelwetter-Tagen. Aber der Grund, warum ich es selbst an nassenkalten Tagen tue, ist nicht die Angst vor gesundheitlichen Schäden, sondern die Gewissheit, dass ich mich danach besser fühlen werde, gepaart mit der Vorfreude auf eine heiße Dusche und einen schöneren Tag.

Manchmal kann man auch bestehende Gewohnheiten einfach koppeln und sich damit eine Kraftanstrengung versüßen. Bei mir wirken die folgenden Belohnungskombinationen:

- Es gibt keine Dusche am Morgen ohne eine kurze Gymnastik-Einheit davor.
- Jede warme Dusche endet mit einer knackigen Kalt-Brause – dabei bis dreißig zählen.
- Ein Spaziergang wird mit einer Zeit der Stille oder mit Gebet kombiniert.
- Fast Food gibt es nur einmal pro Woche nach einer intensiven Sporteinheit.

Eine etwas bizarre Kombination hat bei mir Wunder gewirkt. Ich widme ihr deshalb ein eigenes Kapitel.

23
Charakterschwächen zu Muskeln machen

Mit Schimpfen zum Sixpack. Kein Witz jetzt. Das funktioniert wirklich. Jedenfalls bei mir.

Ich habe hier eine unkonventionelle Methode entdeckt, gleich zwei Baustellen in Angriff zu nehmen. Auf den ersten Blick haben sie gar nichts miteinander zu tun.

Meine eine Gewohnheit, die ich endlich in den Griff bekommen wollte, ist mein manchmal ziemlich derbes Mundwerk. Anders ausgedrückt: Ich «fluchte» manchmal wie ein Rohrspatz, na, eher schon wie ein feuerspeiender Drache. Das passierte mir, ohne dass ich es wirklich wollte; es hat sich irgendwie verselbstständigt mit den Jahren. Es ist bis heute so, dass ich innerhalb von Sekunden unbändige Freude oder auch unfassbare Frustration erleben kann – ganz im Gegensatz zu vielen vernünftigen, ausgeglichenen Menschen in meinem Umfeld. Ich meine mit Fluchen übrigens nicht, jemandem etwas Böses zu wünschen – das sei mir ferne. Sondern den übermäßigen Gebrauch von Kraftausdrücken.

Oft kam es mir vor, als könne ich meine Reaktionen gar nicht regulieren, als würde dazu meine Willenskraft einfach nicht ausreichen. Als ich dann gleich mehrere Artikel las, in denen es hieß: «Kraftausdrücke tun gut!», oder «Vom Leder ziehen lindert Schmerzen!», fühlte ich mich bestätigt.

Ich fand bei weiterer Recherche sogar heraus, dass ich mich durchaus in guter Gesellschaft befand. William Shakespeare und sogar Martin Luther waren für ihre deftigen Sprüche und Bemerkungen bekannt.

Mit der Zeit wurde mir jedoch klar, dass meine verbale Zügellosigkeit nicht zu meiner inneren Erleichterung beitrug, sondern dafür sorgte, dass ich mich schmutziger fühlte und andere Menschen verletzte. Die Bibel schien meine Gefühle zu bestätigen: «Ein böses Maul», heißt es in den Psalmen, «wird kein Glück haben» (Psalm 140,12).

Ich wollte mich ändern. Aber wie?

Der Einfall, der mich zwar nicht komplett kurierte, aber zu einer deutlichen Besserung führte, war der folgende: Ich dachte mir eine besondere Strafe für jedes böse Wort aus. Nämlich einhundert Sit-ups. An manchen Tagen führte das dazu, dass ich, summiert, fast eine ganze Stunde mit Bauchkraftübungen zu tun hatte, zum Leidwesen meines Mannes, der lieber mit mir gekuschelt hätte. Aber selbst schuld: Er wollte ja, dass ich mit dem Schimpfen aufhöre. Und als wir dann im indischen Strandparadies Goa gemeinsam Urlaub machten, freute er sich über meinen Waschbrettbauch.

Ich kann die Strategie nur empfehlen – auch für die Neutralisierung anderer Laster. Mit Muskelkater presst man doch eher mal die Lippen zusammen oder verkneift sich eine andere Zügellosigkeit.

24

Stress reduzieren

Stress ist für Fitnesswillige ungefähr so gesund wie Zucker.

Stress ist heutzutage allgegenwärtig. Vor allem in Städten nimmt er nach Untersuchungen immer mehr zu. In Umfragen ist die Anzahl der Menschen, die sich als chronisch gestresst bezeichnen, auf über fünfzig Prozent gestiegen.

Wenn wir gestresst sind, wird unser Nervensystem aktiv, Adrenalin und Cortisol werden ausgeschüttet – wir sind also in einer Alarmbereitschaft oder im Fluchtmodus, wir atmen schneller, das Herz schlägt schneller, die Muskeln verspannen.

Stress macht uns dünnhäutig.

Stress macht alt.

Stress macht dick und faul.

Wenn mich Fressattacken überkommen, liegt das immer an Stress.

Das Wort «Bingen» [ausgesprochen: bindz-sch'n] ist in aller Munde, meistens im Zusammenhang von Fernsehjunkies, die sich von einer Serie zehn Folgen am Stück reinziehen. Beim «Binge Eating» werden in kurzer Zeit große Mengen verzehrt, und man findet bei sich selbst keine Stopp-Taste mehr.

Eine Freundin von mir hat lange Jahre darunter gelitten. Sie aß nachts und nannte emotionalen Stress als Grund für ihre Attacken. Sie hasste sich selbst dafür. Und ihr Selbstwert war ohnehin nicht sehr stabil. Im Gegensatz zu Bulimie-Kranken erbrach sie aber das Essen nicht – und sie machte auch nicht Sport, um die Kalorienmassen zu kompensieren. Sie hatte nur das Essen als Emotionssteuerung – wenn es ihr schlechtging, half nur Essen. Sie stopfte die Löcher aus Angst, Einsamkeit und Leere. Und sie kannte keinen anderen Weg, diese Leere zu füllen.

Am schlimmsten war es, wenn sie eine Diät gemacht hatte oder wenn Familienfeste bevorstanden. Sie war für ein paar Wochen mal in der Lage, gesund zu leben, aber kleinste Vorfälle reichten, und sie aß innerhalb von anderthalb Stunden zwei mittelgroße Tiefkühl-Pizzen, eine Packung Erdnussflips und eine halbe Packung Eis.

Ich wollte ihr helfen, aber es war schwer. Denn das Essen war seit ihrer Kindheit die Trostmaschine. Fett und Zucker waren ihre einzigen Retter in der Not, und sie hatte keine Alternativen. Sport fand sie zum Kotzen, ein Instrument hat sie nie gelernt, und sie war ein totaler «Couch Potato», eine Stubenhockerin.

Es hat drei Jahre gebraucht, bis wir ein Hobby gefunden haben, das ihr wirklich gefiel. Ich bin mit ihr zu Tanzkursen gegangen, ins Schwimmbad und zu Mal-Sessions. Am Ende war es ausgerechnet das Stricken, wofür ich überhaupt nicht geschaffen bin, das ihr als Ersatzhandlung half, die Fresserei in den Griff zu kriegen …

Auch ich kenne «Fressattacken» sehr gut. Wenn ich einmal mit «Snacken» anfange, höre ich nicht mehr auf, bis die ganze Packung leer ist – egal, wie groß sie auch ist. So kann es passieren, dass sich ein ganzer Vorrat an Schokoladennüssen, Schaumküssen und Weingummi innerhalb von einer Stunde vom Schrank in meinen Bauch verlagert. Meist passiert das, wenn ich emotional instabil bin, gestresst oder körperlich eingeschränkt.

Besonders schlimm war das immer in Prüfungsphasen während des Studiums, aber auch heute passiert es mir noch ganz schnell, wenn ich mal unter Druck stehe, unglücklich bin oder unausgeglichen. Ganz besonders gefährlich ist Schlafmangel. Dann habe ich keinerlei Widerstandsfähigkeit.

Wenn wir überfordert sind, müssen wir lernen zu handeln, statt zu warten. Also:

Tempo rausnehmen.

Reizüberflutung stoppen.

Am besten gelingt das bei einem langen Spaziergang durch den Wald. Vier Stunden, ohne Smartphone. Danach ist unsere Seele wie durchgespült. Und unser Hirn gleich mit.

Wer keine vier Stunden Zeit hat, muss nicht verzagen, denn schon zwanzig Minuten in der Natur senken den Stresspegel enorm. Forscher sprechen deshalb auch von der «Naturpille» und empfehlen daher, dreimal pro Woche mindestens zehn Minuten im Grünen zu spazieren.

Wir brauchen Rückzugsorte. Bei mir ist es der Wald, bei dir vielleicht ein Garten, ein Park oder eine Burg. Ausschlaggebend ist, dass wir diesen Ort kennen und aufsuchen, wenn alles zu viel wird.

Zur Stressreduktion führen zwei Wege:

Erstens: Ent-Sorgung.

Zweitens: Ent-Giftung.

Man kann versuchen, die belastenden Erfahrungen zu minimieren. Man kann aber auch stressverursachende Schadstoffe identifizieren und eliminieren.

Diese Schadstoffe gefährden nicht nur unsere Leber und unsere Lunge, sie machen auch unsere Zellen alt – und zwar im ganzen Körper. Die Rede ist von den Giften des Alltags. Dazu gehört Stress. Genauso wie schlechte Ernährung, physische Fehlbelastung oder Gifte hat auch psychische Pein einen zersetzenden Einfluss auf die Schutzfunktion unserer Gene. Unser Gehirn kann zwischen psychischem und physischem Schmerz auch nicht unterscheiden – beides ist auf Dauer schädlich.

Ab und zu müssen wir unser Leben wie unser Zuhause entrümpeln, sauber machen und von Staub und Dreck befreien.

Dazu gehört die technische Umwelt: Luftverschmutzung, Trinkwasserbelastung, Pestizide. Aber auch die natürliche Umwelt: Licht, Mikronährstoffe, Stille in der Nacht, Bewegung … Und dann auch noch die soziale Umwelt. Denn unser Leben kann auch durch eine fiese Schwiegermutter, mobbende Arbeitskollegen oder andauernd negativ eingestellte Freunde vergiftet werden. Ich muss an dieser Stelle sagen, dass ich das große Glück habe, eine sehr liebe und fröhliche Schwiegermutter bekommen zu haben. Gott sei Dank …

In einer toxischen Umgebung werden wir krank!

Es geht nicht nur darum, dass wir unseren Körper sauber und gesund halten. Oft behandeln wir unseren Körper wie unseren wertvollsten Besitz und lassen nur das Beste an unsere Haut.

Wir meiden Fast Food und Gifte. Wir kaufen teure Produkte, die uns reine Haut, schöne Haare und eine leichte Verdauung schenken sollen. Aber dann füttern wir unser Herz und unser Hirn mit dermaßen viel Müll, dass es zum Himmel schreit. Wir verstopfen nicht unsere Poren, aber unsere Seele – und wundern uns, warum wir nicht glücklicher sind.

Ganz zentral ist die Medien-Hygiene.

Ich habe festgestellt, dass mir Facebook und Instagram und sonstige «soziale Medien» gar nicht guttun. Also verbringe ich nicht mehr als fünfzehn Minuten pro Tag damit.

Besonders gefährlich ist das Handy. Das Smartphone mag zwar eine kluge Technologie sein, aber die meisten Menschen macht sie eher dümmer, einsamer, frustrierter.

Es ist doch verrückt, welche Macht ein so kleines Gerät haben kann. Ich erinnere mich genau an den Tag, an dem meine indische Freundin und Trainingspartnerin Ragini ihr Handy zu Hause vergessen hatte und völlig aufgelöst ins Fitnessstudio kam. Sie war unruhig, zappelig und nervös, konnte sich kaum auf den Sport konzentrieren, starrte unentwegt auf die Stelle, an der sich normalerweise ihr Handy befand. Wie eine Heroinsüchtige, die nach der Spritze Ausschau hält.

Sie sagte mir beim Stretching: «Sag mal, du hast dein Handy beim Sport nie dabei. Das ist mir bisher nie aufgefallen. Wie machst du das?»

Ich zuckte mit den Achseln. «Ich lass es zuhause. Läuft mir ja nicht weg.»

Ich bin durchaus dankbar für mein Handy, und auch die sozialen Netzwerke bieten viele Vorteile. So kann ich mit vielen Menschen auf der ganzen Welt verbunden bleiben. Aber ich will nicht, dass es mir unnötig Energie klaut oder mich in eine Scheinwelt zwängt.

Ich will echtes Leben.

Echte Freunde.

Echte Abenteuer.

Ohne Retusche.

Ohne Schein.

Ohne ständige Wichtigtuerei.

Ich will Momente erleben, ohne den Druck, diese auch ständig mit allen teilen zu müssen.

Ich empfehle dir, ohne Handy einen langen Waldspaziergang zu unternehmen. Ganz alleine ohne Ablenkung im Grünen zu sein, das wird deinen Körper und deine Seele wieder in die Ruhe bringen.

Oder noch besser: Wie wär's mit einem Waldlauf?

Laufen ist die beste Anti-Stress-Keule! Dieser großartige Sport macht fit und fröhlich und ist eine echte Tankstelle für Körper, Seele und Geist. Das ist wissenschaftlich erwiesen und wird auch in der Psychotherapie immer mehr eingesetzt. Vor allem in der Natur zu laufen löst Verspannungen, baut Stresshormone ab, das Gehirn wird mit Sauerstoff versorgt, die Muskulatur entkrampft sich, und wir sind sinnvoll abgelenkt. Daraus folgen neue Lebensfreude, Belastbarkeit und Stresstoleranz.

Laufen nach einem anstrengenden Tag erfordert zwar Überwindung, holt uns dann aber dank der muskulären Reaktion auf den Stress unheimlich schnell runter. Wem Laufen nicht liegt, der kann auch walken.

Und dabei: Richtig atmen!

Wenn wir langsamer atmen, werden auch die Stresssignale

weniger, der Körper wechselt in den Ruhemodus. Es macht also durchaus Sinn, öfter bewusst langsam zu atmen – und die Luft etwas rauszunehmen …

Wichtig ist dabei, nicht flach, sondern in den «unteren Bauch» zu atmen. Probiere einfach mal aus, wie unterschiedlich Atmen geht – spüre, wie die Rippen sich auseinander bewegen, die Lunge sich mit Luft füllt und bei einer tieferen Atmung dein Bauch-Inneres bis unterm Bauchnabel eine Massage erlebt, was übrigens auch die Verdauung fördern soll. Leg also deine Hand auf deinen Bauch, schließ die Augen, atme fünf bis sieben Mal tief ein und wieder aus und spüre die Bewegung bis in den Bauch hinein.

Bei meinen eigenen Atemübungen orientiere ich mich an den Atemtechniken der amerikanischen Militär-Eliteeinheit «Navy Seals». Sie besteht aus vier Schritten:

- Sitze aufrecht und atme ruhig, aber tief durch die Nase ein. Zähle dabei in Gedanken langsam bis vier. Fühle die Atmung bis in deinen Bauch.
- Halte die Luft an, zähle dabei in Gedanken wieder langsam bis vier.
- Atme ruhig durch den Mund aus, zähle auch dabei in Gedanken wieder langsam bis vier. Konzentriere dich darauf, wie die «ganze» Luft deinen Körper verlässt.
- Halte deinen Atem an und zähle dabei in Gedanken wieder langsam bis vier, fühle die Leere deiner Lunge.

Für mich war diese Technik fast überlebensnotwendig. Ich habe sie erlernt, als ich in Delhi lebte, der Stadt mit den höchsten Feinstaubwerten der Welt. Es war meistens unmöglich, morgens das Fenster zu öffnen und tief einzuatmen. Aber atmen musste ich ja trotzdem, und manchmal merkte ich, wie ich immer schneller und flacher atmete und den Stress dadurch nur vermehrte.

Jetzt, wo ich in Deutschland lebe, mache ich jeden Morgen das Fenster weit auf und freu mich wie ein kleines Kind über die Luft. Wie herrlich ist es doch, frische und saubere Luft zu haben. Ich praktiziere die Navy-Seals-Methode aber immer noch. Ich will die gute Luft ja optimal genießen.

Wenn man falsch atmet und ungesund hechelt, liegt das aber vielleicht nicht nur an der falschen Technik, sondern mehr noch am falschen Tempo.

Hier können wir von Schnecken lernen.

Noch ein Spruch meiner Mutter, der mir nie aus dem Kopf gegangen ist: «Mit Geduld hat es die Schnecke in die Arche geschafft.» (Und die Sintflut überlebt. Und in der Arche hatte sie ja dann ein Jahr lang Zeit, um sich zu erholen. Obwohl, das weiß man nicht. Mit üblen Mitbewohnern hatte sie dort vielleicht noch mehr Gelegenheit, das Ausharren zu lernen.)

Nichts wappnet gegen Stress so sicher wie Geduld.

Ich bin akut stressgefährdet, weil ich ungeduldig bin. Ich warte ungern auf Resultate. Wenn ich Blumensamen kaufe, hoffe ich, dass die Pflanze schon am nächsten Morgen blüht.

Um mich zur Geduld zu disziplinieren, habe ich ein Achtsamkeits-Seminar belegt. Einige Übungen gingen völlig gegen meinen inneren Strich. Am grausamsten war die «Schleich-Meditation», wo wir gaaaanz langsam im Schneckentempo um einen Teich herum gehen sollten. Für eine Strecke, die ich normalerweise in drei bis vier Minuten bewältige, sollten wir 45 Minuten brauchen, keine Sekunde weniger.

45 Minuten also …

Es machte mich nicht ruhig.

Nein, es machte mich fast wahnsinnig.

Bis ich anfing, den kleinen Dingen am Straßenrand zuzusehen.

Den Tieren.

Den Gräsern.

Den Steinen.

Dem Wasser.

Ich verlor mich in den winzigen Bewegungen …

Eine gute Erfahrung.

Aber ich war dennoch froh, als es geschafft war. Langsam zu sein ist einfach nicht mein Ding. Aber geduldiger, das will ich schon werden. Geduldige Menschen machen doch meist einen fröhlichen Eindruck, und sie sind auch nicht so schnell aus der Fassung zu bringen.

Stress stinkt. Jedenfalls seelisch.

Umgekehrt ist es möglich, den Stress verduften lassen. Mit einer Aroma-Therapie der besonderen Art.

Bis ich nach Indien zog, hatte ich im Winter öfter mal Orange oder auch Lavendel als Öl besorgt, um mit Hilfe einer Duftlampe etwas gegen den Winterblues zu unternehmen. Aber erst in Delhi, der Stadt mit der dreckigsten Luft der Welt, habe ich ätherische Öle zu schätzen gelernt. Zum einen, weil sie halfen, ein bisschen gegen den ständigen Stress und diesen Smog-Geruch anzukämpfen; zum andern, weil ich so besser einschlafen konnte – denn die Klimaanlage und der Luftfilter ratterten ständig so laut, dass es mir schwerfiel, zur Ruhe zu kommen. Aber auch während all der verrückten Reisen hatte ich immer ein kleines Fläschchen von diesen Ölen dabei. So habe ich vorm Schlafengehen den Geruch von «Zuhause» bei mir, ganz egal, wo ich mich gerade aufhalte. So ist alles ein bisschen vertrauter. Und der Vorteil: Alles, was man für eine Mini-«Aroma-Therapie» braucht, sind ein hochwertiges Öl und ein Papiertaschentuch. That's it.

Öl kann so vielseitig verwendet werden, dass sich die Anschaffung wirklich lohnt.

Mit diesen Mitteln kannst du gegen den Stress an-duften:

- Lavendel – bei Unruhe, Nervosität oder Magen-Darm-Beschwerden: Ein bis vier Tropfen reines Lavendelöl auf einen Teelöffel Honig geben. Auf der Zunge zergehen lassen. Äußerlich: zur Regenerationsförderung der Haut, gegen Entzündungen und Schmerzen das Öl auftragen; es muss nicht verdünnt werden.
- Orangenöl – um entspannter zu schlafen, bei akutem Stressempfinden oder beginnenden Erkältungen: Dreißig Minuten lang den Orangenduft wirken lassen – in einer Duftlampe oder im Diffuser. Kinder lieben den süßen Duft der Blutorange. Ein entspannendes Bad ist auch sehr schön, dafür 30 ml Sahne und drei Tropfen Orangenöl mischen und ins Badewasser geben.
- Massageöl gegen Verspannungen und Cellulitis: Auf 50 ml Massageöl (wie zum Beispiel ein Mandelöl) drei bis fünf Tropfen Orangenöl geben.
- Mini-Stress-Senker: Drei Tropfen des ätherischen Orangenöls auf ein Taschentuch geben – zur Trockeninhalation. Ich mache das, wenn ich auf Reisen bin, vorm Schlafen, weil ich in fremden Betten nicht so gut zur Ruhe komme.

- In Schwarztee, Gebäck oder in Suppen und Soßen wie auch in Eis reicht ein Tropfen des Öls meist aus. Bitte immer auf die Qualität und Reinheit des Öls achten und es vor dem Gebrauch auf dem Unterarm bzgl. seiner Verträglichkeit oder etwaiger allergischer Reaktionen testen.
- Zitronengrasöl ist herrlich als Raumduft in der Duftlampe, aber auch als Badezusatz oder in Cremes. Man kann es auch als Speisewürze oder mit Honig im Tee genießen, oder es sogar als Zusatz von Reinigungsmitteln nutzen, da es keimtötende Eigenschaften hat. Einfache Inhalation: Ein bis zwei Tropfen auf ein Taschentuch geben oder auf den Handflächen verreiben, über Mund und Nase halten und einatmen.

Und? Riechst du schon die Ruhe?

25

Seele streicheln

Im vorherigen Kapitel ging es vor allem darum, wie man Stressquellen verstopfen kann.

Diesmal will ich einige Instrumente beschreiben, mit denen wir die Seelenruhe positiv verstärken können.

Besonders wirksam war bei mir eine Schreibmeditation.

Das erste Mal habe ich die Schreibmeditation in Indien erlebt. Ich war gerade in Goa und versuchte dort an diesem Buch zu schreiben, was nicht wirklich gelang, weil es unheimlich warm und feucht war. Es regnete, und die Mücken stachen munter auf mich ein. Da meine Kreativität und Denkleistung zu wünschen übrig ließ, machte ich einen Spaziergang und lernte eine lustige Italienerin namens Simona kennen. Ihre vielen Tattoos erklärte sie damit, dass es Erinnerungen seien: Jedes Bild auf ihrem Körper sei auf eine Wende in ihrem Leben zurückzuführen. Simona war Anfang zwanzig, und ich fragte mich, wie sie wohl in zwanzig Jahren aussehen würde. Wir verabredeten uns, um abends zu einem Kurs zu gehen, der in einem Hotel um die Ecke angeboten wurde. Einer Schreibmeditation eben.

Mit interessanten Leuten aus der ganzen Welt sammelten wir uns um ein kleines Feuer. Die Meditationsleiterin, eine Frau aus Russland, erklärte uns den Ablauf. Wir bekamen jede Menge Papier und einen Stift und sollten uns in eine gemütliche, aber aktive Sitzposition begeben. Sobald der Gong ertöne, sei es unsere Aufgabe, einfach draufloszuschreiben, und zwar alles, was gerade durch unseren Kopf ging.

Nach 15 Minuten würde erneut der Gong ertönen, dann sollten wir den Stift zur Seite legen und die geschriebenen Zettel im Feuer verbrennen. Maßgebend sei aber, während der Schreibphase nie den Stift ruhen zu lassen, sondern immer am Schreiben zu bleiben, egal, wie viel oder wie wenig Sinn das Geschriebene gerade mache. Die Sätze müssten keine Stringenz aufweisen, keinen inneren roten Faden haben, und sie könnten auch halb vollendet abgebrochen werden. Alles, was gedacht, was wahrgenommen werde, solle notiert werden. Die Gedanken treiben lassen, ihnen folgen, wohin sie auch führen. Und selbst, wenn man nichts mehr zu schreiben habe: einfach weiterschreiben.

Ich fand diese Meditationsform ganz interessant. Ein wenig wie Tagebuchschreiben, was ja auch eine sehr befreiende Wirkung haben kann. Man schrieb sich alles von der Seele und ging dann sortierter und befreiter ins Bett. Unsere Mediationsleiterin motivierte uns, dies von nun an täglich morgens oder abends zu tun.

Ich schreibe nicht jeden Tag, sondern erst dann, wenn etwas Interessantes passiert oder ich etwas lerne. Und ich muss immer dann den Stift in die Hand nehmen, wenn es etwas zu verdauen gibt. Das Schreiben ist der beste Weg für mich, mein Herz und meinen Kopf zu sortieren und meinem Bauch Luft zu verschaffen.

Wer lieber Musik hört, statt zu schreiben, kann natürlich auch dazu meditieren, nicht passiv, sondern aktiv. Musik plus Motorik ist eine Killer-App der Seelenpflege.

Kinder bewegen sich automatisch, wenn sie fröhliche Musik hören. Sie denken nicht darüber nach, wie andere das jetzt sehen. Sie tun es einfach, klatschen in die Hände und wackeln herum. Es gibt auch Erwachsene, die das tun. Ich gehöre nicht dazu – oder besser gesagt: Ich gehörte nicht dazu. Aber ich kenne gewisse Leute in meinem Umfeld, die fangen mitten im Fitnessstudio oder im Zug sitzend an, wild mit den Armen rumzufuchteln und mit dem Kopf zu wackeln. Ein bisschen peinlich sieht das schon aus. Aber offenbar macht es munter. Dass es fröhlich macht, sich zur Musik zu bewegen, und dass es einen motiviert, kann ich absolut nachvollziehen – aber bei mir funktioniert das eher beim Laufen oder bei Fitnesskursen.

Wer in der Öffentlichkeit ungern einen Ganzkörpertanz aufführt, kann das auch an einzelne Körperteile outsourcen: zum Beispiel nur mit den Fußspitzen oder Fingern kleine Choreografien vollführen. Auch diese kleinen Bewegungen erzielen schon einen Effekt auf die Stimmungslage.

Musik hat einen messbaren Einfluss auf unser Gehirn, auf unsere Herzfrequenz, auf unsere Atmung, sogar auf unsere Schweißbildung und Verdauung.

Deshalb: Herz an, Ohren auf und … Musik! Wenn man das richtige Lied wählt, bewegt man sich ja auch schon fast von alleine.

26

Freude lernen

Ich weiß: Das war jetzt viel «fit» und wenig «fröhlich».

Die Freude ist aber meiner Weisheit letzter und wichtigster Schluss.

Der größte Schritt in Richtung Lebensfreude und Zufriedenheit war für mich die Erkenntnis, dass Glück kein Anspruch und kein Verdienst ist, sondern ein Geschenk, das Gott uns gratis zur Verfügung stellt.

Permanente Glückssuche ist dagegen wie Spielsucht. Sie nimmt mehr, als sie gibt. Sie gaukelt uns etwas vor. Ich will nicht mehr damit beschäftigt sein, glücklich werden zu müssen. Ich will auch kein Glück haben. Ich will zufrieden sein. Glück habe ich nicht in meiner Hand. Zufriedenheit kann ich lernen. Und mit ihr bin ich auch viel besser gewappnet für die Herausforderungen des Lebens. Die werden kommen.

Im Lebensmitteldiscounter bei uns um die Ecke steht ein ungefähr vierjähriges Kind und schreit. Es hat einen hochroten

Kopf, die Mutter schaut sich etwas beschämt um und redet auf den kleinen Jungen ein.

«Jetzt hör auf, so wütend zu sein!»

Der Junge schreit weiter.

Das Schreien weicht einem Heulen.

«Warum bist du denn so sauer? Du hast heute Morgen doch schon ein großes Stück Kuchen bekommen, und heute Nachmittag ist dein Kindergeburtstag, da gibt es auch wieder Süßes!»

«Ich will aber jetzt ein Eis!», jault der Junge auf und stampft auf den Boden.

Ich lächele der Mutter aufmunternd zu und schiebe meinen Einkaufswagen an den beiden vorbei zur Kasse.

Der Junge hat aufgehört zu jammern, er weint nur noch.

«Hör auf, traurig zu sein!», höre ich die Mutter sagen.

«Ich versuche es ja!», sagt der Junge unglücklich. «Aber es klappt irgendwie nicht.»

Auf dem Weg nach Hause denke ich darüber nach, wie schwer es doch ist, seine Gefühle auf Kommando zu ändern. Es geht nicht. Der Junge hatte objektiv gesehen doch gar keinen angemessenen Grund, zu brüllen und zu heulen. Aber so ist das, wenn unsere Bedürfnisse, die manchmal übermächtig groß erscheinen, nicht erfüllt werden. Wir kommen zu kurz, wir nehmen es persönlich, wenn wir nicht gleich kriegen, was wir wollen. Wir sind nicht stärker als unsere Gefühle. Und jeder Versuch, das Gefühl zu verändern, ist ein Versagensakt.

Wie bereits gesagt: Freude ist zwar ein Geschenk, will aber auch erkämpft sein. Und das fällt mir nicht immer leicht.

Es ist geradezu eine Bestrafung, mit einem lebenslustigen, stets gut gelaunten Mann verheiratet zu sein – wenn man am liebsten vom Balkon aus die ganze Nachbarschaft zusammenschreien würde: «Mir geht's dreckig!»

Mein Mann findet dann immer höchst rationale, objektive, hochgeistliche Gründe, warum es mir eigentlich ganz toll gehen müsste.

«Mansplaining», wie die männliche Art der Welterklärung neuerdings heißt, bringt mich allerdings in solchen Situationen nicht weiter, sondern eher noch mehr auf die Palme.

Wenn ich wieder hinuntergeklettert bin, frage ich mich: Wie schaffe ich es, optimistisch in den Tag zu starten, wenn ich den Eindruck habe, dass lauter Probleme auf mich warten?

Optimisten, so las ich kürzlich, sind erfolgreicher, beliebter und gesünder als ihre pessimistischen Artgenossen. Außerdem sollen sie sich schneller von Krankheiten erholen und länger leben, angeblich bis zu zwanzig Prozent länger als Pessimisten.

Ich bin ein Mix-Mensch. Ein pessimistischer Optimist. Ich oszilliere – zwischen einer rosaroten Sicht auf die Welt und einer pechschwarzen. Und oft ist meine Tagesfarbe genau entgegengesetzt zu der meiner Mitmenschen. Die meisten Menschen, die mich kennen, halten mich aber für eine fröhliche und lustige Gesellin. Doch ich habe auch die andere Seite in mir, die ich nach außen hin nicht oft zeige. Weil sie mich angreifbar macht, verletzlich und klein. Dann kommen Selbstzweifel; ich fühle mich alleingelassen und im Nachteil. Ja, ich kann mich richtig hineinsteigern in dieses Gefühl, vernachlässigt, dumm und hässlich zu sein. Ich tue dann sogar das, was ich bei anderen Menschen als extrem unsympathisch empfinde: Ich bin eine notorische Fehlersucherin. Eine Pessimistin. Eine, die mit halbleerem Glas auf die Trostlosigkeit ihres Umfelds blickt.

Da ich mit einem waschechten Optimisten verheiratet bin, beobachte ich seinen Lebenswandel. Ihm machen Kritik von Kollegen oder Lesern nicht viel aus. Er misst sich nicht mit den Besten, sondern eher mit dem Durchschnitt, und aus diesem Vergleich geht er meistens als strahlender Sieger hervor. Er ist immer Gustav Gans, nie Donald Duck. Er redet jeden Tag über Dinge, die ihn dankbar und froh machen – und findet immer Kleinigkeiten, die er als großes Geschenk sieht. Wenn er mal krank ist, heilt er schneller.

Ich bin mir ziemlich sicher, dass er lange leben wird, einfach schon deshalb, weil er ein so großer Optimist ist. Er lässt negative Dinge nicht so an sich ran, während ich die große Begabung habe, wie ein Magnet Gefühle anzuziehen, die ich gar nicht haben will. Das ist gar nicht mal nur schlecht – Markus meint, ich hätte zwar mehr Kampf, aber auch mehr Tiefe und könne Menschen besser verstehen als er. Aber ich will auch etwas von diesem positiven Denken abhaben. Also recherchiere ich im Internet, lese Bücher und suche nach Mitteln und Wegen, ein optimistischeres Leben zu führen.

Unter anderem stoße ich auf die folgenden Lebensfreude-Steigerungs-Rezepte, die ich prompt ausprobiere:

Eine Empfehlung lautet, dass ich mir ein Gummiband besorgen muss. Ich soll es wie ein Armband tragen und immer daran ziehen, wenn ich negative Gedanken habe. So soll der kleine Schmerz mir negative Muster aufzeigen und mir helfen, an mir zu arbeiten.

Allerdings erweist sich diese Art der Konditionierung als nicht sehr hilfreich: Durch Schmerz fröhlicher werden, das klappt bei mir nicht. Meine Gedanken verdüstern sich eher noch. Dazu tragen auch die Striemen am Handgelenk bei.

Meine Freunde fragen, wie ich mich dort verletzt habe. Meine Antwort:

«Ich hab' versucht, fröhlich zu sein.»

Immerhin bringt diese Methode ihnen dann ein Schmunzeln ins Gesicht und mir neue Klarheit über die negativen Muster meines Alltags. Also nutze ich die Gelegenheit und schreibe mir vorm Schlafengehen auf, was das für negative Sätze sind, die mir regelmäßig durch den Kopf gehen. Nun weiß ich zumindest, gegen welche Riesen ich zu kämpfen habe. Wenn man den Riesen beim Namen nennen kann, hat er nämlich schon viel von seiner Furcht erregenden Größe und Macht verloren!

Der zweite Rat fällt mir leicht: Ich soll farbenfroh essen. Nein, nicht Smarties futtern, das wäre zu einfach und zu ungesund, sondern eine Vielfalt an Obst und Gemüse. Dabei gilt es, darauf zu achten, dass mindestens fünf Farben auf meinem Teller zu finden sind. So was soll gute Laune machen. Das behauptet zumindest eine Harvard-Studie: Dort in Massachusetts hat man bei Optimisten höhere Carotinoid-Werte im Blut nachgewiesen, als es bei Pessimisten der Fall war. Das lässt darauf schließen, dass sie mehr Karotten, Orangen, Paprika und Tomaten essen, denn diese Lebensmittel sind voller von Antioxidantien. Buntes «Grünzeug» macht also munter.

Prima Untersuchung. Aber leider spüre ich von diesen Wirkungen zu wenig, als dass es mich in den dauerhaften «Gute-Laune-Rausch» entrücken könnte, von dem ich doch so träume.

Eine Optimismus-App probiere ich auch aus. Aber die führt mich eher in einen Rausch an Wutanfällen, weil sie immer zum falschen Zeitpunkt seltsame Übungen vorschlägt oder mich mit dämlichen Sprüchen belästigt. So wird mir mitten in einer Zugfahrt die Nachricht übermittelt, ich solle jetzt laut ein fröhliches Lied singen, zumindest eine Strophe. Ich überlege kurz, wie es jetzt bei meinen Mitfahrern im Ruheabteil ankommen würde, wenn ich «Hakuna Matata» aus dem «König der Löwen» singe oder «Warum bin ich so fröhlich ...» von der Ente Alfred J. Kwak. – Ich lasse es lieber. Außerdem fühle ich mich von der App überwacht und kontrolliert.

Der Rebell in mir will nicht ständig beaufsichtigt werden.

Da lobe ich mir doch eine ganz einfache Dankbarkeitsübung: Jeden Abend Gott «Danke» zu sagen für mindestens drei Erfahrungen, die am zurückliegenden Tag schön waren. Über die verschiedenen Meditationsübungen, die ich inzwischen kenne, bin ich nicht zur Lebensfreude vorgedrungen. Oft bringen sie mich eher ins Grübeln. Und mir selbst einzureden, dass ich jetzt vollkommen entspannt und glücklich bin, liegt mir nicht. Da singe ich doch lieber das Entenlied.

Seitdem ich mir die Lebensfreude als Lebensziel vorgenommen habe, bin ich definitiv fröhlicher geworden. Aber immer noch erlebe ich Rückfälle, bin dann mehr Meckerspecht als Lachmöwe. Die theoretische Erkenntnis, dass der fröhlichere Vogel den dickeren Wurm fängt, hilft nicht immer weiter.

Ich habe gelernt, dass mein Weg zur Fröhlichkeit tatsächlich am leichtesten über die Brücke der Dankbarkeit geht. Weil man plötzlich neue Dinge sieht – oder alte Dinge in neuem Licht. Und weil man daran erinnert wird, dass nichts selbstverständlich ist.

Imponiert hat mir das Verhalten des Pfarrers Matthew Henry. Ihm war die Geldbörse gestohlen worden – und er reagierte mit dem folgenden Gebet: «Lass mich zu allererst dankbar sein, weil ich noch nie zuvor ausgeraubt wurde. Zweitens: dass sie mir nur meinen Geldbeutel genommen haben, nicht mein Leben. Drittens: Lass mich dankbar sein, dass sie mir nicht viel gestohlen haben, auch wenn es alles war, was ich hatte. Und viertens lass mich dankbar sein, dass ich beraubt wurde und nicht selbst jemanden beraubt habe.»

Als ich die Geschichte las, saß ich im Zug auf dem Weg zu meinen Eltern. Ich betete leise in Gedanken: «Lieber Gott, schenk doch bitte, dass auch ich lerne, so dankbar zu sein wie dieser Pastor.»

Als ich mit dem Zug in dem kleinen Bahnhof ankam, freute ich mich auf mein Zuhause und ein warmes Bett. Was hatte ich es doch gut! Ich war voller Dankbarkeit. Ich spazierte zu meinem Rad. Ich hatte es in der Nähe des Bahnhofs hingestellt und abgeschlossen. Es stand noch da, das Rad. Aber Sattel und Sattelstange fehlten. Jemand hatte beides geklaut.

«Danke!», sagte ich schmunzelnd zu Gott. «Danke, dass sie mir nur meinen Sattel gestohlen haben und nicht das ganze Rad …»

So fuhr ich in Stehhaltung nach Hause, hatte am nächsten Tag einen irren Muskelkater in den Oberschenkeln, war aber schon ein Stückchen dankbarer als sonst.

Wenn Dankbarkeit mein Ziel ist, dann ist Selbstmitleid meine Versuchung. Dabei finde ich diese Eigenschaft bei anderen Menschen höchst unsympathisch. In der Öffentlichkeit mache ich auch meistens tapfere Miene zum bösen Spiel. Aber zuhause bade ich gerne in dem Gefühl, es ziemlich schwer zu haben. Also beschloss ich, meine Neigung auf die Spitze zu treiben in der Hoffnung, sie mir damit auszutreiben.

Ich veranstaltete eine Selbstmitleidsparty.

Der einzige Gast war ich, die Cocktails waren eine Litanei von Klassikern aus der weiten Welt des Selbstbedauerns:

- «Immer muss ich alles machen!»
- «Wenn es schwer wird, bin ich immer alleine.»
- «Ich habe einfach immer Pech.»
- «Niemand hat es so schwer wie ich.»
- «Man kann mich einfach nicht lieben. Das war schon immer so.»

Ich sagte mir diese Sprüche zehn Minuten lang laut vor. Ich merkte, wie lächerlich sie waren und wie wenig sie mit meiner objektiven Situation zu tun hatten. Ich machte sie mir selbst madig, ich trieb sie durch die dauernde Wiederholung bewusst weg von mir. Seitdem muss ich schmunzeln, wenn sie mir in den Sinn kommen.

Selbstmitleid wird weniger, wenn man darüber lacht.

Humor macht heile.

Lachen kann man auch bis zum Umfallen. In Indien habe ich mal einen Kurs in «Lach-Yoga» erlebt – wir sollen uns munterlachen, selbst wenn wir uns nicht danach fühlen. Eine halbe Stunde lang lachten wir, ließen uns vom komischen Lachen des Nachbarn anstecken, von künstlichem Lachen bis zur Schnappatmung war alles dabei. Einer der Teilnehmer kippte plötzlich fast um – ihm war wohl das Lachen vergangen. Es war eine interessante Erfahrung – auch wenn ich das jetzt nicht wöchentlich erleben müsste. Ich weiß genau, was mich richtig fröhlich macht.

Es kann auch hilfreich sein, sich in einer Jammerlappenphase bewusst aus der Außenperspektive zu betrachten und die Dinge in die richtigen Verhältnisse und Proportionen zu rücken. Sich die Frage zu stellen, die Markus mir immer dann zuschiebt, wenn ich mich mal wieder im Selbstmitleidsmodus befinde:

«Ist es das wirklich wert? In einem Jahr wirst du darüber lachen oder gar nicht mehr dran denken. Also, spar dir deine Energie lieber.»

Manchmal sagt er auch einfach nur: «In fünfzig Jahren sind wir alle tot, was soll der Stress?»

Noch besser als die Autosuggestion hilft bei mir allerdings die Bewegung: Sie ist mein bestes Mittel gegen Selbstmitleid und für mehr Lebensfreude. Deshalb hier mein vorletztes Feel-Good-Rezept:

Hüpf dich fröhlich!

Das wussten schon die Helden meiner Kindheit: Tigger, der Tiger aus «Winnie the Pooh», und der Grashüpfer Flip aus der «Biene Maja».

Als Kind bin ich stundenlang auf unserem Riesentrampolin herumgesprungen. Wir haben uns alle möglichen Tricks und Figuren und Spiele beigebracht. Am meisten Spaß machte es natürlich, den kleinen Bruder oder jemand anderen so hoch wie nur möglich in die Luft zu katapultieren. Ich ging auch zum Denken aufs Trampolin: Wenn ich mal nicht weiterwusste, fiel mir beim Springen dann doch irgendwas ein, und wenn nicht, fühlte ich mich wenigstens ein bisschen leichter.

Auch während meines Studiums fand man mich sehr oft mit den Ordnern auf dem Trampolin, das beim Haus meiner Eltern stand. Wenn ich dort war, paukte ich mir auf diese Weise das Wissen zwischen die Ohren. Ich war der festen Überzeugung, dass ich es durch das Hüpfen besser behalten konnte. Klar, ich wurde deswegen öfter etwas belächelt, aber das machte nichts. Die wenigen Nachbarn oder Spaziergänger, die mich da sahen, wussten eh, dass ich etwas seltsam bin.

Als Markus und ich vor ein paar Monaten zurück nach Deutschland kamen und unsere Einkäufe erledigten, stach mir im Supermarkt ein Angebot entgegen: ein Mini-Trampolin … Ich sah Markus vielsagend an, aber er versuchte, meinen Lidschlag-Hinweis zu ignorieren. Als ich ihm sagte, wie unglaublich erfrischend und fundamental es doch sei, auf diese Weise hüpfen zu können, meinte er nur: «Aber das ist doch nur was für Kinder!» Ich widersprach, aber widerstand der Versuchung für ein paar Wochen. Dann schlug ich doch zu.

Und zum Schluss empfehle ich noch ein Verhalten, das am Anfang unserer Existenz stehen sollte: die neugierige Ehrfurcht, dass wir und die Welt überhaupt da sind. Ich empfehle:

Staunen lernen

Der natürliche Gegner des Staunens ist die Routine. Man sollte deshalb mindestens einmal pro Monat etwas Neues ausprobieren.

Eines meiner Vorbilder darin ist Anne. Ich traf sie kürzlich bei einer Hochzeit wieder, wir hatten uns Jahre nicht gesehen. Sie erzählte mir, dass sie mit Ende dreißig endlich angefangen hat, Ballett zu lernen. Stell dir das vor: eine Mutter von drei Söhnen, die plötzlich auf die Idee kommt, ihren Kindheitstraum doch noch wahrwerden zu lassen.

Sie erzählte mir, wie sie in der Tanzschule anrief und etwas Bammel hatte, sich unter all den kleinen dünnen Mädchen mit rosa Tutu lächerlich zu machen. Aber nach den ersten zehn Minuten war ihre Scham verflogen. Sie strahlte, als sie mir von ihrem Ballett erzählte und davon, dass sie seitdem eine viel bessere Haltung habe und sich jede Woche darauf freue. Es sei ihr Highlight, und zum ersten Mal im Leben würde sie sich richtig auf den Sport freuen.

Es ist nie zu spät, etwas Neues auszuprobieren. Und manchmal finden wir erst mit etwas Verzögerung den Mut, etwas zu tun, was wir uns schon ein Leben lang gewünscht haben. So wie Anne, die sich als Kind nicht getraut hatte, weil sie nicht die Schlankeste war und es ihr als Jugendliche deshalb peinlich war, mit Ballett anzufangen. Jetzt, als erwachsene Frau und Mutter, kam der Punkt, an dem es ihr egal war, was andere über sie denken könnten.

Es war echt herrlich, ihr zuzuhören und zu sehen, was für eine Lebensfreude, Energie und Fitness sie entwickelt hat.

Was lernen wir aus Annes Story? Genau: Es lohnt sich total, wenn wir es uns angewöhnen, regelmäßig unsere Komfortzone zu verlassen!

Zieleinlauf

Nach unseren Jahren in Indien sehnten Markus und ich uns beide nach Natur pur, nach frischer Luft, nach Räumen und Plätzen mit nur wenigen Menschen. Und da wir schon immer mal nach Australien, Neuseeland und Hawaii reisen wollten, nutzten wir die Gunst der Stunde. Unser Hab und Gut war in Containern unterwegs auf dem Weg nach Deutschland und würde hoffentlich in einigen Monaten in der Heimat eintreffen.

Ich dachte eigentlich, dass es mal Zeit wäre, zur Ruhe zu kommen, die Erfahrungen in Asien zu verdauen und sich für die neuen Kapitel zu sammeln. Aber daraus wurde nichts. Unsere Reisen sind wie unser Leben: intensiv, abwechslungsreich und manchmal etwas zu schnell. Markus liebt es, genaue Pläne zu machen und so viele Orte wie möglich in kürzester Zeit zu besuchen. Ich bin da ganz anders: Ich liebe es, Orte genau zu erkunden und mich planlos ins Vergnügen zu stürzen.

In Neuseeland ging es nach zwei spannenden Tagen und einer langen Fahrt mit Zwischenstopp bei den Bungeespringern auf der Kawaru Bridge, dem «World Home of Bungy», in eine kleine Stadt namens Te Anau. Mein Blick fiel auf eine Wanderbroschüre. Zu sehen: der Kepler-Track, ein sechzig Kilometer langer, drei- bis viertägiger Rundwanderweg mit etwa 1.400 Höhenmetern.

Ich strahlte meinen Mann begeistert an und zeigte auf die schönen Fotos der Strecke. Ein ordentlicher Berg, Urwälder, wunderschöne Seen und kleine Trails – was will man mehr? «Aber wir haben nur *einen* Tag Zeit für diese Gegend!», erklärte mein Mann. Es kribbelte mir in den Füßen. «Wir könnten das schon schaffen ...», meinte ich grinsend. «Aber vielleicht ist das etwas zu viel für dich ...?»

Provoziere einen Mann, und du kriegst, was du willst. Das ist jetzt nicht mein Lebensmotto – und auch nicht unbedingt der Weg zur «Fit-und-Fröhlich-Formel» –, aber Frau weiß halt, wie Mann tickt. Auf den männlichen Stolz ist Verlass: Markus nahm mir die Karte ab. «Für mich ist das gar kein Problem! Aber dann müssen wir früh los. Abends fahren wir ja noch drei Stunden bis zum nächsten Ort.»

Ich klatschte in die Hände. «Super! Wir haben zwar nicht

die optimale Ausrüstung dabei, aber Laufschuhe und Stoffrucksäcke werden es richten.»

«Dann müssen wir aber jetzt zum Milford Sound, bevor es dunkel wird!», erwiderte er.

Es folgte eine irre Auto-Fahrt, bei der ich arg ins Schwitzen kam, aber es lohnte sich, denn wir erlebten einige der schönsten Momente unserer Reise: Wasserfälle stürzen aus unglaublicher Höhe in die Tiefe, riesige Bergmassive türmen sich vor uns auf und zwingen uns immer wieder, die gewaltigen «Schätze» einzufangen – aber die Kamera kam an ihre Grenzen.

Spät am Abend sprangen wir ins Bett – und schon bald wieder hinaus. Der Berg rief!

Der Kepler-Track ist benannt nach Johannes Kepler, einem deutschen Astronomen und Theologen, der ein Experte für Schönheit war: die Schönheit des Kosmos.

Die ersten Kilometer geht es durch einen Urwald, der ganz anders aussieht als alle Wälder, die ich je gesehen habe. Ich muss immer wieder an die Filmtrilogie «Herr der Ringe» denken und rechne damit, dass gleich ein Fabelwesen unseren Weg kreuzt. Es ist herrlich ruhig, nur die Vögel machen auf sich aufmerksam. Die Augen werden nicht satt von all den fremdartigen Pflanzen und Bäumen – achtzig Prozent von ihnen wachsen an keinem anderen Ort der Welt. Nebelschwaden durchziehen den Wald, die Bäume sind von allerlei Schlingpflanzen behangen.

Es geht auf einem Serpentinen-Trail steil hinauf, vorbei an Felsformationen und urigen Pflanzen. Am Ende der Aufwärtspassage wird die Luft dünner und der Wind stärker. Wir stehen plötzlich über den Wolken, die Sonne strahlt, und auf uns wartet eine wundersame Gratwanderung. Von herrlichen Berglandschaften umgeben, liegt rechts unter uns die Stadt Te Anau samt Gletschersee, um uns herum wachsen wilde Blumen und Gräser.

Es wird kalt und windig, aber die Aussicht ist dermaßen ergreifend, dass ich davon nichts mitbekomme, bis ich meine Hände kaum noch fühle. Wie einzigartig, bunt und schön ist doch unsere Welt! Wie sehr muss Gott sich gefreut haben, als zum ersten Mal ein Mensch hier oben gestanden und gestaunt hat. Lauter Kunstwerke, wohin man auch blickt. Gott muss ein Künstler sein, der beste von allen!

Ich muss an unsere Wanderwoche in Indien denken, den Blick auf den Himalaya und all die Strapazen, Höhepunkte und Fragen, die mir damals durch Kopf und Seele schossen. In den Bergen fühle ich mich Gott näher, die Gedanken sind klarer, genau wie die Luft.

Während Markus Musik hört, um sich zu motivieren für unsere krasse Strecke, rede ich mit Gott. Ich habe schon lange nicht mehr so mit ihm geredet. Meist erzähle ich nur alles, was mir auf dem Herzen liegt, und bitte um Hilfe oder schmeiße ihm alle Sorgen und offenen Baustellen vor die Füße. Aber hier in den Bergen …

… ist meine Seele still.

Und ich kann zuhören.

Wir erreichen die erste Hütte. Einige junge Franzosen begrüßen uns und fragen, ob wir hier Rast machen. Wir erklären unseren waghalsigen Plan, füllen unsere Flaschen auf und machen uns wieder auf den Weg durch die Berge zur nächsten Station. Es ist herrlich einsam hier. Ein seltsamer Schrei ertönt, ganz in der Nähe landet ein Kea – Neuseelands drolliger Berg-Papagei. Wir genießen die wechselhaften Berglandschaften und Wälder, halten zwischendurch inne, um die überwältigenden Eindrücke in uns aufzusaugen.

Es ist wie eine Reise in eine andere Welt. Im letzten Abschnitt kommt es mir vor, als seien wir erst in einer Steppe und dann vorübergehend an einem karibischen Strand gelandet. Dieser Track erinnert mich an mein Leben, an die vielen Hochs und Tiefs und all die Rennen in der Vergangenheit, die Kämpfe, die mich geprägt haben. Ich bin noch nie nur mit einem Stoffrucksack unterwegs gewesen. Ich habe immer auf die perfekte Ausrüstung geachtet, war immer im Rennfieber, «in the zone» – wie man so sagt. Der gute alte Wettkampfmodus. Alles oder nichts.

Heute bin ich völlig relaxt und glücklich. Die Anstrengung ist nicht mehr gepaart mit Getriebenheit. Kein Gegenwind mehr, gegen den ich ankämpfen muss.

Keine Angst im Nacken.

Keine Konkurrenz im Schatten.

Kein Druck. Keine tickende Uhr.

Dafür unglaublich viel Rückenwind.

Es ist ein Geschenk, diese herrliche Natur zu erkunden, mit einem Mann an meiner Seite, der mich kennt und liebt, und mit einem Gott, der mir versprochen hat, dass er immer da ist und mich ins Ziel bringen wird.

Ja, ich will weiter durch mein Leben laufen, aktiv und neugierig bleiben und nicht einrosten. Es macht einfach mehr Spaß, fröhlich und gesund ans Ziel zu kommen. Es wird auch wieder Gegenwind geben und manchen Sturm. Aber ich fürchte mich nicht mehr davor, irgendwo oder irgendwann zu versagen. Ich laufe nicht mehr für mich. Und wenn ich fallen sollte, stellt Gott mich wieder auf die Füße und trägt mich bis ins Ziel.

Ich habe den besten «Edelhelfer» auf meiner Lebensreise.

Und um noch einmal auf Neuseeland zurückzukommen: Wie es bei einem echten Abenteuer sein muss, geht auch noch was schief: Wir verlaufen uns und kommen so insgesamt auf eine Strecke von happigen 64 Kilometern. Früher hätte ich mich jetzt ordentlich aufgeregt und meinen Mann einen nichtsnutzigen Dummkopf genannt, weil er natürlich (Männer ...) nicht richtig auf die Schilder geachtet hat. Aber diesmal bin ich ruhig. Körper und Seele haben aufgetankt. Mein Pott an Freude und Geduld ist wieder voll.

Mein Mann behält zwei schwarze Zehen als Erinnerung, und ich bin einfach nur glücklich.

Es scheint, als hätte ich endlich gelernt, meinen Lebenslauf nicht mehr als Wettkampf zu sehen. Ich habe schon gewonnen, weil ein anderer für mich gekämpft und gesiegt hat.

Gott sei Dank!

Ich will nicht mehr zurück.

Zum Schluss: Anfeuern

Du bist unterwegs auf der Strecke. Vielleicht noch ganz am Anfang, vielleicht schon kurz vorm Ziel. Vielleicht an dem fiesen Abschnitt, wo der «Mann mit dem Hammer» dir ordentlich auf die Pelle rückt (am liebsten meldet er sich ab Kilometer 30). Vielleicht sind die Beine schwer, vielleicht ist das Herz verzagt. Vielleicht bist du lange zu zweit gelaufen, und nun kämpfst du allein. Vielleicht hast du dich verrannt, bist allzu lange einem falschen Ziel nachgejagt und tust dich jetzt schwer mit einem Neuanfang. Vielleicht steckst du gerade voller Endorphine und hüpfst munter vor dich hin. Ich weiß nicht, wo du gerade bist in deinem Lebenslauf und wie es dir gerade geht. Aber du bist mit mir bis zu diesem Streckenabschnitt und bis zu dieser Stelle gekommen, und dafür möchte ich mich bedanken – für dein Vertrauen und dein Durchhaltevermögen.

Ich wünsche dir so sehr, dass du gerade da, wo du dich jetzt befindest, etwas Schönes entdecken kannst, Gott vertrauen lernst und die Welt um dich herum schöner machst. Dass du frohen Mutes, dankbar und voller Zuversicht einen Weg einschlägst, von dem du sicher wissen darfst, dass sein Ziel sich wirklich lohnt. Und dass auch du das – und hoffentlich noch viel mehr! – von dem erleben kannst, was mir nach langem Ringen geschenkt wurde.

Das wünsch ich dir von ganzem Herzen.

Und nicht vergessen:

Ab morgen sind wir schön!

So oder so.

Abspann: Ein paar letzte Gedanken zur «Frage des guten Geschmacks»

Ich möchte noch etwas loswerden zu den «verschiedenartigen Geschmäckern». Zuerst zum Geschmackssinn: Wie wissen wir, was uns schmeckt? Und wie es schmeckt? Rund fünfzig Gene sollen für unseren Geschmackssinn zuständig sein. Und nicht nur das, was wir schmecken, sondern auch das, was wir dabei hören, sehen und fühlen, hat Einfluss auf unser Esserlebnis. Selbstverständlich ist Geschmack auch von der Kultur und von Kindheitserlebnissen abhängig, und manche Forscher sagen auch, dass die Muttermilch prägenden Einfluss hat.

Wenn ich Kinder sehe, die mit einer Schnute vor ihrem Teller sitzen und heulen, weil sie ihren Spinat nicht essen möchten, muss ich grinsen. Aber ich habe auch Mitleid. Ich sehe mich ja selbst, wie ich mit sechs Jahren vor meinem Teller mit zwei Pilzen sitze und heule. Ich habe gefühlt drei Stunden vor diesem Teller verbracht und dabei gehofft, dass irgendjemand Mitleid hat und sie entfernt oder für mich aufisst. Manches

Mal habe ich sie auch in den Mund getan und sie dann auf dem Klo in die Schüssel gespuckt. Pilze, diese schlabberigen, gummiartigen Viecher, haben mich einfach nur angeekelt, und ich habe es meiner Mutter sehr übelgenommen, dass sie mich zwang, solch eine gruselige Sache in den Mund zu nehmen.

Aber heute bin ich dankbar, dass sie nicht aufgegeben hat. Ich sollte sie ja nur probieren, musste nie große Mengen davon verzehren.

Die gute Nachricht: Heute kann ich Pilze essen, ohne mich zu übergeben.

Die schlechte Nachricht ist: Geschmack kommt und geht nicht einfach so. Hm, vielleicht ist das gar keine schlechte Nachricht. Obwohl, für manche Kinder vielleicht schon.

Wer Kleinkinder hat, sollte wissen, dass sie im Schnitt acht bis zehn Mal etwas probieren müssen, bis sie es gern verspeisen. Geduld ist also gefragt. Nicht nur das Laufen und das Sprechen, auch das Schmecken muss folglich erst mal gelernt werden.

Geschmack lässt sich also trainieren. Und das gilt sowohl fürs Essen als auch fürs Ankleiden.

Was ist Geschmackssache, und wo sie hört sie auf? Und was ist subjektiv, was ist objektiv? Ich bin da keine Expertin. Ich laufe immer noch am liebsten in gemütlichen Sportklamotten herum und freue mich, dass der Jogginganzug immer wieder seine Renaissance erlebt.

Aber als ich aus Indien nach Deutschland zurückzog, musste ich mich dann doch erst mal daran gewöhnen, wie trist und einfallslos wir vielerorts doch herumlaufen. Keine bunten Saris mehr, keine passenden Tücher und Blümchen im Haar. Stattdessen weiß man von hinten oft nicht, ob ein Kerl oder ein

Mädel vor einem steht, weil alle Jeans und T-Shirt tragen. Ich übertreibe. Ja, stimmt.

Aber manchmal kommt es mir schon so vor, als würden wir uns entweder überhaupt nicht darum kümmern, wie wir aussehen und wie wir gekleidet sind, oder wir wollen um jeden Preis auffallen und gehen über alle «Grenzen» hinweg. Aber ein geschmackvolles Auftreten kennt das Maß, und farbenfrohe, stilvolle Kleidung ist doch was Schönes. Dafür braucht man nicht viel Geld.

Ich persönlich halte überhaupt nichts davon, ungepflegt durch die Welt zu marschieren. Innen und außen sollten zusammenpassen. Das Motto unserer hippen Zeit heißt ja: «Anything goes» – «Alles geht, alles ist erlaubt, nichts ist verboten», und das auf allen Ebenen der Lebensgestaltung und des Verhaltens. Im Bereich der Körperpflege und der Kleidung finde ich dieses Motto jetzt nicht unbedingt passend.

Einfache schwarze T-Shirts, auf denen in weißer Blockschrift steht: «Das Leben ist zu kurz für langweilige Klamotten», sind nicht gerade einfallsreich oder chic. Weniger ist nicht immer mehr. Manche Zeitgenossen sollten sich vielleicht auch mal etwas mehr anziehen. Zu kurze Hosen tun den Augen manchmal genauso weh wie zu enge Tops oder scheußliche Schlappen. Auf dem Weg der «künstlerischen Freiheit» und Selbstverwirklichung haben wir offensichtlich vergessen, dass es sehr wohl Grenzen des Zumutbaren gibt. Es sieht nicht schön aus, es klingt nicht schön, es riecht nicht mehr gut, wenn jeder macht, was er will, und keiner mehr darauf achten soll, wie abstoßend sein Verhalten für die Umgebung vielleicht ist.

Shoppen macht glücklich – höre ich immer wieder. Bei mir funktioniert das nicht. Klamotten kaufen, um mich besser zu fühlen? Der Effekt hält keine halbe Stunde. Ich weiß, dass es manchen Frauen anders gehen mag. Aber ich bezweifle den langfristigen Effekt. Echtes Glück kommt einfach nicht von außen.

Danksagungen

Ein «superschönes Danke» an:

Markus – weil du mich schön findest, selbst wenn ich zerknirscht bin oder mit fettigen Haaren, in Jogginghose und verschiedenfarbigen Socken eine ganze Tafel Schokolade vernichte.

Debora und David – weil wir alle schönen und hässlichen Phasen des Lebens miteinander geteilt haben und dadurch gewachsen sind.

Auch meinen anderen Geschwistern möchte ich Danke sagen: Tine, Micha, Dani und Hannes.

Meinen Eltern – für jede Erinnerung und Prägung, die Schönheit des Herzens mehr zu suchen.

Vio, Tine, Bärbel, Anne, Rebekka, Andi, Andrea, Doro, Iki, Christiane, Eva Maria, Claudy und allen anderen treuen Seelen – ihr habt viel Freude, Schönheit und Humor in mein Leben gebracht. Danke für eure Freundschaft.

Christian – die Ermutigung in Person. Ich wollte keinen anderen Lektor als dich haben; du änderst nicht meine Schritte, sondern feilst an meinem Gang und stärkst das Rückgrat.

Anhang: Einige Rezepte für mehr Gesundheit im Alltag

Es gibt unendlich viele Lebensmittel, Rezepte und Maßnahmen für mehr Gesundheit und Fitness. Ich kann und will hier nur eine kleine Auswahl präsentieren und werde mit euch ein paar tolle Rezepte teilen, die entweder ich selbst oder nahestehende Freunde regelmäßig nutzen.

Es geht mir in erster Linie darum, euch zu neuen Erlebnissen anzuregen, beim Kochen und Backen kreativ und aktiv zu werden. Probiert es aus. Und da ich selbst erst sehr spät angefangen habe mit dem Kochen und Backen, möchte ich besonders diejenigen erreichen, die bis jetzt eher selten in der Küche anzutreffen waren.

Hier also ein paar ganz einfache Wege, sich ein gesundes Frühstück, Mittagsmahl oder Abendessen zuzubereiten.

In diesem Sinne: Guten Appetit!

Quark-Rezept gegen Krebs und Kilos

Dieses Rezept hängt in der Küche meiner Mama. Sie hat nie Krebs gehabt, aber fand es so faszinierend, dass sie es für alle Fälle parat haben wollte. Die Geschichte dahinter ist wundervoll im wahrsten Sinne des Wortes – denn der Mann, der es ihr schickte, ist überzeugt davon, dass es ihm ein Rezept zur Heilung war. Er ist vollständig genesen, auch dank des Quarks und Leinöls.

Ich habe das Rezept einige Jahre lang jeden Tag gegessen und fühlte mich leistungsfähiger.

Es ist für zwei Personen, allerdings habe ich es ziemlich oft auch alleine aufgefuttert ☺.

- 500 g Quark
- 2 EL Leinöl
- 2 Zitronen
- 2 EL Honig, etwas Zimt oder Vanille
- Oder alternativ: frische Kräuter
- Ein paar Beeren

Anschließend eine Runde spazieren gehen.

Helmuts Power-Rezept für ein starkes Immunsystem

Mein lieber Freud Helmut Matthies ist, seit er sich an diese fünf Dinge hält, nicht mehr von Erkältungen geplagt und hat auch seine Belegschaft regelmäßig mit Sanddornsaft über den infekt-reichen Winter hinweg «durchgebracht».

Hier sein Geheimtipp:

Jeden Tag eine Handvoll Walnüsse, 1 Teelöffel Sanddornsaft in die Haferflocken, dazu etwas Kleie am Morgen – das vertreibt Viren und Sorgen. Außerdem viel Wasser und Tee trinken.

Ich empfehle, die Haferflocken am Abend in Wasser einzuweichen.

Eine oder zwei Handvoll Nüsse am Tag machen nicht dick, sondern eher schlank! Außerdem wird die Gefahr einer Herz-Kreislauf-Erkrankung deutlich gemindert und das Risiko für Krebs ebenfalls reduziert. Auch Olivenöl und Leinöl gilt es guten Gewissens zu nutzen. Hochwertiges Olivenöl enthält Substanzen, die Alterungsprozesse bremsen sollen. Leinöl reduziert Entzündungen im Körper.

Wir haben immer noch ständig Angst vor Fett. Aber das ist Quatsch. Es kommt auf die Art des Fettes an, das wir zu uns nehmen. Deshalb mein Rat: Transfettsäuren (Pommes, Chips, frittiertes Süßzeug) meiden.

Der Deutschen liebstes Gut: Das Brot

Es gibt mehr als 200 Brotsorten, und manchmal scheint es, als kämen täglich neue dazu. Wir Deutschen lieben Brot. Spätestens im Ausland merkt man, wie sehr man es vermisst.

Mir ging es jedenfalls so. In Indien begann ich mehr und mehr selbst zu backen, weil Brot wahnsinnig teuer war und auch nicht wirklich gut schmeckte. Außerdem ist mein Mann eine lebende Brotvernichtungs-Maschine. Er freut sich jeden Morgen wie ein kleines Kind auf Brot. Es ist für ihn ein Fest.

Leider gibt es nicht mehr viele lokale Bäcker, die selbst backen. Es werden immer mehr Fertigmischungen und Fertigteige verwendet. Ein weiteres Problem ist der Zeitfaktor: Um das Produkt wirtschaftlicher zu machen, werden die Backzeiten verkürzt. Ein gutes Sauerteigbrot braucht aber 24 bis 48 Stunden, und auch ein Hefeteig sollte zwei Stunden lang Zeit haben, um «zu gehen». Brot, das diesen Prozess durchläuft, soll gesünder sein.

Die Meinung, Brot mache dick und dumm, teile ich nicht – aber es kommt auch darauf an, von welchem Brot wir da sprechen. Echtes Vollkornbrot enthält viele Ballaststoffe, Mineralien und B-Vitamine – vor allem Zink, Magnesium, Fluor und Jod. Sauerteigbrot liefert nicht nur viele gesunde Mineralstoffe, es sorgt auch für ihre Verwertbarkeit.

Ich halte nichts davon, Kohlenhydrate zu «verbieten». Wer Brot liebt, sollte möglichst selbst backen, gesunde Zutaten verwenden und es in Maßen genießen.

Ab und zu lohnt es sich, auch mal ein getreidefreies Brot zu backen. Mit Eiern, Nüssen und Samen. Cholin – das in Eiern enthalten ist – entspannt die Muskulatur und bringt den Fettstoffwechsel in Gang. Nüsse beinhalten wertvolle Fettsäuren und Mineralien für unser Immunsystem.

Brot backen für Anfänger und Vielbeschäftigte: Quark-Hafer-Brot mit hohem Suchtfaktor ☺

Zutaten[3]:

- 500 g Quark (Magerstufe)
- 500 g kernige Haferflocken
- 3 Eier
- 1 Teelöffel Salz
- 2 Päckchen Backpulver
- 1 Apfel
- 1 Möhre (muss aber nicht sein)
- etwas Zimt (optional)
- Sesam oder Mandelblättchen (für die Kruste)

Den Apfel und die Möhre reiben. Dann die Eier mit einem Schneebesen ordentlich schlagen. Quark und den geriebenen Apfel (und eventuell die geriebene Möhre) dazugeben. Haferflocken und Salz mit Backpulver verrühren und in die Masse geben. Etwas Zimt dazu. Kneten. Ist eine etwas matschige Angelegenheit – nicht wundern. Es wird kein normaler Teig, gib die Masse in eine mit Backpapier ausgelegte Backform. Die Masse am Ende mit einem Messer oder Teigschaber glatt streichen. Dann gebe ich Sesam oder Mandelblättchen drauf, streiche noch mal drüber, und dann geht es ab in den vorgeheizten Backofen. Das Brot fünfzig Minuten lang bei 180 Grad (Umluft) backen.

---

[3] Rezept von Sven Jörgensen (chefkoch.de). Ich habe es etwas verändert.

Dinkel-Kern-Brot

Zutaten[4]:

- 500 g Dinkelmehl (idealerweise Vollkorn)
- 300 ml lauwarmes Wasser
- Hefe (21 Gramm Frischhefe)
- 2 Teelöffel Salz
- ½ Teelöffel Honig
- 2 Esslöffel Obstessig (z. B. Balsamico-Essig oder Brottrunk)
- 150 bis 200 g Nüsse/Kerne/Samen (z. B. Salatkernmischung)

Arbeitsschritte:

300 ml lauwarmes Wasser mit 100 g Mehl vermischen; Honig, einen Esslöffel Essig und Hefe dazugeben. Abdecken mit einem Tuch und dreißig Minuten gehen lassen.

Salz und Mehl mischen. Dann den Rest des Mehls (400 g) dazurühren, einen weiteren Esslöffel Essig, kneten und dann die Nüsse/Samen dazugeben. Mindestens sechzig Minuten abgedeckt gehen lassen, ideal sind meiner Erfahrung nach neunzig Minuten.

Im vorgeheizten Backofen fünfzig Minuten bei 180 Grad Umluft backen. (Wer will, kann während des Backvorgangs ein hitzebeständiges Gefäß mit Wasser in den Backofenboden stellen.)

---

[4] Rezept von einer Freundin bekommen, die es aus dem Internet hatte.

Es ist ein sehr variables Rezept, das man durch die Auswahl der Kerne und Nüsse geschmacklich gestalten kann. Ich nehme je nachdem auch mal 250 g Nüsse – dann wird es richtig kernig. Mal nehme ich Leinsamen, Sesamsamen und Sonnenblumenkerne und Cashewkerne, oder ich nehme Walnüsse. Haselnüsse schmecken auch in dem Brot. Wer es einfach machen will, kauft eine Salatkernmischung und tut sie in den Teig. Gibt es in jedem Supermarkt.

Süßes Rührei

Rührei mal herzhaft süß mit Zimt und Obst anrichten. Dazu einen Apfel kleinschneiden, mit Zimt in einer Pfanne erwärmen: Stell das dann zur Seite und mache das Rührei. Schmeckt auch lecker mit Beeren!

Heißes Hafer-Obst-Dessert

Super-schneller Hafer-Auflauf für den süßen Hunger![5]

Du brauchst:

- 50 g Haferflocken
- 200 ml Mandelmilch oder normale Milch
- eine reife Banane
- eine Prise Backpulver oder Natron

[5] Rezept habe ich von «Gabi34» auf chefkoch.de. Ich habe es etwas verändert.

- Mandelblättchen
- gefrorene Himbeeren oder Brombeeren
- Apfel/Birne/Mango oder einen Pfirsich

Haferflocken, Backpulver und Milch mischen. Banane mit Gabel zerdrücken und dazugeben. Wer will, gibt noch etwas Vanille, Zimt oder Kokosraspeln dazu. Die Masse mit Mandelstückchen bestreuen, mit dünnen Apfelscheiben und gefrorenen Beeren belegen oder anderes Obst nehmen wie Mangostückchen und Pfirsichscheiben. Dann in den Ofen geben, fünfzehn Minuten bei 190 Grad backen.

Süßkartoffel-Auflauf

Zutaten[6]:

- 1 kg Süßkartoffeln
- 4 EL Olivenöl
- Salz und Pfeffer
- Thymian oder Kräuter der Provence
- 400 ml Kirschtomaten (Dose)
- 2 Möhren (kann man auch weglassen)
- 200 g Fetakäse
- 60 g Pinienkerne

[6] Quelle: www.lecker.de

Süßkartoffeln schälen, längs durchschneiden und in Scheiben schneiden. Möhren schälen und in Scheiben schneiden.

Öl mit Gewürzen mischen. Dann die Süßkartoffelscheiben damit mischen und in eine Auflaufform geben. Im vorgeheizten Ofen für zwanzig Minuten bei 175 Grad Umluft backen lassen. Die Möhren mit dem Rest des Öls mischen und nach zehn Minuten dazugeben.

Dann die Auflaufform aus dem Ofen holen, mit den Tomaten mischen, Feta drauf bröseln und die Pinienkerne verteilen. Zurück in den Ofen für weitere fünfzehn Minuten. – Genießen!

Gemüsepfanne mit Cashew-Nüssen und Mango

Mit Möhren, Erbsen, Paprika, Kokosmilch, Cashewkernen und Mango (frisch oder tiefgefroren). Als Beilage gibt es Hirse.

Hirse kochen. Cashewkerne anrösten ohne Öl. Möhren und gelbe Paprika in kleine Stücke schneiden. Möhren in etwas Wasser in der Pfanne dünsten. Mit etwas Olivenöl oder mit Kokosöl die Paprika kurz in der Pfanne erhitzen, dann kommen die Erbsen, die Möhren und die Kokosmilch dazu. Würzen mit Chili, Salz und Pfeffer sowie Kurkuma, einer Prise Zimt und Ingwer (oder Currypulver). Mangostücke dazugeben. Kurz auf niedriger Flamme «köcheln lassen». – Genießen!

Pimp deinen Salat mit Kernen auf!

Ich selbst esse jeden Tag mindestens zwei Esslöffel gemischte Körnchen: Sonnenblumenkerne, Leinsamen, Hanfsamen, Pinienkerne, Kürbiskerne und Sesam kommen immer in mein Müsli oder in den Salat. Kerngesund zu sein – ob als Teenager oder in den Wechseljahren – geht meiner Meinung nach nicht ohne sie. Leinsamen enthalten sehr viele Omega-3-Säuren und sind unter anderem gut für unseren Darm; sie helfen der Verdauung. Hanfsamen sind proteinreich und vor allem für Menschen mit Allergien eine tolle Alternative. Pinienkerne stärken die Abwehrkräfte und den Stoffwechsel. Kürbiskerne helfen der Blase und der Haut und senken den Cholesterinspiegel. Sesam – vor allem die schwarze Urform – gehört zu den selenreichsten Lebensmitteln und enthält auch viele andere Mineralstoffe.

Es lebe das Unkraut – auch im Salat!

Christiane, eine gute Freundin von mir, bevorzugt Gänseblümchen, Löwenzahn und Giersch auf ihrem Teller. Pimp deinen Salat doch mal mit Giersch statt Petersilie auf, dazu noch ein paar Löwenzahnblätter und Gänseblümchen. Letztere waschen uns rein von innen und außen; sie sind hilfreich bei unreiner Haut, sie beinhalten wertvolle Mineralstoffe wie Kalium, Kalzium, Phosphor und Eisen und sind reich an Vitamin C. Der Spitzwegerich ist eine tolle Lungenpflanze. Frisch gegessen im Salat ist er unser Immunstärker. Der Löwenzahn hilft der Galle und dem Darm. Er wird auch als «Ginseng des Nordens» bezeichnet.

Christiane Frauenlobs Apfelrettichsalat

- 450 g Rettich
- 1 Apfel
- 5 Radieschen
- 1 EL Dattelsirup/Honig
- 2 EL Zitronensaft
- 1 TL Brennnesselsalz oder Kräutersalz
- 1/4 TL Pfeffer
- 4 EL Wildkräuter: Löwenzahn, Giersch, Spitzwegerich
- 3 EL Gänseblümchenblüten
- 2 EL Cranberries
- 70 g Schmand

Zuerst werden die Wildkräuter zerkleinert, dann den Rettich und Apfel grob schneiden und vom Kerngehäuse befreien. Alles mit einer Raspel zerkleinern, vermischen und abschmecken.

Tabithas Wochenplan-Beispiel (Aktivitäten neben der Arbeitszeit)

Auf den Seiten 314 bis 315 findest du mein ganz persönliches Wochenplan-Beispiel. Vielleicht inspiriert es dich und wird dir zum Ausgangspunkt für deine eigene Wochenstruktur.

Jeder Monat hat bei mir ein Motto. Ich freue mich auf diese Weise mehr auf das komplette Jahr, weil jeder Monat eine neue Farbe hat und einen anderen Schwerpunkt.

Alle drei Monate ändere ich mein Training.

Einmal im Monat mache ich etwas Neues; manchmal ist das auch nur etwas Kleines – etwa: ein neues Rezept ausprobieren oder an einer Eigenschaft arbeiten. Es kann auch eine frische Frisur sein, man kann neue Musik hören, ein Gedicht auswendig lernen oder ein altes Buch zu einem neuen Thema lesen – es gibt zig Möglichkeiten, neue Reize zu setzen.

Zum Geburtstag: Rückschau aufs vergangene Jahr und eine Art «Vision» entwickeln für das kommende Jahr – mit einem Motto.

Zu Silvester: Neues Tagebuch oder neuen Kalender kaufen und Motto, Ziele und Highlights notieren.

Die Autorin

Tabitha Bühne, geboren 1982 in Attendorn, schreibt Sach- und Kinderbücher und ist außerdem Ernährungs- und Fitnessberaterin, Mentale Schlankheitstrainerin sowie Systemischer Coach. Sie arbeitet als Redakteurin bei einem großen Laufmagazin («Running»).

Aufgewachsen ist sie mit sechs Geschwistern in einem umgebauten Bauernhof, der als Freizeitheim und als Betreuungsort für Suchtkranke und benachteiligte Jugendliche diente. Ihr Vater Wolfgang ist Evangelist und Verleger, ihre Mutter Ulla Erzieherin und Lektorin.

Tabitha besuchte ein katholisches Gymnasium in Attendorn und absolvierte ein Diplom-Medienstudium in Siegen. Währenddessen arbeitete sie bei einer Lokalzeitung, beim Radio und für eine TV-Produktionsfirma. Als Autorin, Regisseurin und Darstellerin brachte sie einen Spielfilm heraus, außerdem schrieb sie mehrere Drehbücher. Sie war auch als Model aktiv

(u. a. vertrat sie Deutschland beim «Model of the Year»-Wettbewerb in Costa Rica) und assistierte bei der Organisation des «Miss Germany»-Wettbewerbs.

Nach dem Studium folgte sie ihrer Leidenschaft für den Sport. Sie schloss ein Traineeprogramm zur Führungskraft ab, leitete verschiedene Sportartikelgeschäfte und wurde in einem internationalen Unternehmen die erste weibliche Laufexpertin. In dieser Funktion produzierte sie Videoclips, trat bei Konferenzen auf, bloggte und schrieb Artikel für Fachjournale. Sie absolvierte mehrere Marathon- und Ultralangstreckenläufe (100-Kilometer-Lauf und 24-Stunden-Lauf) sowie einen «Ironman» (Triathlon-Langdistanz).

Seit vielen Jahren testet Tabitha Bühne Laufschuhe und berichtet über spektakuläre Laufevents für ein Fachmagazin.

2016 produzierte sie ein Kinderhörspiel («Die kleine Pflaume Flodderich»).

Verheiratet ist sie mit dem ARD-Journalisten und Buchautor Markus Spieker, mit dem sie drei Jahre in Indien lebte. Mittlerweile leben beide in einem Vorort von Leipzig.

Tabithas ganz persönliches Wochenplan-Beispiel

	Montag	Dienstag	Mittwoch	Donnerstag	Freitag	Samstag	Sonntag
Monats-Motto: Dankbarkeit							
Tages-Motto	Neustart	Ordnung	Energie aufladen	Freundschaft	Fasten oder Entlastungstag	Alles ist erlaubt	Ruhe, Tankstelle suchen, Woche planen
Morgens	Lied zur Einstimmung hören und sich strecken. Danke sagen für den Tag. Stretching 5 Minuten auf der Matte. Belohnung: Warmes Wasser mit Schuss frischem Zitronensaft.	Lied zur Einstimmung, klassische Musik. Kurzes Kraft-Workout 8–10 Minuten. Belohnung: Dusche und ein großes Glas warmes Wasser mit Zitrone.	Lied zur Einstimmung hören und sich strecken. Danke sagen für den Tag. Laufen oder Frühsport. Belohnung: Dusche (schön kalt, zum Schluss abbrausen).	Lied zur Einstimmung hören (passend zum Tag) und sich strecken. Danke sagen für den Tag und für meine Freunde und Familie. Pilates oder Fitness-Workout. Belohnung: Dusche (schön kalt, am Ende abbrausen).	Trockenbürsten und dabei singen oder Musik hören. Belohnung: Dusche und ein Glas Wasser mit Melisse und Zitronenscheiben. Stille Zeit, dann Buch lesen. Gedicht lernen oder den «Psalm des Monats». Belohnung:	Sich strecken und Danke sagen für den neuen Tag. Kaffee machen. Kaffee-Peeling und Quark-Maske. Parallel dazu die Wohnung wischen. Duschen. Belohnung: Kaffee und ausgiebiges Frühstück.	Frühstück fällt aus. Konzentration und Vertiefung. Zeit mit Gott. Gemeinde/ Gottesdienst.

	Montag	Dienstag	Mittwoch	Donnerstag	Freitag	Samstag	Sonntag
	Duschen, Stille Zeit. Belohnung: Kaffee.	Stille Zeit und Reflexion über derzeitige Projekte und Baustellen. Belohnung: Kaffee.	Stille Zeit. Belohnung: Kaffee.	Belohnung: Wasser mit Minze und Himbeeren. Stille Zeit mit Gebet für all meine Lieblingsmenschen. Belohnung: Grüner Tee.	Indischen Tee (Rezept in meinem ersten Buch ☺).		
Tagsüber	Frühstück erst um 10 oder 11 Uhr (am Abend zuvor vorbereiten).	30 Minuten lang aufräumen. Einkäufe.		Jemandem eine kleine Freude machen. Und Komplimente verteilen.	Suppe, Tee und schwarzer Kaffee.	Lange Sporteinheit. Schlemmen!	Liste für nächste Woche. «Event des Monats» planen.
Abends	Nach 17 Uhr nichts mehr essen.	Verdauungsspaziergang.	Verdauungsspaziergang.	Nach 17 Uhr nichts mehr essen.	Dehneinheit und Leseabend. Oder Filmabend.	Ehe-Spaziergang.	Nach 17 Uhr nichts mehr essen.
	Zuckerfrei.	Zuckerfrei.	Zuckerfrei.	Zuckerfrei.	Zuckerfrei.	Naschtag!	Naschtag!

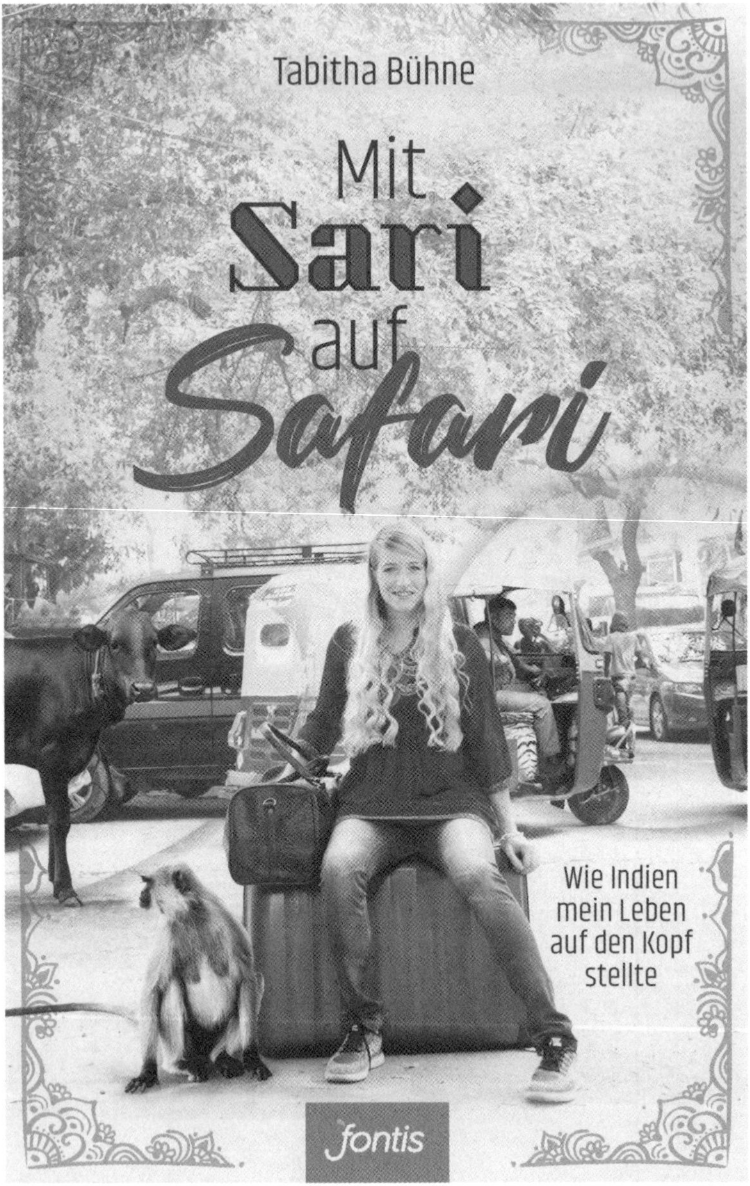
Tabitha Bühne
Mit
Sari
auf
Safari
Wie Indien
mein Leben
auf den Kopf
stellte
fontis

Von der Autorin bisher erschienen

Tabitha Bühne
«Mit Sari auf Safari»

288 Seiten, Klappenbroschur, 13 × 20,5 cm
18,00 € [D] / 18,50 € [A] / 26.80 CHF*
*unverbindliche Preisempfehlung
Bestell-Nr. 204138
ISBN 978-3-03848-138-6

Eigentlich liebt Tabitha vor allem Stille, Sport und ihre Heimat. Sie hat von Männern genug und ist von Gott enttäuscht. Doch dann verliebt sie sich in einen deutschen Mann, der in Indien lebt. Tabitha beginnt das größte Abenteuer ihres Lebens: Sie stürzt sich in den bunten, lärmenden Trubel Indiens. Es ist der ultimative Härte-, Liebes- und Glaubenstest. Sie taucht ein in den Großstadtmoloch Delhi und reist quer durchs Land. Sie begegnet Kopfgeldjägern und Kindergöttinnen, feiert Massenhochzeiten und beobachtet Massenbegräbnisse, sie geht in einen Yoga-Ashram und zofft sich mit Gurus, besucht Knastkinder und Frauen, die als Hexen verfolgt werden, läuft im Himalaya den höchsten Marathon der Welt und in der Rajasthan-Wüste an der Seite von Kamelen. Tausendundeinen Tag lang lacht, weint, schimpft und staunt sie: über das Leben, über Gott, über sich selbst – und über ihre Story: die verrückte Liebesgeschichte von einer, die auszog, das Fürchten zu verlernen.

fontis

Die Erfindung des Jahrtausends!

Bei ihren umfangreichen Recherchen zu diesem Buch stieß Tabitha Bühne auf ein geradezu sensationelles Inserat aus früheren Jahrzehnten, das wir unseren Leserinnen und Lesern selbstverständlich nicht vorenthalten wollen: Endlich ist es möglich, sich eine Super-Seife aus London, England, zu kaufen, dank der man sich keine langwierigen Diäten und kein mühsames Body-Training mehr antun muss! Man schrubbt sich mit dieser Seife die überflüssigen Pfunde einfach weg, ganz easy! Das geht so weit, dass auch Männer sich ihren Doppelkinn- oder Bauch-Ansatz in wenigen Wochen locker wegwaschen und wegspülen können. Ist das nicht großartig?! Ist das nicht die Erfindung des Jahrtausends? Beachtet bitte auch den glücklichen Vorher/Nachher-Gesichtsausdruck der abgebildeten Testperson! – Wir wünschen Euch allen ein frohes Einseifen, Rubbeln und Schrubben! ☺

Oh, wir hören gerade: Diese Kokosnussöl-Seife, die damals in den USA tatsächlich ein Mega-Renner war, musste 1926 nach einem Dekret des «United States Postmaster Generals» vom Markt genommen werden. Sie sei ein Schwindel, ein Betrug, entschied die Behörde, und dürfe nicht mehr beworben werden. Schade aber auch! ☺

Umso wichtiger ist und bleibt also Tabitha Bühnes Buch mit all ihren Tipps und Erfahrungen! Check it out!

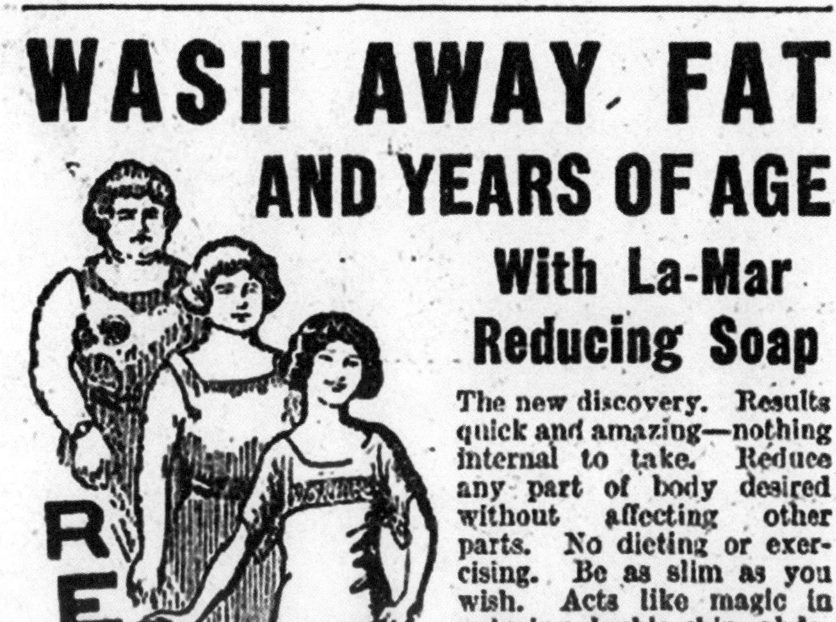
WASH AWAY FAT
AND YEARS OF AGE
With La-Mar
Reducing Soap
The new discovery. Results quick and amazing—nothing internal to take. Reduce any part of body desired without affecting other parts. No dieting or exercising. Be as slim as you wish. Acts like magic in reducing double chin, abdomen, ungainly ankles, unbecoming wrists, arms and shoulders, large busts, or any superfluous fat on body.
Sold direct to you by mail, post paid, on a money-back guarantee. Price 2/- a cake or three cakes for 4/-; one to three cakes usually accomplish the purpose. Send postal or money order to-day. Surprising results. LA-MAR LABORATORIES, Ltd., 48, Rupert Street (110L), London. W.1.
REDUCE!